卫生部“十二五”规划教材
全国高等医药教材建设研究会“十二五”规划教材
全国高职高专教材　供五年一贯制护理学专业用

护理管理与科研基础

第2版

主　编　殷　翠
副主编　朱爱军　王光辉
编　者（以姓氏笔画排序）
王正银（湖北三峡职业技术学院医学院）
王光辉（商丘医学高等专科学校）
田贞尚（宿州卫生学校）
刘晓丹（吉林大学护理学院）
朱爱军（甘肃省定西市卫生学校）
李希滨（黑龙江护理高等专科学校）
张　毅（河北唐山职业技术学院）
邵洪岩（大庆医学高等专科学校）
陈素琴（皖西卫生职业学院）
易淑明（益阳医学高等专科学校）
殷　翠（湖北三峡职业技术学院医学院）

人民卫生出版社

图书在版编目（CIP）数据

护理管理与科研基础 / 殷翠主编 . —2 版 . —北京：人民卫生出版社，2011.7

ISBN 978-7-117-14426-1

Ⅰ. ①护… Ⅱ. ①殷… Ⅲ. ①护理学：管理学 – 高等职业教育 – 教材 Ⅳ. ①R47

中国版本图书馆 CIP 数据核字（2011）第 091315 号

护理管理与科研基础

第 2 版

主　　编：殷　翠
出版发行：人民卫生出版社（中继线 010-59780011）
地　　址：北京市朝阳区潘家园南里 19 号
邮　　编：100021
E - mail：pmph @ pmph.com
购书热线：010-59787592　010-59787584　010-65264830
印　　刷：三河市尚艺印装有限公司
经　　销：新华书店
开　　本：787 × 1092　1/16　　印张：13
字　　数：325 千字
版　　次：2004 年 7 月第 1 版　2023 年 5 月第 2 版第 29 次印刷
标准书号：ISBN 978-7-117-14426-1
定　　价：21.00 元
打击盗版举报电话：010-59787491　E-mail：WQ @ pmph.com
质量问题联系电话：010-59787234　E-mail：zhiliang @ pmph.com
数字融合服务电话：4001118166　E-mail：zengzhi @ pmph.com

第二轮全国高职高专五年一贯制护理学专业卫生部规划教材

修订说明

第一轮全国高职高专五年一贯制护理学专业卫生部规划教材是由全国护理学教材评审委员会和卫生部教材办公室2004年规划并组织编写的，在我国高职高专五年一贯制护理学专业教育的起步阶段起到了非常积极的作用，很好地促进了该层次护理学专业教育和教材建设的发展和规范化。

全国高等医药教材建设研究会、全国卫生职业教育护理学专业教材评审委员会在对我国高职高专护理学专业教育现状（专业种类、课程设置、教学要求）和第一轮教材使用意见调查的基础上，按照《教育部关于加强高职高专教育人才培养工作的意见》等相关文件的精神，组织了第二轮教材的修订工作。

本轮修订的基本原则为：①体现“三基五性”的教材编写基本原则：基本理论和基本知识以“必须、够用”为度，可适当扩展，强调基本技能的培养。在保证教材思想性和科学性的基础上，特别强调教材的适用性与先进性。同时，教材融传授知识、培养能力、提高素质为一体，重视培养学生的创新能力、获取信息的能力、终身学习的能力，突出教材的启发性。②符合和满足高职高专教育的培养目标和技能要求：本套教材以高职高专护理学专业培养目标为导向，以护士执业技能的培养为根本，力求达到学生通过学习本套教材具有基础理论知识适度、技术应用能力强、知识面较宽、综合素质良好等特点。③注意与本科教育和中等职业教育的区别。④注意体现护理学专业的特色：本套教材的编写体现对“人”的整体护理观，使用护理程序的工作方法，并加强对学生人文素质的培养。⑤注意修订与新编的区别：本轮修订是在上版教材的基础上进行的修改、完善，力求做到去粗存精，更新知识，保证教材的生命力和教学活动的良好延续。⑥注意全套教材的整体优化：本套教材注重不同教材内容的联系与衔接，避免遗漏和不必要的重复。⑦注意在达到整体要求的基础上凸显课程个性：全套教材有明确的整体要求。如每本教材均有实践指导、教学大纲、中英文名词对照索引、参考文献；每章设置学习目标、思考题、知识链接等内容，以帮助读者更好地使用本套教材。在此基础上，强调凸显各教材的特色，如技能型课程突出技能培训，人文课程增加知识拓展，专业课程增加案例导入或分析等。⑧注意包容性：本套教材供全国不同地区、不同层次的学校使用，因此教材的内容选择力求兼顾全国多数使用者的需求。

全套教材共29种，配套教材15种，配套光盘12种，于2011年9月前由人民卫生出版社出版，供全国高职高专五年一贯制护理学专业师生使用，也可供其他学制使用。

第二轮教材目录

序号	教材名称	配套教材	配套光盘	主编	指导评委
1	人体结构学	√	√	杨壮来　牟兆新	赵汉英
2	病理学与病理生理学	√	√	陈命家	姜渭强
3	生物化学			赵汉芬	黄　刚
4	生理学			潘丽萍	陈命家
5	病原生物与免疫学	√		许正敏	金中杰
6	护理药理学	√	√	徐　红	姚　宏
7	护理学导论	√	√	王瑞敏	杨　红
8	基础护理技术	√	√	李晓松	刘登蕉
9	健康评估	√		薛宏伟	李晓松
10	护理伦理学			曹志平	秦敬民
11	护理心理学		√	蒋继国	李乐之
12	护理管理与科研基础	√		殷　翠	姜丽萍
13	营养与膳食			林　杰	路喜存
14	人际沟通			王　斌	李　莘
15	护理礼仪		√	刘桂瑛	程瑞峰
16	内科护理学	√	√	马秀芬　张　展	云　琳
17	外科护理学	√	√	党世民	熊云新
18	妇产科护理学	√	√	程瑞峰	夏海鸥
19	儿科护理学	√		黄力毅　张玉兰	梅国建
20	社区护理学			周亚林	高三度
21	中医护理学	√		陈文松	杨　军
22	老年护理学	√		罗悦性	尚少梅
23	康复护理学			潘　敏	尚少梅
24	精神科护理学		√	周意丹	李乐之
25	眼耳鼻咽喉口腔科护理学			李　敏	姜丽萍
26	急危重症护理学	√		谭　进	党世民
27	社会学基础			关振华	路喜存
28	护理美学基础		√	朱　红	高贤波
29	卫生法律法规			李建光	王　瑾

第一届全国卫生职业教育护理学专业教材

评审委员会名单

第二版前言

本教材是全国高等职业技术教育卫生部规划教材，第一版于2004年出版后，经过六年的教学实践，以其科学性、先进性、启发性、适用性等特点受到了护理专业师生的认可。为适应卫生事业发展和护理岗位对人才的需求，我们吸纳了更多教育、教学经验丰富的教师参加了本书第二版的修订与完善。

本教材在职业教育理论与教学观的指导下，编写始终围绕着护理人才的培养目标，结合本课程在教学计划中的地位和作用，确定教学的内容、知识点和能力的结构，以帮助学生形成良好的职业素养和对岗位的适应能力。

与第一版相同的是，本教材的编写架构仍然按照管理职能的主线展开，主要内容包括：护理管理概述、计划工作、组织工作、护理人力资源管理、领导工作、控制工作、护理研究基础。教材在吸收国内外关于管理理论发展与实践的基础上，结合我国护理五年制人才培养要求和护理管理实践应用，从理论到实践内容进行了组织和编排。

本教材在修订编写中注重体现“三基五性”的原则：“三基”即基本理论、基本知识、基本技能；“五性”即思想性、科学性、先进性、启发性、适用性。力求做到“四个适应”：适应社会发展和人群健康需求变化；适应科学技术发展，教材内容体现“新”；适应医学模式的变化与发展；适应医学教育的改革与发展，以学生为主体，注重学生综合素质的提高与创新能力的培养，把教材编写成为方便学生学习的材料——“学材”。以“贴近学生、贴近社会、贴近岗位”为特色，保留了第一版的基本框架，紧跟管理科学发展的步伐，发扬与时俱进的精神，紧密配合我国卫生事业和医院、护理改革，在内容和章节安排上都做了适当调整。一是在体例上增加了每章节前的学习目标、案例导入（或管理故事），并通过设问引出各章节的知识点，使学生带着问题去学习，培养学生解决问题的能力；章节后增加了思考题，帮助学生自我评价学习效果；考虑到学生能力和层次的不同在每章节增加了1～2个“案例分析”作为学习拓展的内容，供学生结合理论分析、学习；为了适应五年制高职学生的学习特点，在每个章节中还增加了“管理名言”、“知识链接”等内容，使教材内容的呈现形式突显了趣味性和生动性，增加了本教材对学生的吸引力。二是合并了相关章节，将第一版的第一章与第二章合并为第一章“护理管理概述”，合并第六、七、八、九章为“领导工作”，合并第十、十一章为“控制工作”，并在其中加强了医院感染管理的内容，新增了护理人员职业生涯规划、护理风险管理、领导工作中的人际关系的内容，将原第十一章中的护理人员绩效考核纳入人力资源管理章节；管理内容的章节每章由4～5节构成，全书章节紧凑而线条分明，减少了章与章之间重复、松散的内容，体现了每一章节内容的严密性和全书的连贯性。

本书主要作为护理专业五年一贯制学生的教科书，也可作为各医院护理管理人员的指导用书。

学科教材的建设需要通过教学实践去验证它的科学性和实用性，在此，我们将这本修订后的《护理管理与科研基础》呈献给广大护理专业的师生和临床护理人员，并期待着各位读者的指导和批评。

本教材在编写过程中得到了各参编学校的关心、支持，使全书得以顺利完稿，在此表示衷心的感谢！

殷　翠

2011 年 5 月

第一版前言

护理管理学是管理学的一个分支，是护理专业的一门重要课程和必修课程。

本书坚持“三基”（基本理论、基本知识、基本技能）、“五性”（思想性、科学性、先进性、启发性、适用性）和“三特定”（特定的目标、特定的对象和特定的限制）的编写原则，贯彻卫生部有关五年一贯制护理学专业规划教材的编写思想——“以专业培养目标为导向，以职业技能的培养为根本，满足三个需要（学科、教学和社会），力求体现高等职业技术教育的特色”，在基本理论和基本知识的阐述上以“必须、够用”为度，并根据特定的教学对象和目标，适度掌握内容的广度和深度，使之尽量贴近临床工作。

本书分护理管理和护理研究两部分，以护理管理的介绍与阐述为主，故定书名为《护理管理学》。全书安排 45 学时的讲授和学习时间，护理管理安排 35 学时，护理研究安排 10 学时。护理研究一章，各学校可视情况安排为必修、选修或自学。

全书分为十三章。第一、二章着重介绍管理学和护理管理的基本理论、基本方法及发展趋势。第三章到第十一章，从理论的系统性出发，结合护理管理的实践，讨论了管理的五个职能（计划、组织、人员管理、领导和控制）和相关的知识与技能。第十二章系统阐述了作为一名护理管理者应有的管理艺术，这也是本书的特色所在。最后一章，简要介绍了护理研究的基本理论、基本方法，以及文献检索和统计的基本知识和方法。为了开阔读者的视野和思路，本教材附录部分增加了“美国护理管理人员实践标准”。

本书在编写过程中，承蒙同事、朋友的支持与帮助，以及参加编写的各位老师的鼎力合作，为本书的编写和质量保证花费了大量的精力，在此表示衷心的感谢。

由于水平有限，编写时间紧迫，尽管我等在主观上作了最大努力，但疏漏和错误之处在所难免，敬请读者批评指正。

刘化侠

2004 年 3 月

目　录

第一章　绪　　论

学习目标

1. 熟悉管理、管理学的概念，管理的基本特征、对象和基本方法。
2. 掌握管理的职能，护理管理的概念、特点、任务。
3. 熟悉护理管理的意义，了解护理管理的发展趋势，护理管理的发展史。
4. 熟悉现代管理原理与原则，了解西方管理理论的主要学派，中国古代管理思想。

案例：百年医院的现代管理启蒙

北京某医院是一所以眼科闻名中外的百年老“店”，行政编制过大、员工队伍超编导致流动受限；医务人员的技术价值不能得到体现；管理人员缺乏专业培训，管理方式、手段滞后，经营管理机构力量薄弱。内忧外患迫使医院下定决心引进职业经理人并实施规模扩张，从北大、清华聘请了11位MBA，以课题组的形式，研究医院的经营模式和管理制度，希望建立一套行政与技术相分离的现代医院管理制度。

想一想：

1. 结合案例说明你对管理及管理职能的理解。

2. 该医院为什么要引进如此多的MBA？你认为MBA们能否胜任医院的管理工作吗？

护理管理学是管理学的一个分支，属于管理学的学科范畴，是将管理学的原理和方法应用于护理领域的一门科学，是构成护理教育和指导护理实践的重要学科之一。护理管理在卫生事业管理中占有举足轻重的地位，护理管理的水平直接影响医疗护理的质量、医院管理的水平以及卫生事业的发展。

随着先进的科学技术和科学管理方法在各个专业领域的渗透，护理管理由过去的经验管理逐步走向科学管理的阶段。为了促进护理管理学科的发展，不断提高护理管理水平，要求各级护理人员，尤其是高级护理人员和护理管理工作者掌握护理管理学的理论知识、方法以及在护理实践中的应用。

护理管理学运用了一般管理学的原理、方法和技术，因此，首先讨论一般管理学的基本知识。

第一节 管理概述

一、管理与管理学的概念

(一) 管理的概念

管理(management)是管理者协调人力资源及其他组织资源,通过计划、组织、领导和控制,实现组织目标的过程。这个定义包含三层意思。第一,管理的目的是实现组织目标;第二,管理者要有效地协调人、财、物、时间、信息和技术等资源;第三,管理者要通过计划、组织、人员配备、领导和控制等管理过程来实现(见图 1-1)。

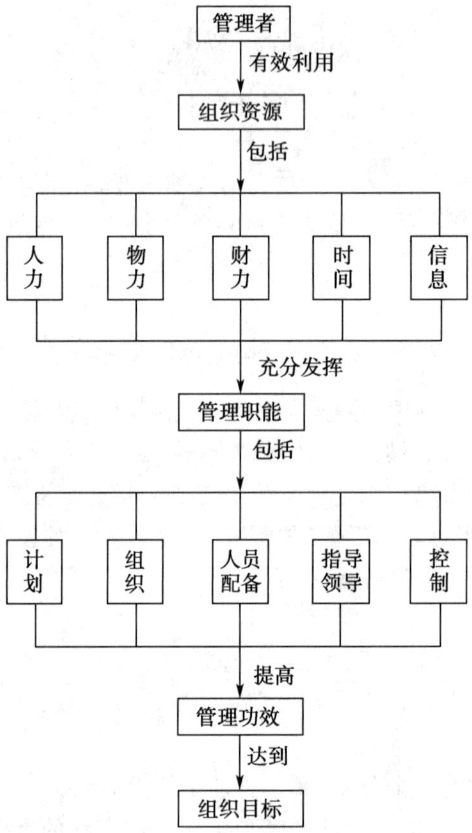

图 1-1　管理过程

关于管理的概念有过多种解释。不同的管理学派有不同的理解,职能学派认为:管理就是计划、组织、指挥、协调和控制。管理决策学派认为:"管理就是决策","管理就是领导"。行为科学学派认为:"管理是由一个或多人协调他人的活动,以便收到个人单个活动不能收到的效果。"现代管理学派认为:"管理是创造和保持一种环境,在这个环境中使人们共同为达到一个群体的目标而有效地工作。"

目前,国内外管理学界比较公认管理过程的观点,认为管理是一个动态过程,是管理者和被管理者共同实现组织目标的活动过程。

（二）管理学的概念

管理学(science of management)是一门系统地研究管理过程的普遍规律、基本原理和一般方法的科学。它是自然科学和社会科学相互交叉产生的一门边缘学科。管理活动的基本规律,包括一般原理、理论、方法和技术。

管理学是建立在自然科学与社会科学之上的一门综合性的应用科学。它包含了经济学、数学、心理学、工程技术学、行为科学等学科的成果,又利用运筹学、系统过程、信息论、控制论、电子计算机等最新成就。管理学既涉及自然科学,又包含社会科学,是一门跨度大、对实践指导意义强的学科,具有广泛性、综合性、实践性的特点。

管理学研究的内容:①生产力,主要研究合理规划组织生产。②生产关系,主要研究如何建立和完善组织机构和管理体制。③上层建筑,主要研究如何建立和完善组织内部环境与外部环境相适应的问题。④从历史的角度出发,研究管理思想及其理论的形成、演变和发展。⑤从管理者出发研究管理过程。

二、管理的基本特征

（一）管理的自然属性和社会属性

由于生产过程具有双重性,包括物质资料的生产和生产关系的再生产,因此对生产过程的管理也就存在两重性:一种是与生产力相联系的自然属性,另一种是与生产关系相联系的社会属性。

1. 管理的自然属性 任何组织的管理活动或生产活动,都要经过计划、组织、领导和控制等管理过程,最有效地运用人力、物力和财力资源,以取得最佳的管理效益。这在任何时期、任何国家、任何阶级都是相同的,这就是管理的自然属性,具有普遍性和共性。

2. 管理的社会属性 管理总是在一定的生产关系下进行的,不同社会制度、不同历史阶段和不同社会文化,都会使管理出现一定的差别,这就是管理的社会属性,具有其特殊性和个性。在资本主义制度下,管理是以追求最大的资本利润为根本目的;在社会主义制度下,管理的目的是满足社会的需要,提高人民物质、文化生活水平。

正确认识管理的双重性,有利于指导具体的管理实践。一方面,管理的自然属性告诉我们,可以大胆借鉴国外先进的管理经验和方法,提高我们的管理水平;另一方面,管理的社会属性要求我们在借鉴国外经验的同时,要结合我国的实际情况,创立自己的管理体系,从实际出发开展各种管理活动。

（二）管理的科学性和艺术性

1. 管理的科学性 科学是反映自然、社会和思维等客观规律的知识体系。管理是由一系列概念、原理、原则和方法构成的知识体系,反映了管理活动的科学性。管理的理论和原理可以指导具体的实践活动,管理者运用管理的知识和方法可以解决管理中的实际问题。因此,一个优秀的管理者必须系统学习管理学的理论知识和方法。

2. 管理的艺术性 所谓艺术就是以个人的经验和熟练程度为基础的技艺和技巧。管理活动是处理和协调人与人之间关系的社会活动,管理主体是人,管理主体之中最重要的也是人,人是有思想、有意识的高级社会动物。虽然管理活动必须遵循客观规律办事,但是管理者在应用管理理论指导管理实践时,不可能像自然科学应用其定理和公式去指导自然科学实践那么“刻板”和“一丝不苟”,而是要求管理者在管理实践中灵活多变地运用管理理论进行具体问题具体分析。管理的艺术性是指管理靠的是人格魅力、灵感与创新,不同的文化背景体现出不同的管理艺术，因此，管理者如何在管理工作中应用不同的管理方法艺术和领导艺术关系到管理工作的成败。

（三）管理的普遍性与目的性

管理的普遍性表现在管理活动涉及范围的广泛性，从人类为了生存而进行集体活动的分工协作开始，到现代的社会活动、家庭活动以及各种组织活动等无不与管理息息相关。

知识链接

美国国际商业机器公司创办人，托马斯·沃森讲述过一个男孩要求奶奶把一条稍长的裤子剪短的故事。由于奶奶没有时间他又依次求了妈妈和姐姐，结果，在没有管理的情况下，三个人干完了自己的事分别把他的裤子剪去了一截，第二天早上一穿，后果就可想而知了。由此可见，凡是有人类群体活动的地方，都需要管理，它是人类正常社会生活的必要条件。

管理是人类一项有意识、有目的的协作活动，是为实现组织既定的目标而进行的。管理的目的性通常表现为社会劳动或社会群体的共同目的，不是某个人或管理者单方面的目的。

三、管理对象

管理活动是一个有实施对象的过程，这个实施对象就是管理对象，或称为“管理要素”。随着人们对管理认识的变化，对于管理要素的认识也不断拓宽。最初，在科学管理阶段，美国著名的管理学家泰勒（Tayor）等提出管理对象“三要素”观点，包括人、财、物三个基本要素。后来，随着管理实践和理论的发展，管理学家提出了管理对象包括人、财、物、时间、信息的“五要素”观点。目前，管理者也把技术和公共关系视为管理对象。管理的目的就是通过对系统资源的合理调配、组织，使系统的效率提高，从而实现既定目标。

（一）人

人是管理的最主要因素，管理对象中的各个因素和管理过程中的各个环节，都需要人去掌握和推动，因此，人是管理中最重要的内容，是管理的核心。传统上人的管理内容包括人员的选择、聘任、培养、考核、晋升等一系列活动，现在延伸到人力资源的开发和利用。人的管理包括：①识才，特别是对有争议的人。②用才，扬其长避其短，用人不疑。③容才，对超越自己的人能容忍。④育才，会培养人，发现其潜力而培养之。⑤争才，用好现有人才，引进急用人才，培养未来人才。

管理名言

用人不在于如何减少人的短处，而在于如何发挥人的长处。

——杜拉克

（二）财

财的管理是指按照经济规律办事，对资金的分配和使用进行管理，以保证有限的资金产生最大的效益。预算管理、收入和支出管理、成本管理、财产和物资管理属于财的管理。财管理（经济管理）的好坏直接影响到管理工作的成效。财的管理要遵守以下原则：①开源，变“巧妇难为无米之炊”为“借米下锅”。②节流，杜绝铺张浪费，堵住“跑、冒、滴、漏”。③讲究投资效益，做好充分论证，搞好招标工作。

（三）物

物是指设备、材料、仪器、能源等。对物的管理要遵循：保证供应、合理配置、物尽其用、检验维修、监督使用、资源共享的原则。目的是提高物的利用率，防止浪费、积压和任意损害。

（四）时间

时间是最珍贵的资源，它没有弹性，没有替代品。对于管理者来说，在时间上常常处于被动位置，因此，管理者应学会时间管理的艺术，善于安排时间，善于抓住机遇，充分利用好组织系统的时间和自己的时间，使系统和个人在最短的时间内完成更多的事情，创造更多的财富。

（五）信息

信息是重要的资源，是管理活动的媒介，是提高管理效能的关键。没有信息，什么东西也就没有意义。信息的管理包括广泛地收集信息；精确地加工和提取信息；快速准确地传递信息；利用和开发信息。保证信息精确、迅速、及时的传递及处理是信息管理的重要内容。作为管理者，应具有系统收集、准确识别、处理、分析信息的能力，保持对信息的敏感性，以及迅速做出反应的能力。

四、管理方法

管理方法是指管理者为了贯彻管理思想、执行管理职能、实现管理目标所采取的一切措施和手段，主要有以下几种。

（一）行政方法

行政方法指依靠行政组织权威，通过命令、指示、规定等手段指挥下属工作而实现管理目标的方法。其特点是依靠权力和权威来规定人们的行动，用强制性的手段指挥下层的活动。这是最基本的、传统的管理方法。

（二）经济方法

经济方法就是运用经济手段和经济方法，特别是经济杠杆来调节国家、集体、个人之间的经济利益，实施管理的一种方法。经济方法的实质是贯彻按劳分配的原则，从物质利益方面调节各种经济关系，调动各方面的积极性，使人们从物质利益上主动关心组织的成效。

（三）法律方法

法律方法是通过制定和实施法律、法令、条规进行管理的方法。国家有国家的各种法律，通过规定人们在社会生活中所拥有的法律权利、义务和责任，来维护社会各方面的正常秩序；调整国家机关、企事业单位、各种社会组织之间的关系，进而使管理活动有秩序地进行。在任何组织中，除了遵守国家的法律外，还需要制定自己的规章制度和纪律等，这是组织的“法”。组织通过这些“法”来调整组织中的各种关系和人际关系，以保证生产秩序的正常进行。法律的方法具有权威性、强制性、规范性、稳定性、公平性等特点。

（四）思想教育方法

思想教育是按照人的思想、行为活动的规律进行教育，运用沟通、宣传、说服、鼓励等方式来预防问题，及时发现问题，解决问题，以调动人员的积极性、创造性，实现既定管理目标的方法。它是管理过程的中心环节，是做好管理工作的基本方法，也是重要的保证。

作为一个管理者，应正确地、综合运用上述管理方法，来调节人们的活动，实现组织目标，使管理活动正常进行。

五、管理的基本职能

管理职能是管理者在管理活动中应当承担的职责和任务，是管理活动内容的理论概括。西方管理学史上的代表人物法约尔(Fayol)最早提出管理过程包括计划、组织、指挥、协调和控制五个管理职能。后来，美国的管理学家卢瑟·古力克(Luther Gulick)与英国管理学家林德尔·厄威克(Lyndall Urwick)于1937年在法约尔管理思想的基础上，提出了管理的七职能学说，即计划、组织、人事、指挥、协调、报告、预算。美国的唐纳利等人则坚持认为管理只包括计划、组织、控制三项职能。虽然各家说法不一，但都是对管理内容的基本概括，只是对各职能给予的定义范围宽窄不同。目前管理学界大多数人倾向于管理过程的五职能学说，即计划、组织、人员管理、领导、控制。

(一) 计划职能(planning function)

计划职能是管理的首要职能，是指为了实现组织目标而对未来的行动进行计划和安排。其中心任务是确定组织的目标和实现目标的具体方案。科学的计划工作，可以确定组织未来的发展方向，有效地利用现有资源，以获得最佳的经济效益和社会效益。

(二) 组织职能(organizing function)

组织职能是管理的重要职能，为了实现组织目标，必须设计和维持合理的组织结构。组织工作的主要内容是：①根据组织的规模和任务设计组织结构。②明确相应的职责、任务和权力。③为了保证工作顺利进行还要建立、健全各项规章制度等。

(三) 人员管理(staff management)

人员管理是管理的核心职能，主要对各岗位的人员进行选聘、教育培养和绩效考核，以及人力资源的有效利用和开发。

(四) 领导职能(directing function)

领导职能就是对组织内成员的个人行为及集体行为进行引导、运用各种手段和方法施加影响力的过程。通过对组织成员进行指导、沟通与协调，增强其凝聚力，从而保证组织目标的顺利实现。

(五) 控制职能(controlling function)

控制是管理过程的关键职能，是通过信息反馈和绩效评估，对组织的活动进行监督、检查、纠正偏差的过程，是连续不断、反复进行的过程，贯穿于整个活动的始终。目的是减少或防止偏差的积累，根据外界环境的变化及时调整计划，保证组织目标的实现。

第二节 护理管理概述

一、护理管理的发展史

(一) 国外护理管理发展史

护理管理(nursing management)的发展与护理事业的发展是同步的，但早期的护理不系统、不规范，管理就更谈不上科学了。真正的科学的护理管理是从南丁格尔时期开始的。她首先提出医院管理要采用系统化方式、创立护理行政制度、注重护士的训练等。她无论是在伦敦的看护所还是在克里米亚的战争中，都注重采光、给水、通风、清洁等环境对病人康复的影响，并且由于她的科学管理，奇迹般地降低了战地医院的感染率及死亡率，使南丁格尔时代成为护理管理的典范。第二次世界大战后，各国护理管理者相继学习南丁格尔的护理管理模式，使护理管理事业有了较快发展。近代，随着先进的管理思想和管理方法的渗透及引入，护理管理逐渐由经验管理走向了科学管理的轨道。

在护理管理实践过程中，护理管理者逐渐建立了护理管理体制和确立了管理者的地位，管理体制包括护理组织管理体系和护理学术机构，两者均具有较强的独立性和管理者的权威性。

护理学术机构在学科建设、人员培训、临床服务、临床护理专家认证、护士资格考试、护士立法等方面行使着较大的、独立的职能，体现了较高的权威性。

护理管理研究不断深入或理论创新，国外护理管理者不断将新的管理理论、理念、原则、方法运用到护理实践中。近年来开展的临床路径研究与应用、护士执业防护研究与干预、护理质量管理、护理经济管理等课题的研究成果对全球护理事业的发展起到很大的促进与推动作用。尤其是护理质量管理等课题的研究成果使护理目标更加清晰，质量标准更趋统一，管理手段更趋先进。并且使护理服务在满足人的生理、心理、社会文化及精神健康等需求方面取得可喜的进展，从而使病人得到更好的尊重，病人的合法权益得到更好的保护。同时，护理质量标准化及质量保证体系的进步和完善使护理质量得到更好的保证。医院普遍使用标准化软件对护理质量信息进行分析和处理，广泛应用了以数字化为基础的信息管理系统。

1979 年以来，美国从《卫生保健经济学》的研究开始，渐进而深入地对护理经济进行了研究与实践，1983 年出版了《护理经济学》杂志，2000 年出版了《护理经济学》专著。护理经济研究与管理实践的内容包括：多元化的护理需求；多层次的护理市场开发；系统化的护理成本核算；制度化的护理保险形式；综合化的护理价值评价；企业化的护理经营模式。上述护理经济的概念给护理管理带来了注重成本效益，追求优质、低耗、高效的服务品质。

(二) 我国护理管理发展

我国护理管理的诞生和发展是跟随着国际护理管理的发展而发展的。20 世纪 70 年代以来，在管理学理论的引导下，我国护理管理者开始探索创立适应我国国情的护理管理体系，经过护理管理者的不断努力，现已经出版了多种版本的护理管理类教材和专著，为不同层次的在校护生和在职护士提供了适用的、急需的教材，成为护理管理实践与发展的指南，也形成了我国护理管理的学科体系。

近 20 年来，通过高等护理教育、国内外联合培训、访问交流、继续护理教育等方式，使护理人员的知识结构发生了明显变化，形成了专科、本科、硕士、博士的人才梯队。同时，有的护理管理人员还具有外语、卫生管理学、心理学、社会学等相关专业的大专以上学历或双学士学位，促进了护理学科的发展，带来了学术研究的繁荣。在某些医院，护士长中的大专以上学历者已达 80%左右，本科学历者占护士长总数的三分之一。

20 世纪 80 年代，护理模式从功能制护理转向责任制护理。90 年代在实践总结责任制护理的基础上，引入新型的整体护理观念。这一护理模式的转变导致了护理管理模式的变革。护理管理从人员配置到护理质量标准、指标、评价方式、结果测量均发生了重大变化。护理服务的内容在原有基础上得到扩展，护理水平得到了进一步提高。

在广大护理管理人员的共同努力下，护理质量管理进入了规范化、标准化的轨道。建立了三级医院的护理质量标准；引进了 ISO 9000 国际质量保证体系；实行了全面质量管理，使护理质量得到稳步提高。

以计算机为基础的医院信息管理虽然起步较晚，但发展迅速。1978 年国内研制出第一个"微机辅助责任制护理系统",现又推出了信息管理系统等软件。目前计算机在大、中型医院管理和院校教学中已普遍应用。护理管理的应用软件包括"护理质量管理标准系统"、"护理部信息管理系统"、"病区护理信息管理系统"、"护理差错事故分析系统"等,这些系统的开发与应用在提供客观数据、支持决策、计划、评价等方面提高了信息统计、应用能力,促进了护理管理手段的现代化。

二、护理管理的概念和任务

(一) 概念

世界卫生组织(world health organization,WHO)给护理管理的定义是:"为了提高人民的健康水平,系统地利用护士的潜在能力和有关其他人员、设备、环境和社会活动的过程。"该定义强调了以下几个要素:①护理管理的最高目标是提高人民的健康水平;②护理管理是一个系统过程,管理的对象处于一个系统之中;③护理管理的要素包括以护士为主的有关人力资源、物资设备资源、环境和社会资源。这是护理管理的宏观定义。

知识链接

世界卫生组织(world health organization,WHO)

WHO是联合国属下的专门机构,国际最大的公共卫生组织,1948年4月7日宣告成立,总部设于瑞士日内瓦。世界卫生组织的宗旨是使全世界人民获得尽可能高水平的健康,主要职能包括:促进流行病和地方病的防治;提供和改进公共卫生、疾病医疗和有关事项的教学与训练;推动确定生物制品的国际标准。

斯万斯波戈(Swansburg)提出护理管理是有效地利用人力和物力资源,促进护理人员向病人提供优质护理服务质量的工作过程。美国护理专家吉利斯(Gillies)认为一个卓越的护理管理者若能具备规划、组织、人事管理、领导与控制的能力,对人力、财力、物力、时间能做到最有效的运用,必能达到最高效率与收到最大效果。

我们给予护理管理的定义是:护理管理者运用管理学的原理和方法,通过计划、组织、人员管理、领导和控制的管理过程,协调人及其他资源,提高护理质量的工作过程。它的任务是研究护理工作的特点,探寻其规律性,对护理工作的诸要素进行科学的管理,以提高护理工作的质量和效率。目的是运用最有效的管理过程,提供高品质的护理服务。

(二) 任务

目前我国护理管理学面临的任务是总结我国护理管理的经验,研究并借鉴国外先进的护理管理经验和方法,创立适应我国国情的护理管理理论。

三、护理管理的意义

(一) 护理管理是现代医院管理的重要组成部分

护理人员占卫生技术人员的50%,分布在医院3/4的部门,在医疗、护理、教学、科研、预防保健等各项工作中,担负着重要的任务。护理工作的质量直接影响到整个医院的医疗质量和工作效率,护理管理的水平是医院管理水平的重要体现。

(二) 科学的护理管理是提高护理质量的保证

在提高护理质量方面,管理与技术是相辅相成的,两者缺一不可。仅有良好的技术,若没有科学的管理，整个病区或医院的工作秩序就会出现混乱，各项措施就不能落实到位，提高护理质量就只是一句空话。精湛的护理技术加上科学的护理管理才能真正为病人提供高水平的护理服务。

（三）科学的护理管理是促进护理学科发展的重要保证

有效地管理，可以为学科发展指明方向，加快学科发展的进程。因此，为了学科的发展，也要加快推进护理管理科学化的进程。

四、护理管理的特点

（一）广泛性

广泛性表现在护理管理范围的广泛和参与管理的护理人员的广泛。护理管理的范围包括组织管理、人员管理、业务管理、质量管理、病区环境管理、经济管理、物资管理、教学和科研管理等。参与护理管理的人员除了不同层次的护理管理者，如护理副院长、护理部主任、科护士长、护士长，各个部门各个班次的护理人员也都参与护理管理。也就是说，不同层次的护理人员都担负一定的管理责任，这就要求广大护理人员都要学习护理管理知识，具备一定的管理能力。

（二）综合性

管理学是一门综合性应用科学，应用了多学科的研究成果，具有综合性的特点。护理管理学除具有管理学的特点外，还受多种因素的影响，因此，护理管理既要综合利用管理学的理论和方法，又要考虑护理工作的特点和影响因素，充分利用有关的资源，将理论和实践加以综合应用。

（三）独特性

现代护理学已经发展成为一门独立的学科，随着医学模式的转变，护士的角色也由过去单纯的执行医嘱、协助医生进行诊断治疗，发展成为独立地进行护理诊断和处理人们现存的和潜在的健康问题，为人类健康服务的工作，护理学有很强的专业科学性、专业服务性、专业技术性。因此，要求护理管理者要适应这些护理专业的特点，注意培养护士应用护理程序、独立解决问题的能力；注意培养护理人员良好的工作责任感、严谨求实的工作作风和严肃认真的工作态度。

另外，护理工作的连续性强、责任重大、班次不规律、技术操作多，且护理人员多为女性，护理管理工作应着重解决影响护理人员工作的问题，解除护理人员的后顾之忧，尽可能为护理人员营造宽松、舒适的工作氛围。

五、护理管理的发展趋势

（一）管理科学化

护理管理科学化是一个持续加强管理的过程，即使护理先进的国家也从未停止科学管理的步伐。护理管理科学化的主要举措包括：标准化管理、定额管理、差别计件工资制、能力与工作相适应、护士专业化培训等。

（二）引入 ISO9000 质量管理体系

近 10 余年来，发达国家护理管理的潮流是导入 ISO 系列质量管理体系，我国一些医院也相继通过了 ISO 系列认证。目前 ISO9001：2000 标准主要由 8 个方面组成：范围，基本标准，用语和规定，质量管理体系，管理职责，资源管理，产出和效果体现，测量、分析与持续改进。建立和实行 ISO 系列质量认证，能切实体现“以病人为中心”的护理理念，提高护理质量，能帮助护理者量化管理内容，掌握医院的经营状况，增强医院的竞争力。

（三）管理人性化

护理管理的人性化有着双重标准，对外，以病人为中心，为病人提供最好的服务；对内，则要坚持以护士为中心，努力实现让护士满意。从一些国家成功的实践来看，只有两方面目标并重，才能真正构建和谐的护患关系。护理管理的人性化基于以人为本的护理工作模式，符合以人为本的科学发展要求。

（四）实行整体化护理管理

整体护理是 20 世纪 70 年代在美国兴起的一种工作模式，即以现代护理观为指导，以护理程序为核心，将临床护理业务和护理管理的各个环节系统化，与整体护理模式相应的护理管理，就被称为“整体化护理管理”或“系统化护理管理”。整体化护理管理是以护士为中心的，因为实施整体护理的关键在于有合理的组织结构、明确的护理岗位职责、先进的护理理念、严格的护理评价体系、制订标准的护理计划和病人教育计划、护理质量控制、规范的各种护理表格等，这些均是通过对护士的管理，特别是严格而系统的教育培训来实现的。未来整体化护理管理既是一种把临床护理、护理教学、护理研究等各方面有机结合的系统管理，又是一种统筹当前工作与长远发展的战略管理，随着人们对临床护理规律的深入探索，整体化护理管理必将得到更广泛的应用。

（五）柔性化管理

柔性化管理或柔性管理是 20 世纪 80 年代兴起的现代管理趋势，其本质是自主管理，即通过激发护士的事业心、责任感、成就感、进取精神、爱心等思想情感因素来实现个体价值观与医疗机构群体价值观相一致，从而发挥护士的主观能动性和工作潜力的一种现代管理模式。柔性化管理主要是针对临床护理实际需要，采取护士自由组合排班、弹性工时制、协商绩效标准、岗位轮换、工作设计和再设计等措施，来调配、使用、考核和激励护士。临床护理柔性化管理的前提是科学管理和良好的护理文化建设，特别是建设高素质的护理队伍，这样才能做到“软管理”和“硬管理”有机结合，相得益彰。

（六）护理专业化管理

国际上护理专业化管理主要体现在两个方面：一是护理管理人员的专业化，即对临床出身的护理管理人员进行管理专业教育，使之成为既通晓临床护理业务又精通护理管理的专家；二是对护士的工作进行专业化细分，将专业特点、工作内容和性质、技能要求相同的护理工作和辅助工作安排受过培训的护士和相应人员承担，可以明显提高护理工作效率和质量。高级护理技术人才和护理管理人才的培养，是专业化护理管理的根本保证，近年来美国等一些国家把博士研究生层次的护理教育作为专业化的重要体现，其中护理管理被作为护理博士教育的一项重要内容。同时对未来的护理领导者进行经济金融教育，在实践中培养护理管理人才，均受到关注。新加坡医院非常注重高级临床护理人才、高级病房管理人才、高级教育人才的培养。国内有的医院建立由工勤人员负责的临床护理支持系统，静脉输液配药中心，使护士从各种杂事中解脱出来，有更多精力用于临床护理工作和接触病人，就是护理专业化管理的有益尝试。

（七）护理管理国际化

护理管理的国际化是指不同国家之间护理管理理念和方法相互借鉴、护士互相交流、护理科研相互合作等。随着经济全球化，人口资源跨国流动引起病源和医疗服务国际化，使得护理管理的国际化日益引起发达国家护理界的重视。我国护理管理的国际化，首先，积极借鉴发达国家的护理管理新思想、新观念，不断转变和创新管理思想与理念。其次，临床护理工作和护理管理改革创新，努力与医疗和护理发达国家达到同样，甚至更高的质量标准。第三，是加强护士的国际化培养(如双语教育)，使之能够具备承担护理国外病人的素质和能力。第四，是要善于进行跨文化管理，特别是引导护士尊重和理解世界各地不同的文明。

第三节 管理理论在护理管理中的应用

管理理论的形成与发展经历了一个漫长的历史过程，起始于19世纪末，发展到现在大体经历了从早期管理实践——管理思想——管理理论的发展过程。不同阶段的管理思想或管理理论，对护理管理的实践均有深刻的影响，发挥了重要的作用。作为护理管理者，为了实现管理的科学化，应当熟悉管理理论的发展过程、主要内容及其在护理管理实践中的应用。

一、中国古代的管理思想

人类进行有效的管理实践至少有六千多年的历史，在这漫长的历史岁月中，中国古代积累了十分宝贵的管理思想，许多西方学者十分重视研究和汲取。这里介绍一些具有代表性的并有现实意义的管理思想。

1. 社会管理思想 例如《论语》、《管子》中有“君子不器”，即上层官吏不应该陷于具体事务之中；儒家思想中有“君君、臣臣、父父、子子”的思想，表明君臣各自的地位和层次与各自的职责和任务；还如“在其位，谋其政”、“恪尽职守”，“其身正，不令而行；其身不正，虽令不行”等思想，说明上级素质对下级行为的影响。

2. 系统管理思想 始建于公元前200多年被誉为世界奇迹的万里长城，其建筑和管理的整个构思都充分体现了系统管理的思想；再如战国时期的都江堰水利枢纽工程，巧妙地利用了地形、地势等地质条件，融灌溉、蓄水、泄洪、排沙于一体。这一工程堪称为系统思想的典范。

3. 战略管理思想 孙武的《孙子兵法》被推崇为中外“兵学圣典”，直到今天，仍备受推崇，成为国外许多企业培养管理人才的必修课程。

4. 用人思想 有“知人善任”、“水能载舟、亦能覆舟”等思想。

虽然中国早期的管理思想萌芽较早，甚至在某些方面的运用堪称典范，但由于缺乏系统的阐述，没有形成管理的科学理论。

二、西方管理理论及其应用

西方管理理论的发展按时间可以划分为三个阶段：古典管理学阶段(19世纪末～1930年)、行为科学阶段(1940～1960年)和科学管理阶段(1960年之后)。

(一) 古典管理理论

1. 科学管理理论

(1)概述：科学管理理论的创始人泰勒(F. W. Taylor，1856～1915)出生于美国的一个中产阶级家庭，早年考入哈佛学院，后因病18岁弃学从工。他在工作中深入了解当时工业界存在突出的劳动生产率低下的问题，遂进行了著名的“搬运生铁块试验”和“铁锹试验”。他首次提出了科学管理的概念，并致力于研究科学管理的理论和方法，1911 年出版《科学管理原理》一书，这标志着科学管理理论的形成，因此被公认为“科学管理之父”。

(2)主要内容：科学管理理论的基本出发点是提高劳动生产效率，其主要内容是：①通过分析操作步骤，找出最节约时间的操作方法，使工作方法、劳动工具、工作环境标准化；②经过测定，确定合理的工作量；③挑选和培训工人，使之迅速掌握标准工作方法，以达到提高工作效率的目的；④实行差别工资制，刺激工人主动提高生产率；⑤实行职能工长制。工长即专业管理人员，主要从事计划管理工作，发挥监督、指导作用，工人主要是执行工作。

泰勒还强调劳资双方要密切协作，曾经是泰勒助手的甘特提出较级差计件工资制更优越的“计件奖励工作制”，以工作安全感激励工人工作，这些制度在美国实行取得了极大成功。后来卡尔·乔治·巴斯(Carl Geroge Barth)和吉尔布雷斯夫妇(Gilbreth)完善和发展了科学管理理论。

(3)在护理管理中的应用

1)在护理分工方式上，早期实行了功能制护理，护理人员按工作内容分工，流水作业，以节省时间，减少人力，提高工作效率。

2)在护理技术操作方面，进行动作和时间的研究，制定了护理技术的操作标准和时间要求，并以此来考核护理人员的技术水平，延续至今的典型活动是护理技术操作的比武。

3)在质量控制方面，全国推行标准化的管理等。

可以说，科学管理理论对护理管理实践产生了深刻的影响。

2. 管理过程理论

(1)概述：法国人法约尔(Henri Fayol，1841～1925)是与泰勒同时代的人物。与泰勒不同，法约尔一开始就参加了管理企业的最高决策层，而后担任了企业的最高领导人。法约尔对组织管理进行了系统、独创的研究，特别是关于管理组织和管理过程的职能划分理论，1925 年出版了《工业管理与一般管理》，该书阐述了他的管理过程理论。这对于后来管理理论的研究影响深远，后人把他称为“管理过程之父”。

(2)主要内容

1)管理职能：任何企业都有 6 种不同的基本活动，即管理活动、技术活动、商品活动、财务活动、安全活动、会计活动。管理活动是其中之一，它包含计划、组织、指挥、协调、控制五种职能。

2)14 条一般管理原则：①分工。②职权与职责相适应。③纪律严明。④统一指挥。⑤统一领导。⑥个人利益服从集体利益。⑦报酬要公平。⑧权力集中。⑨等级链明确。⑩秩序。⑪公正。⑫人员任用期稳定。⑬鼓励首创精神。⑭倡导集体精神。他强调这 14 条原则适用于所有事业的管理，但是在管理中它不是绝对和死板的东西，它要求智慧、经验、判断和注意尺度。

(3)在护理管理上的应用

1)强调护理管理者必须承担各项工作的计划、组织、指挥、协调和控制等事宜。

2)医院设立正式的护理管理组织系统，明确职责，分别设主管人员，护理部主任是最高护理主管，中层为科护士长，基层为护士长。

3)权力与职责对等，并进行分工。

4)护理部及各个单位强调奖罚分明，注意留任措施，还注意培育护理人员的创造精神和团队精神。

3. 行政组织理论

(1)概述:韦伯(Max Weber,1864～1920)是德国著名社会学家,是与泰勒和法约尔同时代的人物。他是一位近代史上对广泛社会领域(法学、经济学、政治历史学和宗教学)都有浓厚兴趣和建树的学者。他着重于组织理论的研究,提出了“理想的行政组织体系”理论。这集中在他的代表作《社会组织与经济组织理论》一书中。

(2)主要内容:韦伯认为行政机构的组织是对人群进行控制的最理想手段,理想的行政体系具有以下特点(见图 1-2)。①明确的组织分工,即每一职位都有规定的权利和义务。②自上而下的等级体系,即职权应按照等级原则建立指挥系统。③合理地任用人员,即任用人员完全要通过职务的要求经过考核和教育训练来实行。④建立职业的管理人员制度,即管理人员应有固定的薪金和明文规定的升迁制度,并作为一种职业人员去对待。⑤建立严格的,不受各种因素影响的规则和纪律。⑥建立理性的行动准则,即人与人之间的关系只有职位的区别不应受个人情感的影响;人与人之间应具有一种不偏不倚的态度。

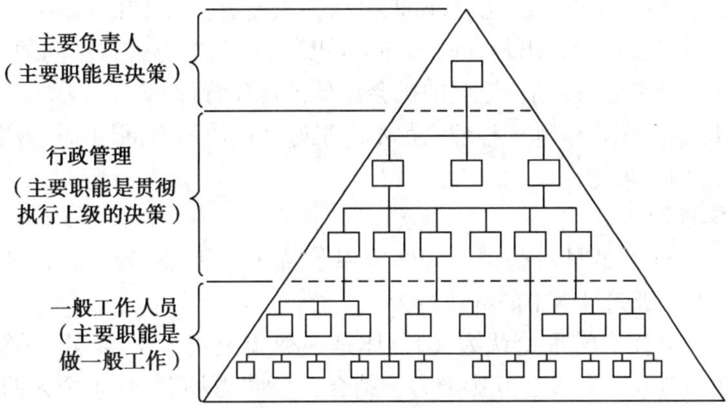

图 1-2　理想的行政体系

(3)在护理管理的应用

1)护理部采用层级结构的方式,每一层次分工明确,职责与权力对应。

2)奖罚处理有明文规定的程序。

3)晋升除了考虑学历、经历,还参考工作表现和奖罚记录。

(二)行为科学管理理论

行为科学产生于 20 世纪 20 年代,正式形成一门学科是在 20 世纪 40 年代末到 50 年代初。行为科学的发展可以分为前后两个阶段,前期为人际关系学说,后期为行为科学。本章主要介绍人际关系学说、人性理论和群体力学理论。

1. 人际关系学说

(1)概述:梅奥(George Elton Mayo,1880～1949)原籍澳大利亚,后移居美国,成为哈佛大学的教授。30 年代梅奥等人在芝加哥附近的西方电气公司进行了历时 8 年的“霍桑实验”。该实验分别研究照明、工作条件、访谈试验和计件奖金对生产效率的影响。其中研究用 3 年时间对 2 万名职工进行访谈,以了解工人对工作环境、监工和公司当局的看法和意见,并研究这些看法和意义对生产效率的影响。结果显示通过访谈,工人发泄了心中的闷气,对生产的感觉发生了变化,从而使产量提高了。而其他实验条件:照明度、工作条件变换、物质条件变换对产生效率的影响被推翻。梅奥等人发现决定工作效率最重要的不是工作条件和奖励性计件工资，而是人际关系和安全感，于是在 1933 年出版了《工业文明中的人的问题》，提出了人际关系学说。

(2)主要内容：人际关系学说认为：①人是“社会人”，不仅仅是“经济人”，其工作态度受情绪、心理、社会等多种因素的影响。②劳动效率主要取决于职工的积极性，取决于人际关系。③除正式组织外，职工中还存在非正式小群体，这种无形的组织更能影响职工的情绪，有时甚至左右职工的行为。④科学的领导者应善于沟通与倾听，尽可能满足职工的需求，提高其满足感。

2. 人性理论——X 理论与 Y 理论

(1)概述：X 理论与 Y 理论是关于人性问题的理论，由美国麻省理工学院教授麦格雷戈(Douglass McGregor，1906～1964)于 1957 年提出，1960 年发表在《企业与人》一书中。

(2)主要内容：X 理论基本上是一种关于人性消极的观点，该理论认为人是懒惰的，不喜欢工作，总想逃避责任，在严密监督下才能有效地工作。因此，管理人员需要严格监督和管理。而 Y 理论是一种人性积极的观点，该理论认为人是喜欢工作的，是负责的，有潜力，能够自我控制，自我管理，可发挥出较强的领导力，想象力，创造力去解决问题的。因此，管理人员不需要严格监督和管理，创造更多的机会让员工自我管理。

但是，在实际管理工作中哪一种理论都不能很好地解决所有问题，而应当根据员工的特点，综合运用上述两种理论。

3. 群体力学理论

(1)概述：这个理论最早由德国心理学家库尔特·卢因(Kurt Lewin，1890～1947)在 1944 年提出的，重点研究组织中的群体行为。

(2)主要内容：群体力学理论认为，①群体是一种非正式组织，是处于平衡状态的一种“力场”。②群体行为就是各种相互影响力的结合，这种“力场”可修正个人的行为。③群体的内聚力，即群体对员工的吸引程度，可以用每个成员对群体忠诚、责任感、对外攻击的防御、友谊等态度来说明。该理论还对群体的目标、群体的结构、群体的领导方式等问题进行了广泛的研究。

综上所述，行为组织科学理论认为生产效率不仅受物理、生理因素的影响，而且还受社会、心理因素的影响。要保证生产和工作的成效，单纯靠物质的、技术的、金钱的作用是片面的，还必须重视社会条件、动机、人性、人际关系和领导方式等多种因素的作用。

4. 行为科学理论在护理管理中的应用

(1)在护理管理中全面贯彻以人为本的护理和管理。

(2)强调护理管理者要与护理人员和有关医务人员建立良好的人际关系，采取各种激励措施，注意保护和调动护理人员的积极性。

(3)护理管理者要丰富工作内容，使工作绩效与晋级和奖金挂钩，以提高工作的兴趣和责任感。

(三) 现代管理理论

现代管理理论是 20 世纪 50 年代后发展起来的一个知识体系，美国管理学家孔茨(H. Koontg)1980 年把现代管理理论描述为“丛林”。

1. 现代管理理论的主要学派

(1)社会系统学派：是以美国人巴纳德(Chester Barnard，1886～1961)为代表提出的理论，其主要思想是：社会的各级组织均是一个协作系统。协作系统是由组织系统、物质系统、人的系统及社会系统构成的整体。管理人员是协作系统中互相联系的中心，通过他们的协调维持组织的正常运转。

(2)决策理论学派：这个学派是以社会系统学派为基础，吸收行为科学、系统理论、运筹学和计算机程序等学派内容发展起来的。该学派的代表人物是西蒙(H. A. Simon，1916～1978)，他1976年获诺贝尔经济学奖，代表作是《管理决策新科学》。其基本观点是："决策贯穿管理的整个过程，管理就是决策，管理人员的中心任务就是决策。决策的准则是以'令人满意'代替'最优化'的原则。"

(3)系统管理学派：20世纪60年代，系统管理学派在西方盛行，其代表人物是卡斯特(F. E. Kast)和罗森茨韦克(J. E. Rosenzweig)等人。该理论学派的主要观点是：①用系统的观点来指导管理实践，把一般系统论同管理结合起来，能产生有效的管理。②任何组织都是一个开放系统，同时又是另一个系统的子系统，是由许多相互联系、相互作用的要素构成。③组织作为一个系统，与环境相互作用、相互影响。④组织具有信息反馈网络，能够不断地进行自我调节，维持动态平衡状态。所以，管理者在实践中要注意从整体的角度来认识问题，防止片面性。

(4)经验主义学派(或案例学派)：是以美国的杜拉克(P. Drucker)和戴尔(E. Dale)为首提出来的。其基本思想是：有关企业管理的理论应该从企业管理的实际出发，特别是以大企业管理经验为主要研究对象，加以概括和理论化，然后传授给管理人员。杜拉克说："管理学就是研究管理的经验。通过研究管理中的成功和失败，来理解管理中存在的问题，学会进行有效的管理。"

(5)权变理论学派：70年代西方管理界出现并形成了所谓的权变理论学派。其代表人物是伍德沃德(J. Woodward)、菲德勒(F. Fiedller)。其基本思想是：没有一成不变的、普遍适用的、最好的管理理论和方法。管理必须随着组织所存在的内外环境的变化而随机应变。该理论强调很难找到适合所有情况的最佳管理方式，管理者要针对组织情形和不同的人和事，采取不同的管理方式。

(6)科学管理学派：又称管理中的数量学派，是在近年发展起来的。这个学派把自然科学和技术科学的最新成果广泛地运用到管理上来，形成了一系列新的组织管理方法和组织管理技术，把管理纳入了科学的轨道，提高到一个前所未有的水平。该学派运用运筹学、系统过程和电子计算机等当代技术手段定量地研究管理问题，为管理决策求出最优的数学解，以实现管理的目标。

2. 现代管理理论在护理管理中的应用

现代管理理论对护理管理产生着巨大的影响。目前在护理管理的实践中，特别强调用系统的方法和权变的方法来指导护理工作；强调人性化的管理，尽量满足人员的需要，改善工作条件和待遇；强调护理人员参与管理和自我管理；强调护理决策的民主化与科学化；强调及时准确的信息反馈和电子计算机在管理上的应用。

三、现代管理原理与原则

管理学的基本原理是对管理工作的实质和规律的科学概括，而原则是在原理的指导下引申出的管理活动所必须遵守的准则。

现代管理的基本原理包括四大原理：系统原理、人本原理、动态原理、效益原理，每项原理又包含若干原则，分述如下。

(一) 系统原理与原则

1. 系统原理(systematic theory) 是现代管理学中最基本、最重要的一个原理,是指运用系统的观点和系统分析的方法,去解决和处理管理中的实际问题。

(1)系统的概念:系统是由若干相互作用,相互联系的要素组成的,具有特定功能的统一整体。每一个基本要素是系统不可分割的部分,该要素既在自己的系统之内相互联系、影响,又和其他系统发生各种形式的联系。管理中的系统原理认为任何一个管理对象都是一个系统,由若干子系统组成,同时又是更大系统的子系统。从管理学的角度,系统有两个含义,一指系统是一个实体;二指系统是一种方法或手段。两者既有区别,又有联系。

(2)系统的特性

1)整体性:系统是由各个要素组成的有机整体。系统的功能不是各个要素简单的叠加,而是大于各个个体的功效之和。例如,管理过程是一个系统,是由各个管理职能构成的有机整体,其功效大于各个职能功效之和。

2)目的性:系统的存在就是为了达到一定的目的。管理系统的目的就是创造价值和提供服务,实现一定的经济效益和社会效益。

3)相关性:系统内各要素之间是相互联系、相互依存的,不是独立存在的。一个要素的变化,会引起另一个要素的变化,并引起系统的变化。在管理系统中,不仅指管理要素之间,也指管理活动之间是相互关联的。

4)层次性:任何系统都有一定的层次结构。管理系统也要建立一定的层级结构,各个层次的部门或人员具有特定的位置和职责,以保证管理活动有序进行。

5)环境适应性:一个系统要生存下去,必须从它的环境中摄取足够的投入物以补偿它的产出物和其自身在运转中消耗的能量和物资。也就是说,一个有生命力的系统,必须不断地与外界环境进行能量、信息的交换,要不断地适应外界环境的变化。例如,医院是一个开放系统,处于不断变化的内外环境之中,要不断地调节、保持系统本身的稳定状态,以及与外界环境的适应性。

(3)系统分析方法:是指对一个系统内的基本问题,运用逻辑推理和分析计算的方法,在确定和不确定的情况下,为找出可行方案或优选方案而进行比较分析的方法。系统分析包括环境分析、目标分析和结构分析。分析的主要项目包括:目的、可行方案、费用、效益、模型评价基准等。系统分析应遵守,外部条件和内部条件相结合;当前利益和长远利益相结合;局部利益和整体利益相结合等原则。

(4)在护理管理中的应用:系统原理要求护理管理者用系统论的观点和方法,去分析和解决护理管理中的实际问题。一方面要求护理管理者要整体地认识问题,防止片面性,运用系统思维的方式,控制和处理护理管理中的问题。另一方面要求护理管理者必须清醒地意识到,管理过程、管理对象都是一个完整的动态系统,又是管理系统的子系统,具有系统的一切特性。因此,要求护理管理者运用整体的观点、相关的观点、有序的观点、动态的观点、开放的观点,去分析和解决系统或局部的护理管理问题。

2. 系统原理对应的原则

(1)整分合原则:即管理必须在整体规划下,进行明确的分工,又在分工的基础上进行有效综合的原则。概括起来就是整体把握,科学分解,组织综合。例如,医院的总目标是由医疗部门、护理部门及各个职能部门的分工协作完成的,每个独立的部门,均有相应的权力范围和责任。

(2)反馈原则:反馈是控制论中的一个重要概念,是指系统的输出反过来作用于输入,从而影响再输出。只有有效的信息反馈,才能进行正确的管理控制。因此,在管理活动中十分重视反馈的作用,管理者要及时根据反馈结果调整管理策略与措施,使管理目标尽早实现。反馈是护理质量控制的重要手段。

管理名言

管理的重点在于建构一个好系统,让人的长处得以发挥,短处得以包容。

——杜拉克

(二)人本原理与原则

1. 人本原理

梅奥是这一思想的早期代表人物,他首先提出了以人为本的管理思想。人本原理(humanism theory)就是在管理中坚持以人为本,注重发挥被管理者的积极性、主动性,努力为其实现自我价值提供条件与机会,使被管理者在工作中充分发挥自己的潜能,创造性地完成工作任务。人本原理强调以人的管理为核心,以激励人的行为,调动人的积极性为根本。它要求管理者在一切管理活动中,始终把人的要素放在首位,重视处理人与人之间的关系。

人本原理是行为科学、社会学、心理学等多种社会科学的综合应用。该理论的前提是:人不是单纯的"经济人",而是具有多种需要的复杂的"社会人",管理者要注意满足其自我实现的需求。要注意个人与组织利益的协调,适度地分权与授权,责权对等,使其参与管理等。

2. 人本原理对应的原则

(1)能级原则:人的能量是不同的,能量的大小具有一定的级别,可以按照一定的规范和标准分级,从而形成一定的序列,这就是能级。

能级原则的基本内容:①建立合理稳定的能级结构,如护理人员的技术职称分为正、副主任护师、主管护师、护师和护士等不同的能级系列。稳定的组织结构应该是正三角形,即正高最少,护士最多。②不同的能级主体应授予不同的权力,完成不同的职责。③不同能级的主体应给予与之相应的岗位,即把不同能级的人放在合适的岗位上,达到人尽其才,才尽其用的目的。

实现能级的对应是一个动态的过程,要根据环境的变化,任务的不同,人的才能的变化及时调整,才能发挥最佳的管理效能。

(2)动力原则:要使管理活动持续而有效地进行,必须有强大的动力。动力包括物质动力、精神动力、信息动力。物质动力是指物质待遇及经济效益。精神动力主要有理想、道德、信念、荣誉,在一定的条件下,精神动力可以发挥极大的作用,成为决定性的动力。信息包括消息、情报、指令等,管理者可有效地利用信息的传播,增强本单位的竞争意识,了解国内外同行业及本单位的现况,增强决策的准确性,还可充分利用信息,传播先进的思想与事迹。管理者要注意综合运用物质、精神、信息动力的作用,提高管理效能。

(3)参与管理原则:管理者要为员工创造、提供机会,鼓励员工参与管理,以增强员工的责任感,发挥他们的主观能动性。

(三)动态原理与原则

1. 动态原理(dynamics theory)　认为管理是一个动态过程,是管理人员与被管理人员共同达到既定目标的活动过程。管理的主体、对象、手段和方法受到管理活动内外各种复杂因素的影响,也处于时刻变化当中。因此,动态原理要求管理者要不断地更新观念,及时根据环境、条件的变化调整管理的策略与手段，不能僵化与教条。

2. 弹性原则 是指在动态管理中必须留有充分的余地，以便及时调整，完成预期的目标。事物总是不断地运动与变化的，总有一定程度的不确定性。任何管理都不可能是完全正确的，也不可能将事物所涉及的因素有完全的了解；且在此时此地适用的方法，当某一条件发生改变时，必然要随之调整，因此管理要注意有弹性，不可绝对化。例如护理管理者在人力资源、物资资源、时间安排方面都要遵守弹性原则，留有余地，以备应急之需。

（四）效益原理与原则

1. 效益原理 是指管理者在任何系统的管理中，都要注意讲究实效，从社会、经济的效益出发，为实现系统的总目标，管理好系统的各个部分。效益与目标是连在一起的，目标决策正确，效率和效益成正比；目标决策失误，则效率和效益成反比。

效益原理要求护理管理者：①设立正确的目标，以追求良好的效益为根本目的；②建立成本-效益的概念，避免人、财、物、时间的浪费或盲目地上项目、购设备，达到有效地利用各种资源的目的。

2. 价值原则 是指管理过程中各个环节，各项工作都要围绕提高效益为中心，科学地、有效地使用人、财、物和时间，以创造最大的经济价值和社会价值。在管理工作中贯彻价值原则，常用的方法是“价值工程”。价值工程是以高效能、低成本作为目标的技术和经济相结合的一种管理方法。

医院是救死扶伤、治病救人的场所，体现了医院的社会价值，同时医院的运行必须适应市场经济体制的变化，讲究经济效益，这又体现了经济价值。在护理管理的活动中，护理管理者要把大价值、高效益、低成本作为管理的目标，落实到每一个环节和每一项工作中，要以提高社会效益为最高准则，同时兼顾经济效益，不能过分地追求经济效益，忽略社会效益。

（王光辉 殷 翠）

思考题

1. 管理的对象、基本特征和基本方法是什么？
2. 护理管理的特点和发展趋势是什么？
3. 现代管理原理与原则有哪些？

第二章　计划工作

学习目标

1. 掌握计划在护理管理中的应用；熟悉计划工作的原则和一般步骤；了解计划的概念、类型。

2. 掌握目标管理在护理管理工作中的运用；熟悉目标管理的基本程序；了解目标的概念、作用和目标要求。

3. 学会制定临床科室日常护理管理工作计划。

4. 掌握时间管理在护理管理中的应用；熟悉时间管理的基本步骤、方法、策略；了解时间管理的概念。

案例1：提高护理人员素质的计划

某二级医院，现有病床数400张，12个病区。医院为扩大规模，新建病房200张床，在一个月内要新开设6个病区，面临护理人员质量和数量的问题，经过外调和毕业生招聘已基本解决了护理人员数量问题，但质量的提高也是一个需紧急解决的问题。医院领导要求护理部在一个月内对新进人员进行培训，确保新病区顺利开业，并保证和提高护理工作质量。

问题：

1. 你认为上述计划是否可行，为什么？

2. 假如你是护理部主任，请你按计划步骤制定出新进护理人员的培训计划。

计划工作是为实现组织目标而对未来的行动进行设计的活动过程，是管理职能中一个最基本的职能。计划的根本目的，在于保证组织目标的实现。在现代社会中，计划工作已成为组织生存的必备条件，各行各业、各单位和机构都高度重视计划，良好的计划是组织增强竞争力的重要途径和有力工具。

第一节　计划工作概述

一、计划的概念、类型

（一）计划的概念

什么是计划？对计划的理解有动态、静态和广义、狭义之分。

管理名言

做出规划。今天所做的事情是为了我们有更好的明天。未来属于那些在今天做出艰难决策的人们。

——伊顿公司

从静态(名词意义)角度看,计划是指规划好的行动方案或蓝图,包括要实现的具体目标、内容、方法和步骤等。例如,护理部制定的护理工作计划,护士为病人制定的各项护理计划。

从动态(动词意义)角度看,计划是指准备在未来从事某项工作,预先确定行动的具体目标、内容、时间、方法、步骤、手段等过程,我们通常称之计划工作或计划职能。计划工作又有广义和狭义之分。广义的计划工作是包括制定计划、执行计划和检查计划执行情况三个阶段的工作过程。狭义的计划工作则是单指制定计划的活动过程,即根据组织内外部的实际情况,权衡客观的需要和主观的可能,通过科学的预测,提出在未来一定时期内组织所要达到的目标,以及实现目标的方法或途径。

计划工作的核心是决策,即对未来活动的目标及通向目标的多种途径做出符合客观规律以及当时实际情况的合理抉择,因此,它是一个科学性很强的管理活动;计划工作也是管理活动中创新的关键,因为它是针对需要解决的问题和新任务来进行的,而更好地解决问题及制定行动方案,需要管理者大胆创新。

计划工作的实质就是确定目标和实现目标的途径。因此,要做好计划工作,必须解决"5W1H 问题",即预先决定做什么(what),论证为什么要做(why),确定何时(when)、何地(where)、何人(who),以及如何做(how)。

(二) 计划的类型

1. 按计划作用的时间划分

(1)长期计划(long term plan):是指针对未来较长时间所作的计划,又称为规划,时间一般在 5 年以上。特点:涉及未来的时间长,具有战略性,科学预测性要强,主要以问题及发展为中心,不要求详细具体。一般由高层管理者制定。如医院未来 10 年的发展规划。

(2)中期计划(middle term plan):介于长期和短期计划之间,时间一般在 1 年以上到 5 年之间。特点:比长期计划涉及未来的时间短,具有战役性,对未来的预测相对容易,但对未来仍不能完全把握。一般由中层管理者制定。如医院"十二五"发展规划。

(3)短期计划(short term plan):针对未来较短时间内所做的工作安排,时间一般在 1 年或 1 年以下。特点:时间安排短,具有战术性,内容详细具体,执行后见效快,以问题或工作任务为中心,如年度工作计划。多由基层管理者制定。

2. 按计划的规模划分

(1)战略性计划(strategic plan):指着眼于组织整体目标和方向的计划。战略计划始于组织的使命,而且是放眼未来的,是组织较长时期内的宏伟蓝图,不常更改,如中国卫生事业发展规划。

(2)战术性计划(tactical plan):指针对组织内部具体工作问题,在较小范围内和较短时间内实施的计划,是管理部门对各自部门必须做什么、如何做以及谁负责做等细节的安排,具有灵活性,如护理仪器设备的维护计划等。

3. 按计划的内容划分

(1)综合计划(comprehensive plan):指组织或系统对活动所做出的整体安排,如医院整体发展计划。

(2)专项计划(special plan):又称专题计划,是指为完成某一特定任务而拟定的计划,是综合计划的具体化,如医院护理人员培训计划。

4. 按计划的约束程度分类

(1)指令性计划(mandatory plan):由各级政府或主管部门制定,以指令的形式下达给执行单位,规定出计划的方法和步骤,要求严格遵照执行的,具有强制性的计划。

(2)指导性计划(guidance plan):上层管理阶层下达给各执行单位,需要以宣传教育及经济调节等手段来引导其执行的计划。

5. 按计划的表现形式划分

(1)宗旨(philosophy):是组织或系统对其信仰和价值观的表述,宗旨回答一个组织是干什么的,应该干什么。护理工作的宗旨应包括:①护理活动:护理理论、教育、实践、科研、行政、管理以及护理在整个组织中的地位等问题的认识和观点。②病人:对病人的权利、病人家庭的认识和态度。③护士:对护士的权益、护士的专业发展、护士的职责、护士晋升标准等问题的认识和观点。

(2)目的或任务(purpose or mission):是指组织机构的作用,是一个组织或社会赋予它们的基本任务和社会职能,用以回答组织是干什么的,以及应该干什么这类问题。例如,医院的任务是提供医疗保健服务并实现自身的价值;WHO规定护士的任务是"保持健康、预防疾病、减轻痛苦、促进康复"。

(3)目标(objective):是在目的或任务指导下,整个组织所要达到的具体成果。目标不仅仅是计划工作的终点,也是组织工作、人员配备、领导以及控制工作等活动所要达到的结果,如医院护理部规定"本年度基础护理合格率达到95%"。

(4)策略(strategy):是一个组织为全面实现目标而对整体行动过程、工作部署以及资源进行布置的总纲,如中小型医院在竞争中求生存、发展的策略,重点是特色专科建设。

(5)政策(policy):是指组织在决策或处理问题时,指导及沟通思想活动的方针和一般规定。在制定和执行政策时,必须具有一贯性和完整性。例如护士晋升政策、在职教育政策等。

(6)程序(procedure):又称规程。是根据时间顺序而确定的一系列相互关联的活动,它规定了处理问题的方法、步骤,即详细地说明完成某种活动的准确方式,包括活动时间和先后顺序。规程规定的是办事细则,是执行政策的具体方案,具有严格的指定性,如护理技术操作规程。

(7)规则(rule):是根据具体情况,是否采取某个特殊的或特定的行动所作的规定。规则可被作为要求员工为实现计划而努力的行为规范。规则容易与政策、规程混淆,规则和政策的区别在于规则在应用中不具有自由处置权,例如,护理技术操作常规;而规则和规程的区别在于规则不规定时间顺序,如医院"禁止吸烟"的规则,与规程无关。

(8)规划(plan):是一个综合性计划,包括目标、政策、程序、规则、任务分配、步骤、资源分配,以及为完成既定方针所需的其他要素。在通常情况下,规划都有预算支持。规划有大有小，一个主要规划可能需要许多辅助计划。

(9)预算(budget)：又称“数字化的计划”，是用具体数字表示预期结果的报表。编制预算是制定计划，而预算是控制手段，为实现计划服务，如护理部关于护士继续教育的经费预算。

二、计划工作的原则

(一) 系统性原则

计划的目的是保证组织整体目标的实现。因此，计划工作要从组织系统的整体出发，全面考虑系统中各构成部分的关系以及它们与环境的关系，并根据这些关系的特点，把握他们的必然联系，统筹规划，做到把握整体，小局服从大局，部分服从整体。

(二) 重点原则

计划的制定既要考虑全局，又要分清主次轻重，抓住关键及重点，着力解决影响全局的问题，而不要等同对待，眉毛胡子一把抓，如制定预防外科切口感染的计划，重点是加强手术室、换药室的管理等。

(三) 创新原则

计划是面向未来的，要求针对任务、目标及对未来情况进行分析预测，以科学为基础，结合实际需要和现有条件，充分发挥创造力，提出一些新思路、新方法、新措施，因此，计划是一个创造性的管理活动。

(四) 弹性原则

尽管人们可以用各种科学方法对未来的发展做出预估，用以指导计划的制定。但事物的发展变化特点是人们难以准确预测的，有时也会出现偶然及突发事件。因此，制定计划时必须要有一定的弹性，留有一定的调节余地，以预防及减少未来不确定因素对计划实施可能产生的冲击及影响。弹性大小应视具体的计划和相关因素而定。对预测较精确，经验较多，未来不确定因素少的工作，计划的弹性可小些；反之，则应增大弹性。

(五) 可考核性原则

目标是行动的起点和终点，计划工作必须始终坚持以目标为导向。目标应具体，可测量，可考核，作为在计划执行过程和评价过程的标准和尺度。例如护理部年度目标为“本年度整体护理开展率达到100％”，既有时间标准，又有结果标准。

三、计划工作的一般步骤

编制计划的步骤一般可分为八个阶段：评估形势、确定目标、形成前提条件、拟定备选方案、评价备选方案、选择方案、制定辅助计划、编制预算(见图2-1)。

(一) 评估形势

对系统或组织现存形势的分析和评估是计划工作的第一步。评估形势的一个重要目的是寻找和把握组织发展的机会。通过评估分析，清楚而全面地了解将来可能出现的机会，根据自身的优势和不足清楚自己所处的地位，明确希望解决的问题，以及为什么要解决这些问题，并期望得到什么。分析外部环境和寻找机会要深入实际收集大量的数据，没有这些数据和可靠信息，不能采取任何行动。评估分析的内容包括：①市场：社会需求、社会经济、社会环境，以界定组织的市场。②社会竞争：行业状况，确定竞争性质和战胜竞争对手的战略。③服务对象的需求。④组织资源：组织内部优势和劣势。例如医院计划开设社区护理服务

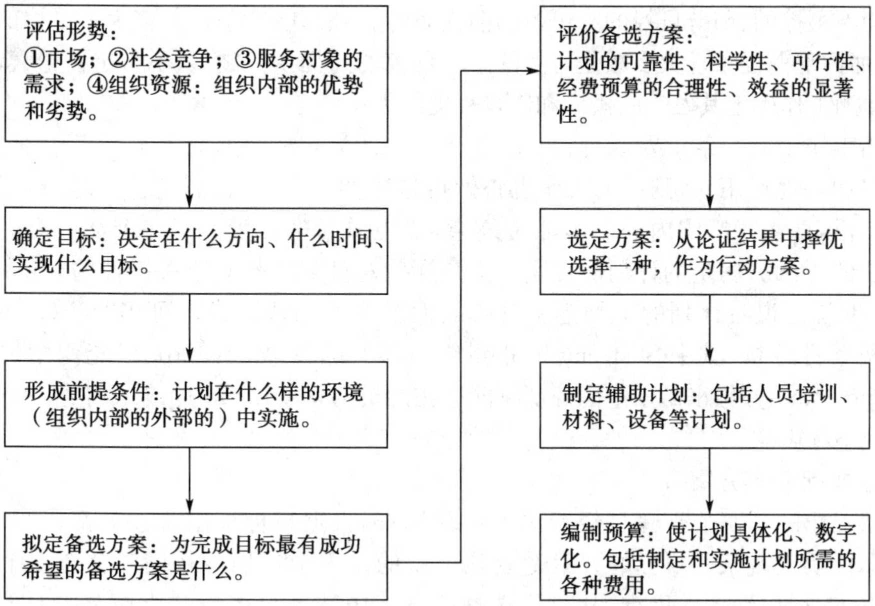

图 2-1 计划工作的步骤

项目，第一步需要评估医院所处社区对社区护理服务的需求、医院的地理位置、开展社区护理服务政策支持力度；人力、物力、财力资源情况及其他医院开设社区护理的有关信息资料。

知识链接

认识机会，对做好计划工作十分关键。一位经营专家说过："认识机会是战胜风险求得生存与发展的诀窍。"诸葛亮"草船借箭"的故事流传至今，其高明之处就在于他看到了三天后江上会起雾，而曹军有不习水性，不敢迎战的机会，神奇般地实现了自己的战略目标。

（二）确定目标

计划工作的第二步是在充分评估形势的基础上，为组织及其所属的下级单位或个人确定计划工作的目标，包括长期目标和短期目标。目标是指期望达到的成果，它为组织、部门和个人指明了方向，描绘了组织未来的状况，并且作为标准可用来衡量实际的绩效，因此，目标应包括时间、空间、数量三要素，即在一段时间内组织某项工作达到的具体指标，如"本年度护理文件书写合格率达到 95%"。

确定的目标通常应具有以下特点：①能指导组织内部资源最合理的分配。②能充分发挥组织成员的积极性和潜力。③能达到组织经营活动的最佳效果。④能促进组织内部团结，提高组织成员整体素质，对外享有良好的声誉。

（三）形成前提条件

计划工作的第三步是确定一些关键性的计划前提条件，并使有关人员同意使用和加以宣传。计划工作的前提条件就是指计划工作的假设条件，即计划实施时的预期环境。

按照组织的内外环境，组织的前提条件可分为组织的外部前提条件和组织的内部前提条件。组织的外部前提条件指整个社会的政策、法令、经济、技术、人口等；组织的内部前提条件指组织内部的政策、人力、技术力量、物资、经费等。按照可控程度，计划工作的前提条件可分为不可控的、部分可控的和可控的前提条件。外部前提条件大多为不可控的和部分可控的，而内部前提条件大多数是可控的。不可控的前提条件越多，不肯定性越大，就越需要通过预测工作确定其发生的概率和影响程度的大小。

计划工作中有一条重要原理：负责计划工作的人员对计划前提了解得愈细愈透彻，并能始终如一地运用它，则计划工作也将做得越协调。因此，在制定计划时，预测的范围应尽量广泛，但由于组织内外环境非常复杂，要想对未来环境的每一个细节都进行假设是不现实的，因此，确定的计划前提实际上是那些对计划工作具有关键性的，有战略意义的要素，也就是说对计划的贯彻落实具有最大影响的那些因素。可用"SWOT 分析法"进行前提条件分析，其中 S(strength)指组织内部的优势，W(weakness)指组织内部的劣势，O(opportunity)指来源于组织外部可能存在的机遇，T(threats)指来源于组织外部可能的威胁或不利影响。

(四) 拟定备选方案

计划工作的第四个步骤是经资源评估和调查，根据目标提出备选方案。"条条道路通罗马"，说明实现某一目标的方案途径是多条的。一个计划往往同时会有多个可供选择的方案，应运用创新性思维，从可供选择的方案中选择一些最有成功希望的方案并进行分析。通常，最显眼的方案不一定就是最好的方案，对过去方案稍加修改和略加推演也不会得到最好的方案，一个不引人注目的方案或通常人提不出的方案，效果却往往是最佳的，这里体现了方案创新性的重要。此外，方案也不是越多越好。编制计划时没有可供选择的合理方案的情况是不多见的，常见的不是寻找更多的可供选择的方案，而是减少可供选择方案的数量，以便可以分析最有希望的方案。因此，即使用数学方法和计算机，还是要对可供选择方案的数量加以限制，以便把主要精力集中于少数最有希望的方案分析上。

发展可选方案应考虑：①方案与组织目标的相关程度。②可预测的投入与效益之比。③公众的接受程度。④下属的接受程度。⑤时间因素。

(五) 评价备选方案

拟定出备选方案并权衡了备选方案的优缺点后，接着是按照前提条件和目标对各个方案进行比较。或许一个方案获利最大，但是需要投入大量资金，而资金回收期较长；另一方案获利较少，但是风险也较小；或许还有其他方案虽目前获利小，但可能更适合组织的长远目标，这就需要对各个方案进行评价。

评价实质上是一种价值判断，可以运用成本效益分析法，即用所选方案的成本与所得收益进行比较。论证计划依据的可靠性、方案的科学性、实施的可行性、经费预算的合理性、效益的显著性。

评估可供选择的方案，应考虑以下几点：第一，认真考察每一个计划的制约因素和隐患。第二，要用总体的效益观点来衡量计划。第三，既要考虑到每一个计划有形的，可以用数量表示出来的因素，又要考虑到无形的，不能用数量表示出来的因素。第四，要动态地考察计划的效果，不仅要考虑计划执行所带来的利益，还要考虑计划执行所带来的损失，特别注意那些潜在的、间接的损失。

(六) 选定方案

计划工作的第六步是选定方案。这是在前五步工作的基础上，作出的关键一步，经过对多种方案的利弊权衡，选择最优的或最令人满意的方案。

选择方案就是确定计划，即实质性决策。可能遇到的情况是，在分析和评价方案时会发现有两个或多个可取方案。在这种情况下，管理人员可能会决定同时采纳两个或几个方案，而不是只用一个最佳方案，或者确定出首先采取哪个方案，而将其他方案也进行细化和完善，作为后备方案。

（七）制定辅助计划

选定方案后，一般要派生计划以辅助和扶持该方案，也就是总计划下的分计划，是主计划的基础，只有派生计划完成了，主计划才有保证。如某医院决定开拓一项新的业务时，这个决策需要制定很多派生计划作为支撑，比如培训各种人员的计划、筹集资金计划、广告计划等。

（八）编制预算

把计划和决策转变成预算的形式，使计划数字化，即通过数字来大体反映整个计划。预算可以成为汇总各种计划的工具，是衡量计划工作进度和完成程度的重要标准，是控制的工具。预算可分为总预算、人工预算、资金预算、材料预算、管理费用预算等。

四、计划在护理管理中的应用

计划工作对组织的经营管理活动起着直接的指导作用，一个好的计划，应当是科学性、准确性很强的计划，可以使组织的工作事半功倍；反之，则事倍功半，甚至一事无成。

（一）有利于减少工作中的失误

计划是面向未来的，而未来在时间上和空间上都具有不确定性和变化性。计划工作并不能消除未来的不确定性和环境的变化性，但通过计划工作，可以预估各种变化和风险，并制定适应变化的最佳方案，有效回避风险，保证组织长期稳定的发展。例如，护理计划就是针对病人的健康状况做周密细致的评估，提出解决问题的方案，预计病人可能出现的健康问题，从而提出应采取何种应对措施。又如意外事故紧急状态的护理应急程序、突发公共卫生事件的护理应急方案等就是针对未来可能发生的事件制定的紧急应激预案，将变化造成的损失减少到最小。

（二）有利于实现组织目标

计划确定了组织、部门以及个人目标，并确定了如何做才能确保组织目标的实现。因此，计划为员工指明了工作的方向和目标，明确了哪些行动可以保证组织目标的实现，哪些行动有悖于组织目标，有利于组织中全体成员的行动统一到实现组织总目标上来。例如，护理工作繁杂、琐碎且常有突发性事件，如果始终将提高护理质量，维护病人利益，实现护士自身价值作为管理者和员工的工作目标和方向，各级护理人员都能统筹安排，详细制定日常工作计划和应急计划，并遵照执行，则能使护理工作在日常和应急状态下均井然有序，忙而不乱，保证工作取得成效。

（三）有利于合理使用资源

计划工作使组织的人、财、物等有限资源得到更合理的配置和有效地利用，减少了重复行动和多余的投入。计划工作为下属提供了明确的工作目标及实现目标的最佳途径，用共同的目标、明确的方向代替不协调、分散的活动，能使组织中各成员的努力合成一种组织效应，大大提高工作效率。例如，合理的排班计划可以使各层次护理人员做到人尽其才，各尽所能，最大限度地利用人力资源，提高工作效率和服务质量；病区物资制定完善的领取、使用、保管、维护等计划，可以减少不必要的浪费。

知识链接

田忌赛马

战国时期,齐国威王很喜欢赛马。齐国的大将军田忌与其比赛,往往是赛三场输三场,每次与齐威王较量都输掉不少金子。一次,孙膑去看赛马,经过观察,他认定,就马的力气而论,双方相差不多,都有上、中、下之分。当然良马都在君主的马厩里。每次田忌都用良马对君主的良马,劣马对君主的劣马,依次角逐,自然输掉。于是,孙膑为田忌出计:第一场先用下等马与国君的上等马对赛,第二场用上等马与国君的中等马对赛,第三场再用中等马与国君的下等马对赛。田忌按孙膑所说的去办,结果再赛时,第一场虽然输了,但第二场和第三场取得了胜利,终于二比一赢了国君。

(四) 有利于控制工作

计划与控制活动紧密相连。计划工作制定了组织活动的目标、内容、步骤、进度和预期成果,是控制活动的标准和依据。控制的实质是根据计划纠正行动的偏差,从而保证行动方向的正确性。如果我们不知道要达到什么目标,也就无法确定是否实现了目标,因此,未经计划的活动是无法控制的。正是计划工作提出了目标及标准,在控制活动中,管理者才能将下属成员实际的业绩与目标对照。一旦出现偏差,就能及时采取纠偏行动使活动保持既定的方向。例如,检查病区护理工作实施情况,就必须按照计划中制定的标准,来衡量实施的效果。

第二节 目标管理

案例 2:减少差错事故

某二级医院,病床数 400 张,12 个护理单元。2009 年一年出现了 11 件护理差错,其中护理一般差错 9 件,严重差错 3 件。护理部根据医院提高服务质量的整体目标,结合二级医院每百床年护理严重差错≤0.5 的标准,提出“2010 年全院护理人员的一般差错比去年减少 50%,杜绝严重差错”的目标。通过目标管理,2010 年年终总结该医院仅发生 2 件一般护理差错,比去年减少了 81.82%,杜绝了严重差错,达到了预期目标。

问题:

1. 什么是目标管理?
2. 请你依据提供的信息,阐述目标管理的过程。

目标管理(management by objectives,MBO)又称成果管理,由美国管理学家彼得·德鲁克(Peter Drucker)在 1954 年《管理的实践》一书中首先提出,经管理学家们不断完善和管理实践的检验,已成为一种公认的先进管理思想、管理制度和管理方法。目前这种管理方法广泛应用于企业和医院管理中,极大地提高了员工的工作积极性和创造性,提高了组织的经济效益和社会效益。

一、目标概述

(一) 目标的概念

目标(objective)是指在目的和任务指导下,整个组织要达到的可测量的、具体的成果。例如,护理质量管理中要求常规器械消毒灭菌合格率达 100%。

（二）目标的作用

组织目标决定着组织管理活动的内容、管理的方法、管理的结构和层次、人员的配备等。因此，它的作用主要体现在以下四个方面。

1. 指向作用 管理者明确了组织目标，才能判断组织的正确方向，进行科学决策，因此，目标为组织确立了工作方向。另外，目标指向作用与管理效能直接相关，可用公式表示：管理效能＝目标方向×工作效率。这就是说目标正确，工作效率越高，管理效能越高。反之，目标不正确，工作效率越高，管理效能越低。

知识链接

目标的作用

美国耶鲁大学进行过一次跨度20年的跟踪调查。大学的研究人员对参加调查的学生们提了一个问题："你们有目标吗？"90%的学生回答说有。研究人员又问："如果你们有了目标，那么，是否把它写下来呢？"这时，只有4%的学生回答说："写下来了。"

20年后，耶鲁大学的研究人员跟踪当年参加调查的学生们。结果发现，那些有目标并且用白纸黑字写下来的学生，无论是事业发展还是生活水平，都远远超过了另外的没有这样做的学生。他们创造的价值超过余下的96%的学生的总和。那么，那96%的学生今天在干什么呢？研究人员调查发现：这些人忙忙碌碌，一辈子都在直接或间接地帮助那4%的人实现他们的理想呢。

2. 协调作用 目标规定了组织成员的具体任务及职责范围，对各组织部门及成员的思想及行为具有统一和协调作用，为组织成员之间提供了相互了解的途径，减少了组织部门之间、成员之间的相互冲突及矛盾，使他们更好地配合工作，提高工作效率。

3. 激励作用 目标反映社会、集体及个人对某种需求的愿望和要求，明确具体又切实可行的目标，可以有助于建立自信，每一次完成自己所设定的目标时，这个经历就会激励人们向着更高的目标迈进，直至完成最终目标。

4. 标准作用 目标是组织管理活动预期要达到的成就与结果，也是组织管理考核的依据，是衡量组织成员工作成效、评价工作成绩和质量的尺度。

（三）确定目标的要求

设立目标不是一个很简单的事情。人们经常会犯一些基本的错误，即过于理想化，不符合客观情况，不容易执行落实，因此，计划容易变成一种"美好的愿望"。在20世纪70年代，一位美国人为设立目标做出了一个简单而容易遵循的SMART法则：明确性（specific）、可测性（measurable）、现实性（attainable）、相关性（relevant）、时限性（time based）。

1. S（明确性） 目标必须是明确的、清晰的、具体的，而不是模糊的、宽泛的、概念性的，这有利于明确地知道自己要做的是什么。例如，如果你是一个护理人员，你想成为医院业务顶尖的护士，那么在制定目标时，一定要确定要达到什么水平，越具体越好，如"三基"理论考试全院第一，静脉穿刺一次成功率达100%，而不是将目标确定为："我要成为医院的顶尖护士"。因为后者要比前者含糊得多。

2. M（可测性） 为了便于对目标进行监督检查、考核和评价，应使目标数量化或具体化。数量化是给目标定出明确的数量界限，例如使用率、百分比、评分等方法；具体化是对目标的描述尽可能详细和明确。如"提高急救物品管理质量"这项目标，可量化为："急救物品完好率达100%”;急救物品完整无缺,处于备用状态;做到“两及时、四固定”等。在实际工作中把每一项工作都量化的确有难度,我们讲的“量化”是尽可能杜绝对工作目标进行模糊的、形容词式的描述,而是将工作目标落实到一个数字上。例如:“热情服务”作为一项工作目标就很难量化,因为“热情”是很难用数字来表示的。有人将“热情服务”进行量化,有了“微笑露出7颗牙齿”的服务标准,有了“距离顾客3m远要问好”的要求。这里的7和3就是对“热情”的量化。

3. A(现实性) 一个目标必须是可以实现的,或者说经过努力是可以实现的。要根据组织或个人能力来确定,可遵循“跳一跳,够得着”的原则,尽量高于现有水平,以促进个人和职业上的成长和发展;不能异想天开,不切实际,如果制定的目标确实超出能力范围,则难以达到,容易挫伤员工的积极性;相反,目标太低则没有挑战性,则很难调动员工的工作热情和积极性。

4. R(相关性) 目标的相关性是指实现此目标与其他目标的关联情况。首先,目标与目标之间应相互关联、相互支撑,绝对不可以出现彼此矛盾的现象,提升服务质量和开拓医疗市场,数量和质量有时会是一对矛盾,必须保证质量的基础上提高数量。例如,在提高病人满意率的前提下,一年内的床位周转率提高10%。另外,工作目标的设定,是要和岗位职责相关联的。如果目标与工作的目标完全不相关,或者相关度很低,那这个目标即使达到了,意义也不是很大。

5. T(时限性) 目标必须是有时间限制的。在制定工作目标时,要根据工作任务的权重、事情的轻重缓急,拟定出完成工作目标的时间,定期检查工作的完成进度,及时掌握工作进展的变化情况,以方便对下属及时进行指导。此外,还应根据发生的异常情况,及时对计划做出必要的调整。一个时间表会让人们感觉到行动的紧迫性。当然,这个时间表也必须是可衡量的、可达到的和现实的。如“三年内使本院护士本科学历层次人数达70%”。

二、目标管理的基本程序

(一)目标管理的概念

目标管理是由组织中的管理者与员工共同参与制定的,在工作中由员工进行自我控制,努力实现工作目标,并以目标为依据来检查和评价目标达到情况的一种管理方法。它既是一种激励技术,又是员工参与管理的一种形式。

通过目标管理可达到:①让每位员工清楚地知道自己努力的方向;②提供员工参与组织决策的机会,充分发挥个人的力量和潜能;③客观、公正地评价,使员工认同自己的成果,有成就感;④全体员工的参与,努力方向一致,使经营成效达到最高。

(二)目标管理的特点

1. 员工参与管理 传统的管理是自上而下制定目标,由于沟通渠道通常受人为的影响,常造成下属对目标及努力方向不够清晰,各成员配合不协调,影响工作效率。而目标管理是由上、下级共同协商,依次确定组织发展总目标、各部门及个人目标;用总目标指导分目标,用分目标保证总目标,形成一个“目标—手段”链,使各层次、各部门、各成员都明确自己的任务、方向、考评方式,促进相互之间协调配合,共同为实现组织目标而努力。目标管理还力求组织目标与个人目标更密切地结合在一起,这有利于增强员工的工作满足感,调动员工的积极性,增强组织的凝聚力。

2. 以自我管理为中心 目标管理的基本精神是以自我管理为中心,强调以人为中心,以目标激励人。上级的职责主要是制定和分解目标,最后依据目标进行考核。而目标的实施，则由目标责任者自我进行，通过自身监督与衡量，不断修正自己的行为，以达到目标的实现。大力倡导目标管理的德鲁克认为，员工是愿意负责的，也愿意在工作中发挥自己的聪明才智和创造性；如果我们控制的对象是一个社会组织中的“人”，则我们应“控制”的必须是人的行为动机，而不应当是行为本身，也就是说应该以对动机的控制达到对行为的控制。目标管理就是用“自我控制的管理”代替“压制性的管理”，激励管理者和员工尽最大的努力做好工作。

3. 强调自我评价 目标管理在确定分目标时就明确将来的考评方式、内容和奖惩措施，在对取得的工作成果进行评价时，特别强调自我对工作中的成绩、不足、错误进行对照总结，经常自检自查，不断提高效益。

4. 重视成果 采用传统的管理方法，对员工的评价，往往关注工作态度、本人的思想、工作过程和付出的劳动等，而忽视目标实现的程度。目标管理建立了一套完善的目标考核体系，将评价重点放在工作成效上，按员工的实际贡献大小如实地评价一个人，使评价更具有建设性。

(三) 目标管理的基本程序

目标管理一般分为计划、执行和检查评价三个阶段。这三个阶段周而复始地呈螺旋式上升，不断达到更高的目标（见图 2-2）。

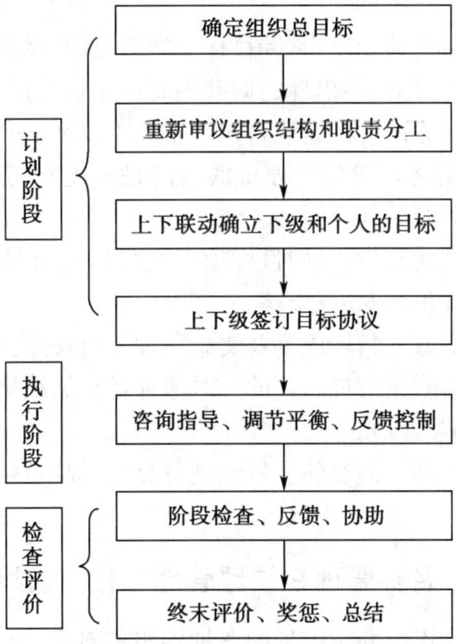

图 2-2 目标管理的基本过程

1. 计划阶段 制定一套完整的目标体系是实施目标管理的第一步，也是最重要的一步。如果目标设置合理、明确，则后阶段的具体过程管理和评价就会更加客观有效。这一阶段可分四个步骤。

(1)确定组织总目标：目标管理的第一步是制定组织总目标。这是一个暂时的，可以改变的预案。这个预定的目标，既可以由上级提出，再同下级讨论；也可以由下级提出，由上级批准。无论采用哪种方式，领导必须根据组织的使命和长远战略，估计客观环境带来的机遇和挑战，充分讨论研究。

(2)重新审议组织结构和职责分工:目标管理要求每一个目标都有确定的责任主体,因而总目标制定后,要重新审查现有的组织结构,根据新的目标进行调整,做出若干改变,以明确目标责任者和协调关系。

(3)确定下级和个人的分目标:分目标制定的总原则是分目标要支持总目标,个人目标要与组织目标协调。在制定具体目标时应注意:①由责任人参与协商分解组织目标,以确定和认可个人的职责。②目标应具体,可测量,有时间规定,便于考核。③目标方向正确,目标值恰当,既切合实际又有挑战性,以激励士气,又不挫伤积极性。

(4)协议授权:上、下级就实现目标所需条件及目标实现后的奖惩达成协议,并授予下级相应的资源配置权力,实现责权利的统一。双方协商后,由下级写成书面协议。

2. 执行阶段 这一阶段是目标实施的过程,强调执行者的自我控制,即自主、自治、自觉、自行解决完成目标的方法和手段,但上级应对下级工作给予指导、协助、支持、并提供良好的工作环境和信息情报等。

(1)咨询指导:根据各级目标需要,加强目标实施过程各环节的指导,帮助解决目标实施过程中存在的问题,并提供人、财、物、信息、技术等方面的支持。

(2)调节平衡:在目标实施过程中,对人、财、物、信息、技术等作横向协调,合理使用,为目标管理活动的正常开展创造条件。

(3)反馈控制:建立信息反馈制度,掌握目标实施情况,及时发现问题及偏差。如实际情况与目标方向基本一致,对个别问题出现的偏差主要依靠自我控制及自我调节解决,上级尽量不干预;如偏差较大,涉及方向性问题或将产生重大不良影响时应及时处理。

3. 检查评价 属于目标考评阶段。评价的目的是实现奖罚预案,达到激励的目的;总结经验教训,修正更新目标,开始新的循环。

(1)考评成果:预定期限达到后,对照目标项目及目标值及时检查评价。评价的方法有自我评价、同行评价、专家评价、领导评价等。

(2)奖惩兑现:按照协商好的目标成果及奖惩条件,对目标责任单位、部门及个人实施奖励和处罚,以达到激励先进,鞭策后进的目的。对考评及奖惩结果有异议,允许申诉,并认真处理,以增进组织的团结和凝聚力。

(3)总结经验:对目标管理中的经验及教训进行总结,提出存在的问题,再次制定下一轮目标,开始新的循环。

三、目标管理在护理管理工作中的运用

目标管理在护理管理工作中的应用是配合护理组织系统,将护理部的总目标按组织层次,层层分解,形成各级分目标,构成一个护理目标体系,确定目标和工作标准、职责分工、工作期限、评定方法以及奖惩措施,通过指导实施、定期检查、终末考核,最终实现总目标的过程。目标管理在护理管理中的运用有以下几个作用。

(一) 有利于提高护理管理效率

目标管理能促进护理管理工作。首先,目标管理强调成果,护理管理者用护理质量要求来定向计划,使各项工作具有明确的目标、方向,避免了工作的盲目性、随意性和被动性。其次,目标管理中为保证目标的可行性,护理管理者需要考虑目标实施的人力、物力、财力、技术、信息等资源的合理分配,整体考虑实施过程中可能出现的问题,提高了管理工作的科学性和协调性。第三,目标管理中明确了各层次护理组织的结构和任务,各级目标是由上下级

护理人员共同协商制定的，围绕目标又确定了护理人员的责任，使各级护理人员明确了各自的职责范围和工作呈报关系，能促进管理效率的提高。

（二）有利于更好地保证和提高护理质量

目标管理控制的标准是目标，控制的手段是自我控制，评价组织及个人的标准是目标达到的程度。护理工作目标分解之后，各层次护理人员都有明确可考核的目标，可作为自我控制、管理者监督控制的标准。定期的检查、督促、反馈、小结可及时发现偏差，采取纠正或补救措施，实现有效控制，这有利于更好地保证和提高护理质量。

（三）有利于调动护理人员的工作热情

护理管理中的各级目标是经过各级护理人员协商制定的，参与了目标设置，明确了自己的地位、作用和职责；明确了个人利益和组织利益的紧密联系；明确了目标实现后，奖励的公正和客观，这些都有助于调动护理人员工作的自觉性、积极性和创造性。

第三节 时间管理

案例3：管理时间

小孙是某医院普外科的护士长，她每天上班早出晚归，每天上班总是要帮助主班护士一一核对医嘱，要不时地帮助治疗护士静脉补液，下班后还要整理自己的管理资料。可是在年终护理部的调查中她却被护士们评为最不称职的护士长。

问题：

1. 什么是时间管理？

2. 护士长应当如何安排和管理自己的时间？

时间是一种宝贵的无形资源。它对每个人都是公平的，每人每天24小时。但是每个人在同等的时间里体现的价值却不同，会利用和计划时间的人，得到事半功倍的成功，而有的人浪费时间，虚度年华。护理管理者要做到有效地管理时间，提高时间的利用率和有效性，关键在于能够正确地认识时间的哲理，增强时间观念和掌握时间管理的艺术。

一、时间、时间管理的概念

（一）时间的概念

时间是物质存在的一种客观形式，是一种不可再生的无形资源，具有恒常性、不可逆性、无法替代性的特点。在管理中对时间的管理，就像对人、财、物、信息的管理一样，是体现有效领导行为的重要特征。

管理名言

时间是无声的脚步，不会因为我们有许多事情需要处理而稍停片刻。

（二）时间管理的概念

时间管理（time management）是指在时间消耗相等的情况下，为提高时间利用率和有效性而进行的一系列的活动，包括对时间进行有效的计划和分配，以保证重要工作的顺利完成，并能及时处理突发事件或紧急变化。

二、时间管理的基本步骤、方法、策略

(一) 时间管理的基本程序

按照护理程序的要求来进行时间管理,是科学而有效的。

1. 评估 要进行有效的时间管理,首先必须评估自己使用时间的情况。

(1)评估时间利用情况:有专家建议,管理者都应备有一本日志或记事本,按时间顺序记录一定时间内(通常为1周)所从事的活动及花费的时间,再将所有活动分为几大类,如拟定计划、决策、指导、评价、建立人际关系等,并计算每一类活动所消耗的时间占整个工作日时间的百分比,如果结果显示时间分配不平衡或与重要程度不相符,则提示管理者需调整时间分配方案。

(2)评估管理者浪费时间的情况:时间浪费是指花费了时间但未能取得对完成组织或个人目标有益的行为。时间浪费的原因多种多样,可分为主观和客观因素(见表2-1)。

表2-1 管理者浪费时间的主客观因素

客观因素	主观因素
1. 意外的电话或来访	1. 工作拖拉
2. 过多的社交应酬	2. 计划不周或无计划
3. 过多的会议	3. 工作目标不明确
4. 信息不足	4. 未能充分授权
5. 无效沟通	5. 不善于拒绝非分内之事
6. 缺乏反馈	6. 处理问题犹豫不决
7. 合作者能力不足	7. 文件、物品管理无序
8. 政策程序不清楚	8. 决策能力差
9. 文书工作繁忙	9. 处理问题顺序不合理
10. 突发事件	10. 无计划地接待来访者

(3)评估个人的最佳工作时间:时间运用评估中,吉利斯(Gilles)提出应确认每个人在一天中精神状态最佳与最差的时间段,以合理安排工作内容。根据人的生物钟学说,人在每日、每周、每月、每年都有生理功能周期性,一般人感觉精神体力最好的时段里,宜安排须集中精力及创造性的活动,而在精神体力较差的时段中从事团体性活动,以通过人际关系中的互动作用,提高时间利用率。此外,从生理角度讲,人在25～50岁是最佳工作年龄时区,一般35～55岁是管理效益最佳时区。

2. 计划

(1)制定具体工作目标及重点:设定个人及专业的目标,明确自己每日预期完成的工作及最主要的任务,分清主次,确定重点,是进行时间管理计划的第一步。

(2)选择有效利用时间的方法与策略:选择排除时间浪费、有效利用时间的策略,一般要明确以下几个问题:①实现工作目标需要进行哪些活动;②每项活动需要花费多长时间;③哪些活动可以同时进行;④哪些活动可以授权下属完成。

(3)列出时间安排表:根据目标及完成目标所需的活动来安排时间,并根据事情的主次

来安排工作的顺序。注意每天要留出一定的“应对时间”及“自由时间”。因为在管理工作中有80％的时间用于与人接触、交往和沟通。

3. 实施　时间管理的关键在于计划制定后能即刻实施，并从最重要的事情做起。集中精力完成一件事情后，应清楚下一件事情是什么。学会“一次性处理”或“即时处理”，同时还要关注他人时间，有效控制干扰，提高和不同人群的沟通技巧。最后还需要处理好书面工作，并尽可能按时完成工作。

4. 评价　实施时间计划的过程中，采取有力的控制手段可达到良好的时间管理。一般情况下，可采取“日回顾”、“周回顾”以了解任务完成情况，如未完成，应评价时间安排是否合理有效，活动主次是否分明，有无时间浪费情况，时间管理的过程（见图2-3）。

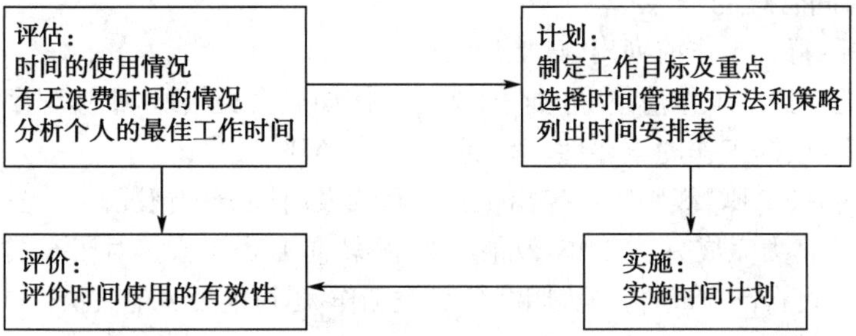

图2-3　时间管理的过程

（二）时间管理的方法

1. ABC时间管理法　由美国管理学家莱金（Lakein）提出，他建议为了提高时间的利用率，每个人都需要确定今后5年、今后半年及现阶段要达到的目标。人们应该将其各阶段目标分为ABC三个等级，A级为最重要且必须完成的目标，B级为较重要很想完成的目标，C级为不太重要可以暂时搁置的目标。运用ABC时间管理法的核心是抓住重要问题，解决主要矛盾，保证重点，兼顾一般，提高时间利用率。以下是确定ABC事件的思路（见图2-4）。

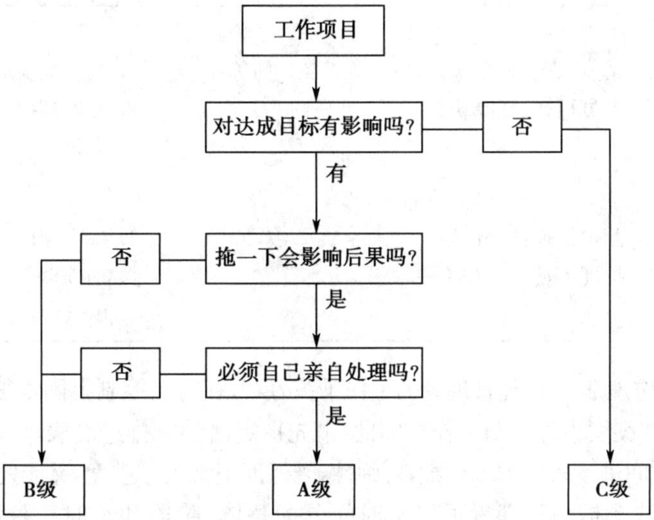

图2-4　确定ABC事件思考流程

（1）ABC时间管理法的特征及管理方法（见表2-2）。

表 2-2 ABC时间管理法的特征及管理方法

分类	占工作总量的比例	特征	管理方法	时间分配
A类	20%～30%	最迫切、重要的事情，对实现组织目标影响大	重点管理，亲自、立刻花时间去做好	60%～80%
B类	30%～40%	迫切、较重要的事情，对实现组织目标有一定影响	一般管理，最好亲自去做，可以授权下属	20%～40%
C类	40%～50%	无关紧要、不迫切的事情，对实现组织目标影响不大	授权下属	0

(2)ABC时间管理的步骤

1)列出目标：每日工作前列出“日工作清单”。

2)目标分类：对“日工作清单”分类，对常规工作如晨会交接班，则按程序办理。

3)排列顺序：根据工作的重要性、紧急程度确定ABC顺序。

4)分配时间：按ABC级别顺序定出工作日程表及时间分配情况。

5)实施：集中精力完成A类工作，效果满意，再转向B类工作。对于C类工作，在时间精力充沛的情况下，可自己完成，但应大胆减少C类工作，尽可能委派他人执行，以节省时间。

6)记录：每一事件消耗的时间。

7)总结：工作结束时评价时间应用情况，以不断提高自己有效利用时间的技能。

2. 四象限时间管理法 按照重要性和紧迫性把事情分成两个维度，一方面是按重要性排序，以是否符合组织的长、中、短期目标作为价值判断的依据；另一方面是按紧迫性排序，以时间的急迫程度作为衡量的标准；然后把所有事情纳入四个象限(见表2-3)，按照Ⅰ、Ⅱ、Ⅲ、Ⅳ象限的顺序灵活而有序地安排工作。

表 2-3 四象限时间管理法

	重要	不重要
紧急	Ⅰ 1. 紧急状况：抢救病人，病房急需氧气筒等 2. 人员短缺、资源缺乏	Ⅱ 1. 按上级要求书写报告 2. 家属到护士站询问病情 3. 会议
不紧急	Ⅲ 1. 制定护理科研计划 2. 护理人员培训和考核	Ⅳ 1. 病房领取换季被服 2. 琐碎事务等 3. 电话漫谈，重复性文件等

3. 拟定时间进度表 护理管理者的工作千头万绪，在时间控制上困难很多，尤其是基层护理管理者，常被一些突发事件打断工作。因此，事先拟定活动安排进度表，可以作为一个解决时间浪费的方法。时间进度表应力求详细，有弹性，既保证正常工作进度，又能处理意外事件。

4. 区域管理法 护理管理者可以把时间分为整体、阶段和瞬时三种情况来进行管理。整体时间管理是对某项工作的全过程或较长一段时间(如1年、3年等)进行全面规划，统筹安排，科学地组织、协调时间；阶段时间管理是对某一段时间(如1周、1日等)进行管理，可利用计划表、卡片等安排实施；瞬时管理法是根据事件发展情况，对一些无法预料的事件，如紧急事件等，迅速调整计划，妥善安排时间，以便及时、适宜处理。

（三）时间管理的策略

巴累托(Pareto)研究的“巴累托分析法”，在管理学上又称为“20/80 法则”或“二八律”。这个法则的内涵是：如果工作项目以价值排序，一般来说，80%的价值来自 20%的项目，剩下 80%的项目，只有 20%的价值。按照这个法则实施时间管理，一般情况下，组织中有一部分任务或团体行为是非常重要的，余下部分是不重要的琐事，管理者应掌握时间管理的策略，集中精力完成最重要的工作，切忌搞时间上的平均主义，防止次要问题上的时间浪费，以提高时间的利用率和有效性。常用的时间管理策略有以下几个方面。

知识链接

麦肯锡 30 秒电梯理论

麦肯锡公司曾经有过一次沉痛的教训：该公司曾经为一家重要的大客户做咨询。咨询结束的时候，麦肯锡的项目负责人在电梯间里遇见了对方的董事长，该董事长问麦肯锡的项目负责人：“你能不能说一下现在的结果呢？”由于该项目负责人没有准备，而且即使有准备，也无法在电梯从 30 层到 1 层的 30 秒钟内把结果说清楚。最终，麦肯锡失去了这一重要客户。从此，麦肯锡要求公司员工凡事要在最短的时间内把结果表达清楚，凡事要直奔主题、直奔结果。麦肯锡认为，一般情况下人们最多记得住一二三，记不住四五六，所以凡事要归纳在 3 条以内。这就是如今在商界流传甚广的“30 秒钟电梯理论”或称“电梯演讲”。

1. 消耗时间的计划化、标准化及定量化　时间管理学家吉利斯指出，要有计划地消耗和利用时间，必须先了解每日的时间消耗情况，以 30 分钟为一时间单位，详细记录每日时间消耗过程。管理者要将自己的活动时间分类，并对每项工作按先后顺序及重要程度确定具体时间，并严格遵守。

2. 充分利用自己的最佳工作时间　每个人的生物钟不同，最佳工作时间也不一样，有人是清晨，有人是傍晚。因此，可根据体力和精力状况安排工作内容，状态最佳的工作时间内集中精力从事创造性活动或最重要的工作，状态较差的工作时间内处理不重要或团体活动，借团体活动的人际互动来提高自己的精力。

3. 保持时间利用的连续性　心理学研究证明，当人正在集中注意力从事某项活动时，最好不间断地完成此项工作，如果中断，再着手此活动时，需要一定的时间集中注意力，有时甚至在间断后永远达不到先前的效果。因此，管理者安排时间表时，应将重要事件安排在无干扰时处理，集中完成，减少时间的浪费。

4. 学会授权　作为管理者必须明确，有很多事情不能事必躬亲，通过适当授权他人可以增加自己的工作时间。

授权是一门艺术，在授权他人时应注意：①选择合适的人，授权时应了解下属的能力，做到事得其人，人适其事。②双方约定，授权应是一种法定合约行为，管理者与下属均应了解和同意授权行为及附带条件，并以正式的形式通知相关人员，说明该员工已获的权力、承担的职责等。

5. 学会拒绝　为了减少管理者的时间浪费，使时间得到有效利用，护理管理者必须学会拒绝干扰自己正常工作的事，拒绝承担非自己职责范围内的责任，以保证完成自己的工作职责。人们常害怕拒绝别人，但拒绝也是一门艺术，有时巧妙地拒绝不会损害个人威望或人际关系，而会增加个人魅力。但拒绝时应注意时间、地点及场合，避免伤害别人的自尊心，最好不要解释拒绝的理由，以免别人想出反驳的理由，使你无法拒绝。尤其是下列情况下，管理者应巧妙而果断地拒绝，事情不符合个人专业或职务目标；非自己能力所及，耗时且不感兴趣；承担后会影响自己职责范围内的工作。

6. 善于应用助手 一个好的助手能帮助管理者节省时间，但有时管理者由于害怕以后的权力斗争而拒绝使用助手。

管理者如果选择符合下列条件的助手会减少管理的麻烦，节省时间、精力及体力：①与管理者人生观、工作观、生活观相似的人；②与管理者能力互补的人；③能追随管理者的人；④能力恰当的人。

三、时间管理在护理管理中的应用

（一）时间管理在护理管理中的应用

当今社会，人们的工作和生活节奏日益加快，时间显得更珍贵，时间管理的概念也被人们重新认识和理解，护理工作既平凡又繁琐，有很强的科学性、技术性和服务性。护理的对象是身患不同疾病，身为各种角色和有着不同经历的病人。随着病人维权意识的增强，加之目前的护理工作存在着诸多特殊性，给管理者带来很大的困难。因此，护理管理者应重视学习总结各种科学的时间管理方法，有效管理时间，提高对时间的合理利用与使用，使管理工作更加有效。在护理工作中可做到以下几点：

1. 目标明确，有序地处理问题 目标要具体，具有可实现性，有计划地使用时间。将每日的工作列出先后次序，然后根据先后次序安排时间，工作时要精神集中，全身心地投入到工作中去，避免各种干扰，从最重要的工作做起，以此类推，排列出工作任务的主次或轻重缓急。这样可以使管理者有效地控制时间。

2. 学会规划与组织，防止拖延 保持整洁能够提升我们的自我价值、自我形象以及自我尊严。例如将桌面保持整洁，做完事立即归档，做事只经手一次等。做好时间管理，对于没有效果或者效果不大的资料，坚决丢掉。对所有没有意义的事情采用有意忽略的技巧，将罗列的事情中没有任何意义的事情删除掉。将时间进行科学的安排和使用，避免不必要的工作，保证重要工作的进行和完成。

3. 保持时间利用的相对连续性 集中使用时间，尽可能地不要把时间分割成零星的碎片，是合理利用时间的关键。心理学家认为，当人们正在专心做一件工作或思考一个问题时，最好能够一气呵成，不要中断。因为中断的干扰会破坏思维的集中，要经过相当长的一段时间，才能使精神和思维重新集中起来。因此，护理管理者在处理重要问题时，要善于排除干扰，集中精力。

4. 激发人们的成就感和事业心 作为护理管理者要善于发现人才，用人所长，合理授权，防止事必躬亲，从繁忙的事务中解放出来。在同样的时限内，进行有效的管理，充分利用时间，可以帮助管理人员和下属提高工作效率，获得更多的业绩，从而激发人们的成就感，满足自我价值的实现，进一步调动工作的积极性和主动性。

（二）时间管理应用中的注意事项

1. 要求管理者要有极强的时间观念，管理者具有时间控制的能力。

2. 要求管理者为自己和所管理的部门设定工作目标。

3. 要求管理者熟练掌握提高工作效率的技巧和节约与灵活运用时间的技巧。

4. 要求管理者罗列活动日程排列出时间的优先顺序，制定合理的工作计划。

第四节 管理决策（选学）

决策理论认为，管理工作的核心就是决策。决策是各级、各类护理管理者最重要的职责之一。决策是否科学，直接关系到护理事业的兴衰成败，科学的决策起着避免盲目性和减少风险的导向作用。

一、决策的概念

决策（decision making）是指组织或个人为了解决当前或未来可能发生的问题，从确定行动目标到拟定、论证、选择和实施方案的整个活动过程。

一切管理活动都以“决策”为中心，在护理决策过程中，应注意充分发挥护理领导、护理专家和全体护士的智慧和力量，以形成正确的决策。护理领导者是主导力量和决策中枢，看问题一般站得高；护理专家对问题的分析比较深；护士具有“广角”的特点，直接与护理实践接触，观察分析问题的角度比较广。护理领导、专家和群众“三结合”，优势互补，可以汇集并产生新的功能，避免盲目或错误的决策。

管理名言

决策是管理的心脏，管理是由一系列决策组成的，管理就是决策。

——西蒙

二、决策的类型

（一）按决策的重要性划分

1. 战略决策（strategic decision making） 指确定组织发展的方向和长远目标等有关重大问题的决策，具有全局性、长期性与战略性，解决的是“干什么”的问题，往往与长期计划相联系，常由高层领导做出，如医院机构改革、医疗网络的建立等。它是根本性决策。

2. 战术决策（tactical decision making） 指为完成战略决策所规定的目标而制定的组织在未来一段较短的时间内具体的行动方案，解决的是“如何做”的问题，与中短期计划相联系，常由基层管理者做出，如医院护理质量控制、护理人力资源配置等。它是为战略决策服务的，战略决策执行过程中在组织内贯彻的具体决策。

（二）按决策的重复性划分

1. 程序化决策（procedural decision making） 又称常规决策，是指对经常重复出现的活动的决策。处理这类问题可利用惯例、标准、工作程序或采用自动化决策系统做出，一般与战术决策相联系。越是基层管理者，程序化决策所占比重越大。有证据表明，高层管理者做出的程序化决策在40%以上，中层管理者可达60%～70%，基层管理者或操作者高达80%～90%。

2. 非程序化决策（non-procedural decision making） 又称非常规决策，一般指涉及面广、偶然性大、不定因素多、无先例可循、无既定程序可依的决策，一般与战略决策有关。多见于高层管理，其成败与决策者经验、学识、创造力有关，也受决策者主观性和随意性影响。如护理管理者遇到突发性紧急事件时，对护理人员的组织和调配。

（三）按决策条件的确定性划分

1. 确定型决策（certain decision making） 指决策者确知环境条件，且决策问题只存在一种已知的自然状态，选中的方案执行后有一种确定结果的决策。这是一种完美理想化的决策。

2. 不确定型决策（uncertain decision making） 指决策者不能预先确知环境条件，发生概率也无法估计，成功概率无法衡量的决策。为了增加成功率，决策者应广泛收集信息资料，运用多种方案，灵活应变。

3. 风险型决策（risk decision making） 指决策者不能预先确知环境条件，每种方案都有风险性，但对其发生的可能性可预先估计出来或可凭借其知识、经验及利用历史资料查出。决策者需要周密考虑，并备好多种应对措施，以防可能发生的不测。

（四）根据决策的主体不同划分

1. 个人决策（individual decision making） 是领导者个人做出的决策。适用于日常事务性决策和程序性决策。个人决策的效果受决策者个人自信心、经验、价值观、专业知识、技术等因素影响。优点是速度快，效率高。

2. 团体决策（group decision making） 由领导者组织集体做出的决策。决策较客观，适用于所有的决策活动，尤其是重大问题的决策。通过领导者集体或多人经过研究、讨论作出决策，避免了个人决策时出现的主观偏见，提高了决策质量。

三、决策的步骤

管理决策是一个科学的过程，是由人类认识问题和解决问题的思维过程决定的，这一过程一般可分为七个步骤（见图 2-5）。

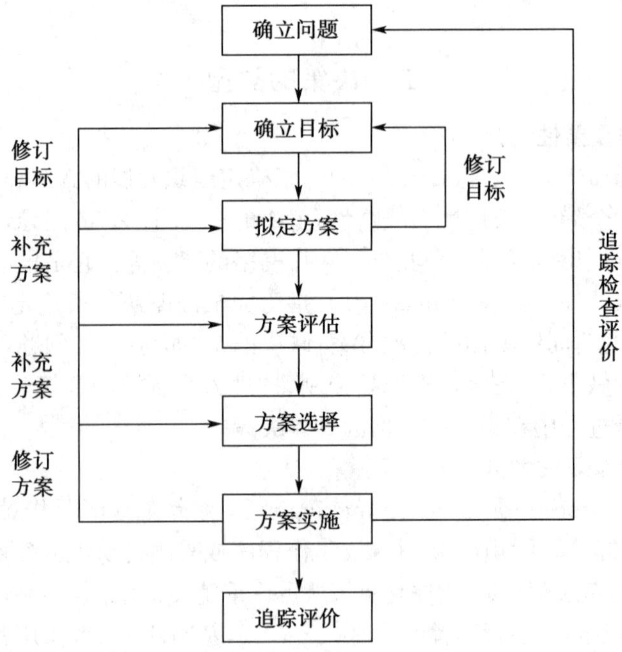

图 2-5 决策的过程

（一）确立问题

决策源于一定的问题，因此，确立问题是决策的前提，是确定目标的基础。

确立问题首先要识别问题，所谓问题就是指现状与目标之间的差距，如某科室护理人员不足，护理工作繁重，导致护理质量下降。领导者识别问题的关键是将事情现状与标准进行比较，这一标准可以是过去的绩效、预先设置的目标和同类行业中已达到的绩效等。问题的识别，受到组织文化、现有信息和管理者的经验、感知、注意力、情感等个性特点的影响。

（二）确定目标

决策目标是指决策实施后在一定时期内所期望达到的成果。目标是决策的方向，管理者确定了要解决的问题，就要针对问题确定决策目标。确定决策目标直接影响到方案的选择，所以必须非常慎重。确定合理的目标需要运用调查研究和科学预测技术，也需要管理者严谨求实的作风和敢于提出问题的勇气。科学调查研究的方法有全面的社会调查、抽样调查、典型调查、专家集体咨询等。科学预测的技术有：①定性分析预测技术，如专家预测法和德尔菲预测法等；②定量分析预测技术，如时间序列预测和回归预测法等。

决策目标确定后，有时还要依据价值准则来对目标进行判定。常用的价值指标有三类：学术价值、经济价值和社会价值。学术价值是指各项性能指标与国内先进指标、国际先进水平比较，满足用户要求程度等方面的概念；经济价值是指基本投资、回收效益、回收周期等经济与效益指标；社会价值则包括伦理道德、环境保护、风俗习惯等方面的社会影响。决策时应考虑上述三方面的要求，规定这些指标的主次、急缓以及取舍原则，明确目标的约束条件和责任。

（三）拟定方案

决策目标明确以后，就应拟定能够达到目标的各种备选方案。方案的拟定必须以问题的性质与决策目标为依据。多方案比较是做出科学决策的基础。因此，备选方案应有多个，而不能只有一个，且方案之间必须要有原则性区别，而不是细节上的差异。拟定方案时应广泛采用各种智囊技术，如“头脑风暴法”、“德尔菲法”等，尽可能开发创造性思维的活动。方案拟定通常有两条途径：一是经验，来自自己或别人的做法；二是创造，充分发挥创造力，拟定一个独到、新颖、适应未来发展趋势的方法。

（四）方案评估

方案评估是对方案进行分析和论证，以便挑选最有效、最恰当的解决问题的措施。评价和比较的主要内容有：①方案实施的可行性，包括实施方案所需的条件能否具备，筹集和利用这些条件需要付出何种成本；②方案实施可能带来的影响，包括有形与无形的、长期与短期的、好的与坏的，应尽可能预计到可能发生的各种情况；③方案实施的风险性。通过对各种方案的权衡比较，提出每一方案的执行条件和环境要求，排列出他们的优劣顺序，为下一步的方案择优工作做好准备。

（五）方案选择

对各种备选方案进行总体权衡后，进行综合评价，最后由组织决策者选出或归纳出“满意”方案。方案要选择得好，必须具备两个条件：一是有一个合理的选择标准；二是有一个科学的选择方法。

“满意”的决策应当符合三个标准：①全局性标准，这是选择方案的首要标准。②适宜性标准，不要只追求最优、最佳，而是首先要求合理、适宜，即要适合我国国情，因地制宜，因时制宜。③经济性标准，力求以最少的投入获得最大的产出。对于风险型决策，还应有动态性标准，因为风险决策的主要特征是不确定性。

挑选方案的方法：①经验判断法，是最常用、最容易使用的方法，常用于以定性为主的决策选择。但经验具有局限性，应学会分析环境，正确使用以往的经验和教训，保证决策的有效性和合理性。②研究和分析，如数学模型法，它是一种定量分析法，其目的是运用数学方式简化问题及分析过程。③模拟实验法，如实验室实验、计算机模拟实验等。

(六) 方案实施

方案实施是将决策意图传递给有关人员并得到他们采取行动承诺的过程。方案的实施,首先,要做好实施的组织工作,有时还需要在方案的全面实施前,进行局部试行,以考察在真实条件下方案的可行性;其次,要搞好思想动员,对实施方案的目的、意义、原则、方法、要求等,进行解释、说明、宣传和鼓励;第三,要对方案的实施过程进行有效的控制和监督,以便及时发现问题,防患于未然。

(七) 追踪评价

方案执行后,应根据决策目标,检查所实施的方案是否达到了预期的目标,为今后的决策提供信息和积累经验。追踪评价的内容包括决策执行的成果、决策是否按预定计划如期执行完成;预期目标与实际成果有无差异;若反馈信息证明原有决策方案已脱离实际,甚至危及决策目标的实现,则应停止原方案的实施,组织力量重新调整和修正决策。

正确的决策需要相应的步骤,但人们在决策的过程中有时不一定经过所有的步骤,有些步骤之间还可能出现相互交叉。决策是解决问题,完成目标的管理过程。科学的决策,不是哪一个领导者凭空想象出来的。作为护理领导者应运用自己的经验和智慧,结合护理工作实际,做出高质量又合理正确的决策。

(易淑明　张　毅)

思考题

一、问答题

1. 何谓计划与计划工作？为什么市场经济中的组织必须要有严格的计划？
2. 目标管理有哪些特点？
3. 时间管理的策略有哪些？

二、案例分析

1. 某医院院长提出2011年的重要工作之一是提高护理人员素质。护理部立即召开工作会议传达医院工作部署,进行一系列计划步骤:①分析形势发现哪些问题？②确定目标是什么？③评估资源包括临床工作量、护士数量、科主任的态度。④就护士学习的方式、时间、内容进行拟定备选方案。⑤比较方案对以上方案利弊及可行性充分讨论进行比较。⑥根据评价,选择满意的方案。⑦制定辅助计划,包括师资、教材、活动、训练内容计划。⑧编制预算如教师、教室、教材和教具等做出预算。

问题:

(1)你认为上述计划是否可行,为什么？

(2)请评价护士培训计划的效果,并阐述理由。

2. 李护士长是某医院心内科病房护士长,她每天工作非常努力,特别辛苦,时而帮助主班护士处理医嘱,时而帮助治疗护士静脉输液,或者去修理病房里掉下来的窗帘,看着她忙碌的身影,病房内的护士们却批评李护士长不称职。

问题:

(1)为什么护士们认为李护士长不称职？

(2)你认为李护士长应如何安排自己的时间？

第三章 组织工作

学习目标

1. 熟悉组织工作，了解组织的基本概念、组织结构的基本类型。
2. 掌握护理管理组织系统，临床科室护理组织方式，了解我国卫生组织分类。
3. 了解组织设计和组织文化的内容。

案例：创建学习型护理团队，深化优质护理服务

某三级甲等医院为推进"优质护理服务示范工程"工作，护理部在全院范围内开展创建"学习型护理团队"活动。内分泌科护士长带领全科护士组成"健康教育团队"。

如果你是内分泌科的一名护士，请思考下列问题：

1. 何为优质护理服务？其目的是什么？
2. 你在学习型护理团队中，如何对糖尿病病人提供健康教育？

组织工作是根据组织的任务和目标，设计及维持合理的组织结构，将组织各项资源进行最有效的安排，并通过完善的组织运作，以成功实现既定目标的工作过程。它是管理的基本职能之一，是进行人员配备、领导、控制的基础。

第一节 组织工作概述

一、组织的基本概念

组织(organization)是人们按照一定的目的、任务和形式编制起来的社会团体，组织不仅是社会的细胞，社会的基本单元，而且是社会的基础。组织是为了实现既定的目标，按一定规则和程序而设置的多层次岗位及其有相应人员隶属关系的权责角色结构，是职、责、权、利四位一体的机构。如医院、学校、机关、企业等。

(一) 组织的内涵

1. 组织具有明确的目标。如医院组织的目标是以病人为中心，满足群众健康的需求。
2. 组织是实现特定目标的工具。
3. 组织有不同层次的分工协作。

4. 组织是一个有机的系统整体。

5. 组织有相应的权力和责任。

(二) 组织的类型

组织的类型不同,其功能和特性也不同。组织的基本类型包括正式组织和非正式组织。

1. 正式组织(formal organization) 为了实现组织的目标而按一定程序建立,具有明确职责和协作关系的群体。正式组织是社会中主要的组织形式。

正式组织的特点:①有正式的组织机构编制和职务关系。②有明确的组织宗旨和目标。③有明确的专业化分工和密切合作的关系。④有组织赋予的正式权力和上下隶属关系。⑤讲究效率。⑥有明确的信息沟通系统。

2. 非正式组织(informal organization) 组织成员间在感情相投,有共同的兴趣爱好的基础上自发形成的组织,并非由管理部门规定。由于其功能是为了满足个人需要,自觉地进行相互帮助,因此又称心理社会体系。

非正式组织的特点:①有共同的思想和兴趣。②有不成文的行为规范来控制成员的行为。③有较强的内聚力和行为的一致性。④没有明确的组织宗旨和目标,但具有一定的群体目标。⑤没有法定的组织机构和职位,具有不稳定性。⑥组织领袖没有法定领导权力,但具有较大的个人影响力。

知识链接

品管圈

品管圈(quality control circle,QCC)是由相同、相近或互补之工作场所的人们自动自发组成数人一圈的小圈团体(又称QC小组,一般6人左右),然后全体合作,集思广益,按照一定的活动程序,来解决工作现场、管理、文化等方面所发生的问题及课题。它是一种比较活泼的品管形式。品管圈的特点是参加人员强调领导、技术人员、员工三结合。

在任何组织结构中都存在正式组织和非正式组织,非正式组织对组织目标的实现既有积极作用,又有消极作用。管理者应认识到它存在的客观性、必要性,允许甚至鼓励其存在,并通过建设正确的组织文化来影响非正式组织成员的行为。

二、组织结构的基本类型

组织结构(organizational structure)是由任务、工作和责任关系,以及连接组织各部门的沟通渠道所构成的系统模式。它是表现组织各个部分排列顺序、空间位置、聚散状态、联系方式以及各要素之间相互关系的一种模式,是整个管理系统的框架。由于组织内外部环境的不同,组织结构的类型也不尽相同。

(一) 直线型组织结构

直线型组织结构又称单线型组织结构(见图3-1)。上下级关系是直线关系,即命令与服从的关系。这种结构体现组织各层管理者负责履行本层次的全部管理职责,对其下属有直接职权,可直接指挥和要求下属的行为与组织目标保持一致。

优点:①组织关系简明、联系便捷;②各部门目标清晰、责权明确;③反应快速,灵活,易于适应环境变化;④便于对部门和个人的绩效评价和考核、管理成本低。

缺点:①不适合规模大,业务复杂的组织;②权力过分集中,易导致权力的滥用。

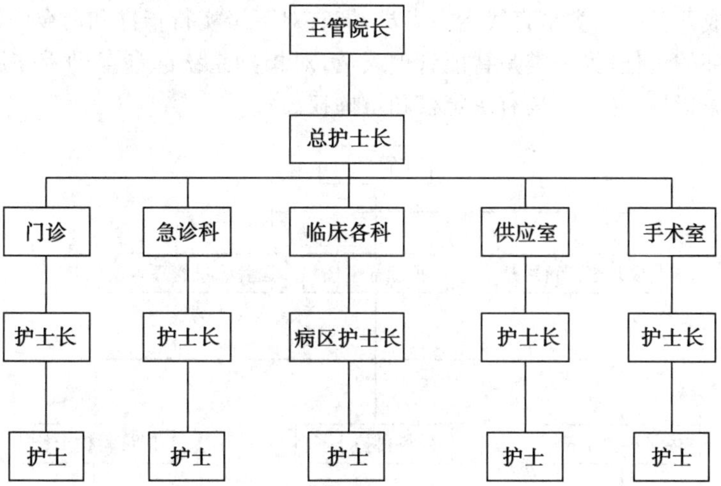

图 3-1　直线型组织结构示意图

直线型组织结构适用于组织规模较小，任务简单的医疗机构。

(二) 职能型组织结构

职能型组织结构又称多线型组织结构(见图 3-2)。在各级领导者之下，按专业分工设立管理职能部门，代替直线型的全能管理者，各部门在其业务范围内，有权向下级发布命令和下达指标，下级领导者既服从上级领导者的指挥，也听从上级职能部门的指挥。

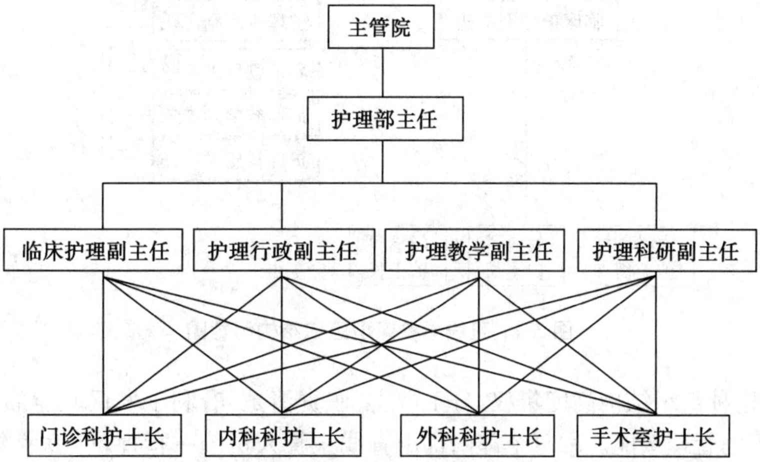

图 3-2　职能型组织结构示意图

优点：①管理工作分工较细，能充分发挥职能机构的专业管理作用，有利于提高专业管理的水平和专业人才培养。②由于吸收专家参与管理，可减轻上层管理者的负担，有效地发挥专家特长，促进组织的发展。

缺点：①每个职能部门都有权指挥，不利于组织的集中领导和统一指挥。②各职能机构往往不能很好配合，横向联系差。③过分强调专业化，使主管人员忽略了本专业以外的知识，不利于培养上层管理者。但在实际工作中，纯粹的职能型组织结构很少。

(三) 直线—参谋型组织结构

直线—参谋型组织结构又称直线—职能型组织结构(见图 3-3、图 3-4)。这种组织形式将管理人员分成两类。一类是直线指挥人员，拥有对下级实行指挥和命令的权力，并对该组织的工作负全部的责任；另一类是智能管理人员，对指挥系统起参谋助手作用，对下级机构提供建议和业务指导，通常不具有决定权和指挥权。

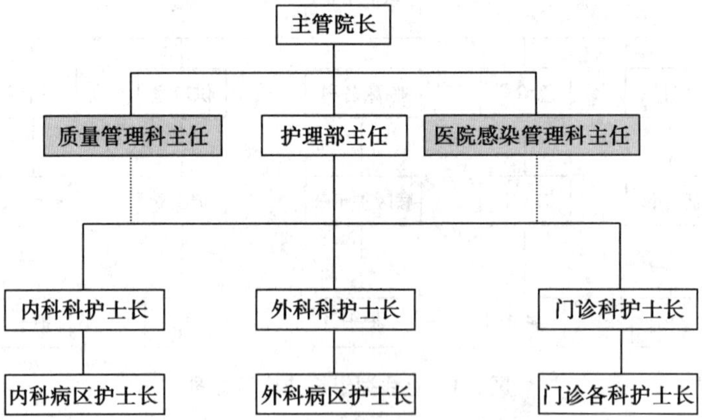

图 3-3 直线—参谋型组织结构示意图

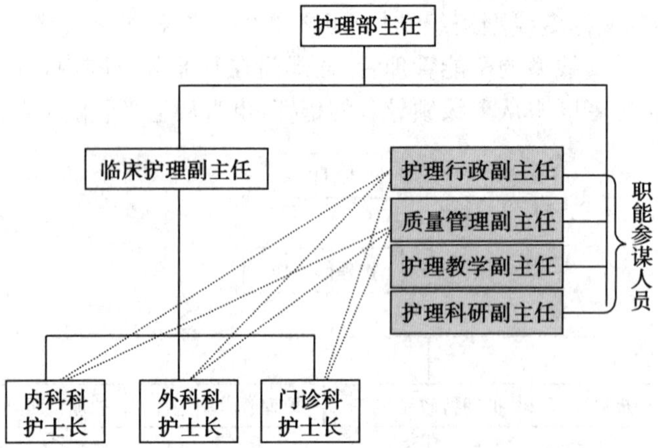

图 3-4 直线—参谋型组织结构示意图

优点：①这种组织结构高度集权，分工严密，职责清楚，有利于发挥职能部门的作用，有利于提高组织的管理效能。②每个部门都由直线主管人员统一指挥，可满足现代组织活动所需的统一指挥和实行严格责任制的要求。

缺点：①部门间沟通少，协调工作较多。②各职能部门之间目标不统一，容易发生直线领导和职能部门以及职能部门之间的职权冲突。③整个组织的适应性较差，反应不灵敏。

(四) 分部制组织结构

分部制组织结构又称事业部制组织结构（见图 3-5），是在高层管理者之下，按地区或特征设置若干分部，实行“集中政策，分散经营”的集中领导下的分权管理。

优点：①有利于高层管理者摆脱日常事务，集中精力搞好全局及战略决策。②有利于发挥事业部管理的主动权，提高干部管理水平。

缺点：①职能机构重叠，管理人员增多，管理费用开支大。②分权不当容易导致各分部闹独立，损伤组织整体利益。③各分部横向联系和协调较难。

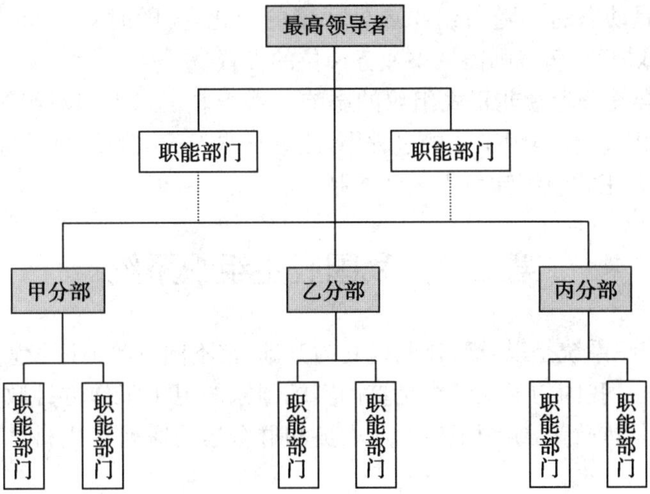

图 3-5　分部制组织结构示意图

适用于采用多样化战略、国际化战略的大型企业和医疗机构。

(五) 委员会组织

委员会组织是组织结构中的一种特殊类型，它是执行某方面管理职能并以集体活动为主要特征的组织形式。委员会可以发挥决策、咨询、合作和协调作用。

优点：①可以集思广益。②利于集体审议与判断。③防止权力过分集中。④利于沟通与协调。⑤能够代表集体利益，容易获得群众信任。⑥促进管理人员成长等。

缺点：①责任分散。②议而不决。③决策成本高。④少数人专制等。

(六) 团队组织结构

团队是由来自组织不同工作部门的员工和管理层组成的一个共同体，它合理利用每一个成员的知识和技能，团队成员协同工作，解决问题达成共同的目标。团队成员具有共同的信念和价值观、意愿，彼此通过互相沟通、信任和责任承担产生群体的协作效应，从而获得比个体绩效总和更大的团队绩效。

优点：①可以打开部门界限快速地组合、重组、解散；②能够促进成员参与决策，增强民主气氛，调动积极性。团队组织结构可以作为传统部门组织结构的补充。

管理名言

企业的成功靠团队，而不是靠个人。

——罗伯特·凯利

三、组 织 工 作

(一) 组织工作的概念

组织工作(organizing)是指为了实现组织的共同目标而确定组织内各要素及其相互关系的活动过程。

(二) 组织工作的特点

1. 组织工作是一个过程　组织工作是根据组织的目标，考虑组织内部和外部环境来建立组织结构和协调组织运作的过程。例如护士长组建新病房。

2. 组织工作是动态的 随着组织内外环境的变化，要随时对组织结构做出适应性调整。例如实施整体护理，病房则需调整业务岗位的设置。

3. 组织工作要充分考虑非正式组织的影响 由于非正式组织对组织的目标会产生积极和消极的影响，因此，在组织工作的过程中，注意与非正式组织的协调与平衡，避免形成对立的局面，同时对非正式组织注意引导和控制。

第二节 我国卫生组织系统

我国的卫生组织系统是以行政体制建立为基础，在不同行政地区设置不同层次规模，大小不一的卫生组织。我国的卫生组织是贯彻实施国家的卫生工作方针政策，领导全国和地方卫生工作，制定具体政策，组织卫生专业人员和群众运用医药卫生科学技术，推行卫生工作的专业组织。

一、我国卫生组织系统分类

根据我国卫生组织系统的性质和职能，主要分为卫生行政组织、卫生事业组织和群众卫生组织三类。

(一) 卫生行政组织

卫生行政组织是贯彻实施国家卫生工作的方针政策，领导全国和地方卫生工作，提出卫生事业发展的战略目标、规划，制定具体政策、法规和督促检查的机构。我国卫生行政组织：中央设卫生部；省、市、自治区设卫生厅(局)；行政公署、省辖市设卫生局；市、县、区设卫生局(卫生科)；乡或城市街道办事处设卫生专职干部，负责所辖地区的卫生工作。

(二) 卫生事业组织

卫生事业组织是具体开展业务工作，按工作性质不同所设置的专门机构。

1. 医疗预防机构 是以承担治疗疾病为主要任务的业务组织。包括综合医院、专科医院、中医医院、医疗保健院(所)、疗养院、门诊部、康复医院、护理院、社区卫生机构等。

2. 卫生防疫机构 是以承担预防疾病为主要任务的业务组织。包括各级卫生防疫站，职业病、地方病、寄生虫病防治机构及国家卫生检疫机构。

3. 妇幼保健机构 承担保护妇女儿童健康的任务和优生优育工作。包括妇幼保健院(站、所)、妇产科医院、儿童医院等。计划生育专业机构，如计划生育门诊部、咨询站等。

4. 有关药品、生物制品、卫生材料的生产、供销及管理、鉴定机构 承担并保证全国用药任务和安全用药。包括药品鉴定所、生物制品研究所等。

5. 医学教育机构 主要承担发展医学教育，培养医药卫生人才的任务，并对在职卫生人员进行培训。由高等医学院校、中等卫生学校及卫生进修学院(校)组成。

6. 医学科研机构 主要工作任务是推动医学科学和人民卫生事业的发展，为我国医学科学的发展奠定基础。包括中国医学科学院、中国预防医学科学院、中国中医研究院及各省市自治区医学科学分院、各种研究所、医学院校等。

(三) 群众卫生组织

群众卫生组织是由国家机关和人民团体的专业或非专业卫生人员在政府行政部门的领导下，按不同任务所设置的机构。

1. 卫生专业人员组成的学术团体 主要任务是组织会员学习，开展学术活动，提高医药卫生技术、交流工作经验、科普咨询等，对提高学术水平尤为重要。包括中华医学会、中医学会、中华药学会、中华护理学会及各省、市、自治区的相应的学术团体。

2. 由群众卫生积极分子组成的基层群众卫生组织　主要任务是发动群众开展卫生工作，宣传卫生知识、组织自救呼救活动，开展社会服务活动和福利救济工作。在各级政府的领导下，在中国红十字会提议指挥下，遍布全国城乡基层单位的红十字会是人民群众团体，是国际性组织，对开展外交活动也有积极作用。

二、医院组织系统

医院（hospital）是对个人或特定人群进行防病治病的场所，备有一定数量的病床设施、医疗设备和医务人员等，运用医学科学理论和技术，通过医务人员的集体协作，对病人实施诊治与护理的医疗事业机构。

（一）医院的分类

根据不同划分标准，可将医院划分为不同类型（见表 3-1）。

表 3-1　医院类型

划分标准	类型
按收治范围	综合医院、专科医院、康复医院、职业病医院
按特定任务	军队医院、企业医院、医学院校附属医院
按地区	城市医院（市、区、街道）、农村医院（县、乡、镇医院）
按所有制	全民所有制医院、集体所有制医院、个体所有制医院、中外合资医院
按运行目标	非营利性医疗机构、营利性医疗机构
按分级管理制度	一级医院（甲、乙、丙等）、二级医院（甲、乙、丙等）、三级医院（特、甲、乙、丙等）

注：表中有的医院兼有几种类型

（二）医院的分级

1989 年以来，我国医院实行分级管理制度。按照医院的功能、相应规模、服务地域、隶属关系、技术力量、管理水平、服务质量等综合水平，将其划分为三级（一、二、三级）、十等（每级分甲、乙、丙等，三级医院增设特等）。

1. 一级医院　是直接为一定人口的社区提供预防、保健、医疗和康复服务的基层医院，包括农村乡、镇卫生院和城市街道医院。主要任务是直接为人群提供一级预防，并进行多发病、常见病的管理，对疑难重症进行正确转诊，协助高层次医院做好住院前后的服务。

2. 二级医院　是向多个社区提供综合医疗卫生服务，并承担一定教学、科研任务的医院，包括一般市、县医院、省辖市的区级医院和相当规模的厂矿、企事业单位的职工医院。主要任务是提供医疗护理、预防保健和健康服务，参与指导对高危人群的监测，接受一级医院转诊病人，对一级医院进行业务指导，承担一定程度的教学和科研任务。

3. 三级医院　是跨地区、省、市以及向全国范围提供高水平、专科性医疗卫生服务，并承担高层次教学和科研任务的医院，包括国家、省、市直属的市级大医院和医学院校的附属医院。主要任务是提供全面连续的医疗护理、预防保健、康复服务和高水平的专科医疗服务，解决危重疑难病症，接受二级医院转诊病人，对下级医院进行指导和培训，承担全面的教学、科研任务。

（三）医院的功能

卫生部颁发的《全国医院工作条例》指出，医院的任务是"以医疗工作为中心，在提高医疗质量的基础上，保证教学和科研任务的完成，并不断提高教学质量和科研水平。同时做好扩大预防、指导基层和计划生育的技术工作"。医院的功能包括医疗、教学、科研、预防保健工作和社区卫生服务四个方面。

（四）医院的组织机构

根据医院组织的职能作用，医院的组织机构包括党群组织、行政管理、临床业务组织、护理组织及医技组织。

（五）医院护理管理的组织原则

1. 统一指挥的原则 是组织的根本原则，下属人员只能向一个上级主管护理管理者直接负责，听从上级护理管理者的命令和指挥。下级机构只能接受一个上级机构的命令和指挥，上下级之间的上报下达都要按层次逐级指挥和逐级负责，不能跨越，形成一个"指挥链"，对保证组织目标的实现和组织绩效的提高具有重要的作用。

2. 专业化分工的原则 医院具有专业化的集体协作医疗团队，以提高医疗质量和服务效率。

3. 层次原则 护理管理组织必须通过组织层次逐层下达指挥和命令，下级的报告也要逐级上报。

4. 责权对等的原则 既要明确规定每一层次应负的责任，又要给予完成这一职责所不可缺少的管理权限。职责与权限必须协调一致。

5. 工作为中心的原则 医院各科护理人员必须根据工作需要设置。

6. 管理幅度的原则 管理幅度是指管理人员直接有效管理下属的人数。医院护理管理者在一定限度的管理人数条件下，使管理效率最大化。

三、护理管理组织系统

建立护理管理组织系统，可保证护理工作的高效运转和护理事业的稳定发展。

（一）各级卫生行政部门的护理管理组织机构

1. 卫生部护理管理机构 卫生部医政司护理管理处是我国护理行政管理的最高机构。职责是为全国城乡医疗机构制定和组织实施有关护理工作的政策、法规、人员编制、规划、管理条例、工作制度、职责和技术质量标准等；配合教育人事部门对护理教育、人事等进行管理；并通过"卫生部护理中心"进行护理质量控制、技术指导、专业骨干培训和国际合作交流。

2. 各级地方卫生行政部门的护理管理机构 各省、自治区、直辖市卫生厅（局）均设有一名厅（局）长分管护理工作，负责所管辖范围内的护理管理机构和人员。地（市）以上卫生厅（局）在医政处（科）配备一名或几名具有一定业务水平（主管护师或主管护师以上技术职称者）和管理能力的护理管理干部，全面负责本地区的护理管理工作。部分县卫生局也配备有专职护理管理干部。各省、自治区、直辖市及其下属各级卫生行政部门的护理管理机构与人员的职责和任务是在各级主管护理工作的厅、局领导的领导下根据上级的精神和实际情况，负责制定本地区护理工作的具体方针、政策、法规和护理技术标准；提出发展规划，制定工作计划，并检查执行情况，组织经验交流；负责听取护理工作的汇报，研究解决存在的问题，与当地护理学会相互配合共同做好工作。

（二）医院护理管理组织机构

1986年卫生部在全国首届护理工作会议上提出《关于加强护理工作领导，理顺管理体制的意见》，建立健全与三级医院功能、任务和规模相适应的护理管理体系。全国各地医院健全了护理管理指挥系统，贯彻实施“护理部垂直领导体制”的规定，从组织上健全了护理管理机构，医院相对独立的护理管理体制逐步完善。

1. 医院护理管理体制

医院护理工作实行院长领导下的护理部主任负责制。

（1）三级管理体制：县及以上医院和300张床位以上的医院设护理部，执行三级护理管理组织体系（医院-科室-病区），实行分管医疗、护理工作的副院长或专职护理副院长领导下的护理部主任、科护士长、病区护士长三级负责制。护理部主任由院长聘任；副主任由主任提名院长聘任，科护士长、护士长由护理部主任聘任。

（2）二级管理体制：300张床位以下的医院，实行护理部主任或总护士长、病区护士长二级负责制。护理部主任或总护士长由院长聘任。

2. 医院护理管理组织系统 护理管理系统是医院管理系统中的一个分系统，在医院管理机构设置中，护理管理机构不仅领导临床各病区、手术室、门诊、供应室等护士工作，发挥指挥效能，同时还与医务管理和后勤机构相互配合、协调，在提供卫生保健服务的过程中，合理分配资源，不断提高服务质量和工作效率。

（三）医院护理部

护理部是医院护理工作的组织管理机构，负责全院护理质量、护理人员的培训与管理等，实行分管院长领导下的垂直管理体制。

1. 护理部的组织结构

护理部设主任1人，副主任1～2人，配备干事3～5人。

2. 护理部的工作任务

（1）负责医院护理工作计划的制定、实施、检查和总结。

（2）制定和贯彻执行护理工作制度、常规和标准，不断提高护理质量，抓好护理安全，预防事故发生。

（3）合理配置和使用护理资源。

（4）开展护理科学研究和护理技能训练，不断提高护理技术水平，负责护理人员的考核、奖惩。

（5）抓好护理技术建设，发展医院护理技术。

（6）搞好病区管理。

（7）组织昼夜不断地对病人进行护理，并与医生密切配合，共同完成医疗业务。

（四）临床护理组织方式

1. 个案护理（case nursing） 也称为特别护理或专人护理，是由一名护理人员在其当班期间承担一名病人所需要的全部护理。主要用在ICU、CCU病房及大手术后的病人，由于病情复杂、严重，需护士24小时进行观察、护理。

（1）优点：护士及时、全面观察病人的病情变化，实施全面、细致、高质量的护理服务。增加与病人直接沟通的机会，及时解决病人身心方面的问题。护士职责、任务明确，责任心增强。有利于培养护士发现问题、解决问题的能力。

（2）缺点：护士轮换频繁，无专人负责，护理缺乏整体性。

所需费用高，人力消耗多。

2. 功能制护理(functional nursing) 是以工作为中心的护理方式，护士长按照护理工作的内容分配护理人员，每 1～2 名护士负责其中一个特定任务，如主班、治疗班、护理班、大、小夜班等，各班护士相互配合共同完成病人所需的全部护理，护士长监督所有工作(见图 3-6)。

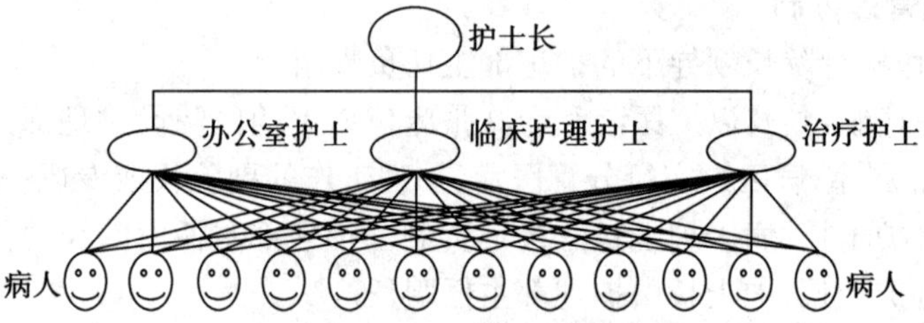

图 3-6 功能制护理组织图

(1)优点：节省人力、经费、设备、时间，尤其在护理人员不足的情况下，护士长便于组织工作。有利于提高护士技能操作的熟练程度，工作效率较高。分工明确，有利于按护士的能力分工。

(2)缺点：忽视病人的心理和社会因素，护理缺乏整体性。护患之间缺乏沟通和理解，易发生冲突。护理工作被视为机械性和重复性的劳动，护理人员不能发挥主动性和创造性，易产生疲劳、厌烦情绪，工作满意度降低。

3. 小组护理(team nursing) 是将护理人员分成若干小组，每组有一位管理能力和业务能力较强的护士任组长，在组长的策划和组员的参与下，为一组病人提供护理服务(见图 3-7)。小组成员由护师、护士、护理员组成，约 3～5 名，每个护士负责 6～15 位病人的护理，成员之间相互合作，共同按护理计划对本组病人实施护理，并评价护理效果。

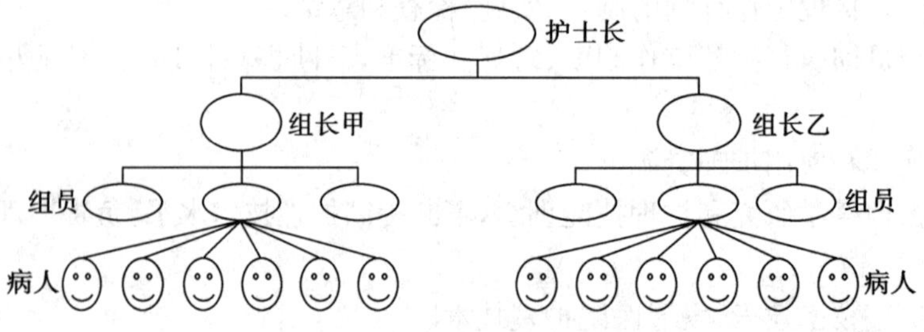

图 3-7 小组护理组织图

(1)优点：便于小组成员协调合作，相互沟通，工作气氛好。护理工作有计划，有评价，病人得到较全面的护理。充分发挥本组各成员的能力、经验与才智，工作满意度较高。

(2)缺点：对病人的护理由小组负责，病人接受的仅是片断的整体护理。所需人力较多，对组长的管理技巧和业务能力要求较高。

4. 责任制护理(primary nursing) 强调以病人为中心，由一位责任护士运用护理程序的工作方法，对其所管病人从入院到出院提供连续的、全面的、整体的护理组织方式。在责任制护理中，责任护士是主导，可直接向医生汇报病人的病情变化，并与其他医护人员、家属沟通，责任护士不在班时，由辅助护士代为负责(见图 3-8)。

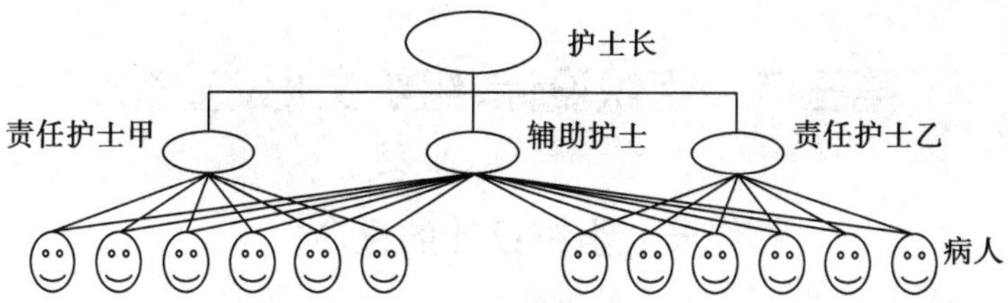

图 3-8 责任制护理组织图

(1)优点:病人获得整体的、相对连续的护理,安全感与所属感增加。护士工作的独立性增强,可充分运用专业知识发现和解决病人生理、心理、社会方面的护理问题。护士的责任感、求知感和成就感增加,工作兴趣和满意度增加。加强与病人、家属及其他医务人员的沟通,合作性增加。

(2)缺点:对责任护士的业务知识和技能水平要求高,需接受专业培训。由于责任护士书写护理计划耗费时间多,护理病人时间较少。所需人力、物力多,费用较高,也常受人员编设、素质等方面的限制。辅助护士不参与制定护理计划,不利于业务水平的提高。

5. 综合护理(modular nursing) 是目前我国医院实施整体护理的一种较佳的组织结构,这种组织方式集小组护理和责任制护理的优点于一体,由一组护理人员(主管护师、护师、护士等)应用护理程序的工作方法,共同完成对一组病人的护理工作。组长又称专业护士,负责计划、安排、协调和实施本组病人的护理活动,专业护士指导辅助护士运用护理程序制定本组病人的护理计划,便于本组护士不在班时,其他护士能根据所制定的护理计划对病人进行护理,从而保证每班护士护理病人的质量;护士长担任咨询、协调和激励者的角色,负责组织病区内 3～4 个小组(见图 3-9)。

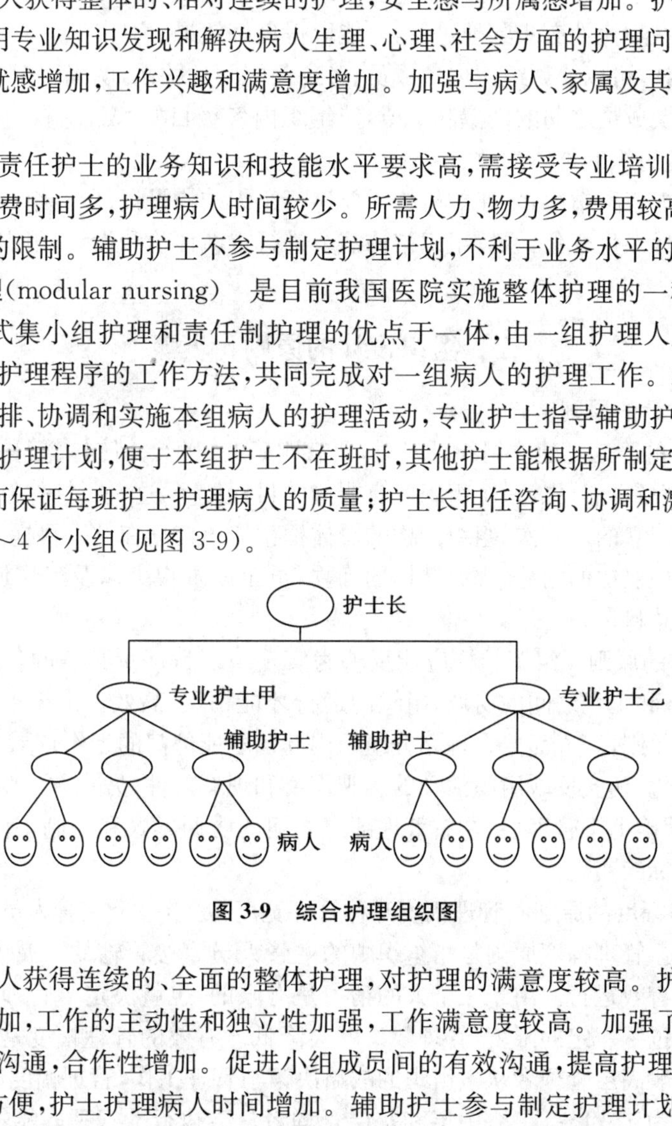

图 3-9 综合护理组织图

(1)优点:病人获得连续的、全面的整体护理,对护理的满意度较高。护士的责任感、求知感和成就感增加,工作的主动性和独立性加强,工作满意度较高。加强了与病人、家属及其他医务人员的沟通,合作性增加。促进小组成员间的有效沟通,提高护理服务质量。护理记录书写简单、方便,护士护理病人时间增加。辅助护士参与制定护理计划,工作兴趣与满意度增高。

(2)缺点:由于护理人员缺编,白天按这种方式组织安排工作较为现实,大小夜班人员力量相对薄弱。护理工作节奏加快,护士工作压力较大。

6. 整体护理(holistic nursing) 是以现代护理观为指导,以护理对象为中心,应用护理程序的工作方法解决护理对象现存的、潜在的健康问题,达到恢复健康、增进健康的目的。

第三节 组织设计、组织文化(选学)

一、组织设计的概念

组织设计(organizational design)是指管理者将组织内各要素进行合理组合,建立和实施一种特定组织结构的过程。

组织设计是一个动态的工作过程,包含了众多的工作内容。科学地进行组织设计,要根据组织设计的内在规律性有步骤地进行,才能取得良好效果。

通过组织设计,可以协调组织内各成员、各部门之间的关系,明确组织中的沟通渠道,减少组织中各部门及成员之间的摩擦和矛盾,使组织内各级目标、责任、权力等要素发挥最大的效应,从而提高组织的整体功效。

组织设计可能三种情况:新建的机构需要进行组织结构设计;原有组织结构出现较大的问题或组织的目标发生变化,原有组织结构需要进行重新评价和设计;组织结构需要进行局部的调整和完善。

二、组织设计的原则、步骤

(一) 组织设计的原则

1. 目标统一的原则 建立组织结构时,要有明确的目标,并使各部门、员工的目标与组织的总体目标相一致。首先,一个组织要有明确的目标体系,这一目标体系是在对组织总目标分解的基础上建立的。其次,组织结构的总体框架应该建立在这一目标体系的基础之上,包括组织内部管理层次的划分,部门结构的确立,员工职责权力以及工作任务的确立等,都要服从于组织的总目标。

2. 分工协作的原则 组织结构应能反映为实现组织目标所必需的各项任务和工作分工,以及这些任务和工作之间的协调,组织的运行才能精干、高效。组织工作应贯彻专业分工和协调配合的原则,一方面要合理划分组织内部各职能部门的工作范围,分工应适应组织内外部环境的变化,切实反映组织活动的客观需要和现有条件;另一方面要明确专业分工之间的相互关系,明确上下管理层、左右管理部门之间的协调方式和控制手段,这样才有利于从组织上保证目标的实现。

3. 有效管理幅度的原则 管理幅度又称管理宽度,是指一个主管人员直接有效地指挥下属人员的数量。管理幅度原则是指组织中的主管人员直接管辖的下属人数应是适当的,才能保证组织的有效运行。由于一个人的精力是有限的,也就决定了管理者管理的人数是有限的。如果超过了一定的限度,管理效率就会降低。有效的管理幅度是组织设计应考虑的重要因素。一般高层管理者从事组织的战略决策与管理工作,管理幅度应小一些,管理者与被管理者之比为1∶4～1∶8;中层和基层管理者从事执行性管理职能较多,管理幅度可大一些,约为1∶8～1∶15。幅度过小,会导致机构臃肿,人浮于事,造成人力资源的浪费;管理幅度过大,会造成管理者的工作量过多,容易导致工作的失控,如一个护士长能有效管理15名护士,让她管理25名护士,就会有力不从心的感觉。

4. 最少层次的原则 管理层次是组织结构中纵向管理系统所划分的等级数量。管理最少层次原则是指在保证组织合理有效运转的前提下,应尽量减少管理层次。每个组织都有层次结构，组织中管理层次的多少，应根据组织的任务量与组织规模的大小而定。一般情况下，组织越大层次越多，但从高层领导到基层领导以 2～4 个层次为宜。组织结构中管理层次与管理幅度成反比。按照管理幅度的大小与管理层次的多少，形成了两种基本组织结构：扁平结构和高耸结构。扁平结构是指管理层次少而管理幅度大的结构。高耸结构是管理层次多而管理幅度相对较小的结构。

5. 责权一致的原则　为保证组织结构的完善和组织工作的有效进行，在组织结构的设计过程中，职位的职权和职责要对等一致。首先，要做到因事设职，因职设人，并明确规定每个职位，每个成员的工作任务和相应的责任，以增强人们的责任感；其次，要对负有责任的组织成员授予明确的权力，做到责任到人，权力到人；第三，要使权力和责任相适应，有权无责或权大责小常会导致滥用权力，出现瞎指挥和官僚主义；权力过小会使组织成员无法尽职尽责。

6. 集权与分权相结合原则　集权是指把组织结构中的权力较多地集中在组织较高的管理层；分权是指把组织结构中的权力适当分散到较低的管理层。集权与分权相结合原则是指在组织工作中必须要正确处理好集权与分权的关系，这样才能保证组织的有效运行。首先，应认识到集权与分权是管理活动必不可少的手段，集权有利于统一指挥，提高绩效；分权有利于调动各级人员的积极性。其次，应认识到集权与分权是相对的。集权过度，会妨碍组织成员工作的正常开展，制约人们积极性的发挥；分权过度，乱派权力，则会导致管理上的失控，造成组织的混乱。因此，应把握好集权与分权的程度，集权应以不妨碍下属履行职责，有利于调动积极性为准；分权则应充分考虑下属的能力，以下级能够正常履行职责，上级对下级的管理不至于失控为准。

7. 稳定性与适应性相结合原则　要保证组织的正常运行，就必须在组织结构的稳定性与适应性之间取得平衡。组织结构的稳定，有利于组织的正常运转和协作关系的稳固；而一个组织随内外环境的变化，相应地调整组织结构的内部构成和分工协作关系，强化组织功能，能增强组织对环境的适应能力。组织结构若一成不变，就不能适应环境的变化；相反，经常调整组织结构，又会影响组织的正常秩序。管理者必须在稳定与动态变化之间寻求一种平衡，既保证组织结构有一定的稳定性，又使组织有一定的发展弹性和适应性。组织设计应遵循目标统一的，分工协作，管理幅度适宜，最少管理层次，责权一致，集权与分权相结合，稳定性与适应性相结合的原则。

（二）组织设计的步骤

组织设计一般分为以下八个步骤：

1. 确立组织目标　通过收集及分析资料，进行设计前的评估，以确定组织目标。

2. 划分业务工作　一个组织是由若干部门组成的。根据组织的工作内容和性质，以及工作之间的联系，将组织活动组合成具体的管理单位，并确定其业务范围和工作量，进行部分的工作划分。

3. 提出组织结构的基本框架　按组织设计要求，决定组织的层次及部门结构，形成层次化的组织管理系统。这是组织设计中非常重要的一步，决定着组织的效能。

4. 确定职责和权限　明确规定各层次、各部门以及每一职位的权限、责任。一般用职位说明书或岗位职责等文件形式表达。

5. 设计组织的运作方式　包括：①联系方式的设计，即上下管理层、左右管理部门之间的协调方式和控制手段。②管理规范的设计，确定各项管理业务的工作程序、工作标准和管理人员应采用的管理方法等，并使之成为各管理层次、部门和人员的行为规范。③各类运行制度的设计，如绩效评价和考核制度、激励制度、人员培训制度等。

6. 决定人员配备 按职务、岗位及技能要求，选择配备恰当的管理人员和员工。

7. 形成组织结构 根据组织目标及设计要求对组织设计进行审查、评价及修改，并确定正式组织结构及组织运作程序，颁布实施。

8. 调整组织结构 为了使组织高效运行，除了审慎设计外，必须根据组织运行情况及内外环境的变化，对组织结构进行调整，使之不断完善。如医院根据社区护理需求，增设社区护理部门，需设计新的职务、职责、增加社区护理人员等。

组织设计的结果是形成组织结构。组织结构的模式一般用组织图、职位说明书及组织手册表示。

三、组织文化概述

组织文化的概念和理论是由美国管理学界于20世纪80年代初提出的，然而各国学者对于组织文化的含义提出了各自不同的看法，至今还无统一的概念。

就组织存在的特定意义而言，组织是一种为了实现特定目标而有意识建立起来的社会团体。这一团体来自五湖四海，有着不同的风俗习惯、文化传统、工作态度、行为方式等，这些都会导致成员之间的摩擦、排斥、对立、冲突等，不利于组织目标的实现。为了实现组织目标，组织成员必须要有共同的理想、信念、行为准则等，通过共同信念、理想等使成员产生亲近感、归属感和信任感，实现文化的认同和融合。

组织文化（organizational culture）是指一个组织在长期发展过程中所形成的价值观、群体意识、道德规范、行为准则、经营特色、管理风格以及传统习惯的总和，属于管理的软件范围。

组织文化包括三个方面的含义：一是物质文化，存在于物质产品中的文化，如医院护理人员的工作环境、护理人员的技术水平等，反映人与自然的关系。二是制度文化，存在于各种制度中，如医院实行目标管理责任制，院内各级人员对这种制度的认识态度等都属于制度文化，它反映人与人的关系。三是精神文化，存在于人自身的思想、观念、言论、行为、生活习惯中的文化，如救死扶伤的精神、严谨治学的精神等，反映了人与其自身角色的关系。

任何组织都有组织文化，只是强弱程度不同。组织文化是组织的灵魂，是推动组织发展的不竭动力。它包含着非常丰富的内容，其核心是组织的精神和价值观。它不是组织表面的经营活动和文化活动，而是隐藏在背后的价值因素和精神源泉；组织文化不是奖牌，而是奖牌折射出来的荣誉观；不是人际关系，而是人际关系所体现的为人处世哲学；不是组织管理活动，而是形成那种管理方式的原因。

组织文化的内在本质内容与外在表现形式有很大的偏差。第一，外在表现形式通常表现为一句话或几个词，不是内在本质内容的全部。第二，组织文化中实际存在的糟粕是肯定不会出现在外在表现形式中的。第三，外在表现形式通常比较稳定，不会频繁更改，组织文化的本质内容却因各种因素的时刻变化而处在时刻变化之中。

组织文化是一个由核心层、中间层和外围层构成的多层次的生态系统，根据内容大致可以分为理念层、制度层、行为层、物质层。组织文化的各个层面是和谐统一，相互渗透的。

四、组织文化的结构、功能、特点

（一）组织文化的结构

从现代系统观点看，组织文化的结构层次由三部分构成：表层文化、中介文化、深层文化。

1. 表层文化　这是组织中的物质文化，是现代组织文化结构中最表层的部分，人们可以直接感知到，可以直观地把握。表层文化主要有组织的工作场所、办公设备、建筑设计、布局造型、社会环境以及生活环境等。

2. 中介文化　这是由组织制度文化、管理文化和生活文化组成的。制度文化又表现为组织的规章制度、组织机构以及运行过程中的交往方式、行为准则等。管理文化表现为组织的管理机制、管理手段和管理风格与特色。生活文化表现为组织成员的娱乐活动及成员的各种教育培训。可以说中介文化是组织及其成员的一切行为方式所表现出来的精神状态和思想意识。

3. 深层文化　这是一种观念文化，是全体组织成员共同信守的基本信念、价值标准、道德规范等的总和。深层文化是组织文化的核心和灵魂。

表层文化和中介文化各种构成的体现，如组织的外形外貌、建筑设施、组织规章制度、管理机制等，并不是指他们本身构成了组织文化，而是从其中折射出来的精神、价值观念、思想意识。因此，组织文化的基本要素有组织精神、组织观念、组织价值观、组织道德、组织素质、组织行为、组织制度、组织形象等。

（二）组织文化的功能

1. 导向作用　组织文化能够使员工树立明确的目标，把组织整体及每个员工的价值观和行为引向组织目标。

2. 凝聚功能　组织文化含有全体成员共同创造的群体意识，促使每个成员都将组织的生存与发展视为己任，对组织有强烈的归属感、使命感、责任感，与组织同舟共济。

3. 激励作用　组织文化的核心部分是体现了对人的尊重，强调以人为中心的管理方法。一旦人的自身价值受到重视，人格得到组织的尊重和信任，就会激发非同寻常的工作热情和积极性。

4. 效率作用　通过组织文化，可在社会中塑造良好的组织形象，提高组织的知名度和声誉，从而获得良好的社会效益和经济效益。

5. 约束作用　组织文化通过无形的软性约束和有形的制度约束，来调控组织的经营活动和员工的行为，使员工的工作态度和行为尽可能地符合组织要求。

（三）组织文化的特点

1. 文化性　是组织文化区别于组织其他内容的根本，是最明显，最重要的特征之一。一个组织，以不同的形式展现其活动内容。

知识链接

美国管理学家法兰西斯：关于组织文化的作用

你能用钱买到一个人的时间，你能用钱买到劳动，但你却不能用钱买到热情，你不能用钱买到主动，你不能用钱买到一个人对事业的奉献。而所有这一切，都是我们企业家可以通过企业文化的设置而做到。

2. 综合性 组织文化作为一种独特的文化，其内容渗透到组织的各个方面。一个员工的价值观和服务理念不是组织文化的内容，而大部分员工共同的价值观，组织共同的"以人为本"的服务理念就是组织文化的一部分。

3. 整合性 组织文化具有强大的凝聚力，具有调整员工思想行为的重要作用，使员工认识组织的共同目标和利益，使全体员工行为趋于一致，齐心协力，尽量减少内耗。

4. 自觉性 一般的文化是在社会、政治、经济等客观因素影响下，在人们的自觉意识之外形成的。

5. 实践性 组织文化形成源于实践又服务于实践，作为一种实践工具而存在；组织文化的内容与实践密不可分。

五、护理组织文化建设

（一）护理组织文化的含义

护理组织文化是在一定的社会文化基础上形成的具有护理专业自身特征的一种群体文化。它可分为显性和隐性两大类。显性内容是指以精神的物化产品和行为为表示形式的，通过直观的视听器官能感受到的，又符合组织文化实质的内容，包括护理工作环境、组织制度、组织形象等。隐性内容是组织文化的根本，是最重要的部分，直接表现为精神活动，具有文化的特质，包括护理哲理、价值观念、道德规范、组织精神等。护理哲理是组织的最高层次的文化，主导、制约着护理文化向其他内容发展的方向，护理价值观是组织文化的核心。

（二）护理组织文化的内容

1. 护理组织环境 包括内环境和外环境，内环境是指护理人员的工作环境和人际关系，外环境是指医院所处社会中的经济、文化传统、政治等方面的环境，这是影响护理组织文化的重要因素之一。

2. 护理组织目标 护理职业目标决定了组织应建立护理组织文化的内涵和形式。

3. 护理组织制度 切实可行并行之有效的各项规章制度是保证护理工作正常运行、协调各级各部门之间的关系，以及护理组织与其他组织的纽带，也是护理组织的宗旨、价值观、道德规范、科学管理的反映。

4. 护理组织精神 护理组织精神是指护理人员对本院护理发展方向、命运、未来趋势所抱有的理想和希望，也是对护理组织前途的一种寄托。是管理者倡导，全体护理人员认同的，它集中反映了护理人员的思想活动、心理状态和职业精神。如救死扶伤、爱岗敬业、乐于奉献、团结互助、开拓进取、创新求实、科学严谨的精神等。这种精神可达到规范护理人员的行为，提高护理组织凝聚力的目的，是护理组织文化的象征。

5. 护理形象 是社会公众和内部护理人员对护理组织的整体印象和总体评价，是护理服务质量、人员素质、技术水平、公共关系等在社会上和病人心目中的总体印象。成功的护理组织形象，有利于提高护理组织的知名度，增强护理组织的凝聚力和竞争力，给护理人员以自豪感和自信心。

（三）护理组织文化的创建

1. 分析、诊断 首先应全面收集资料，对组织存在的文化进行系统分析，自我诊断。确定组织已经形成的传统作风、行为模式和工作特点，认清现有的文化中有哪些是积极向上的，哪些是保守落后的，哪些是要发扬的，哪些是应摈弃的，以确立文化建设的目标。

2. 条理化 在分析诊断的基础上，进一步归纳总结，把最优秀的文化内容加以完善和条理化，用富于哲理的语言表达出来，形成制度、规范、口号、守则。

3. 自我设计 在现有的组织文化基础上，根据护理组织的特色，发动组织全体成员参与组织文化设计。通过各种设计方案的归纳、比较、融合、提炼，集组织成员的信念、意识和行为准则于一身，融共同理想、组织目标、社会责任和职业道德于一体，设计具有特色的组织文化。

4. 倡导、强化 通过各种途径大力倡导新文化，使新观念人人皆知。在组织管理过程中，管理者要通过各种手段强化新的价值观念，使之约定俗成，为广大成员接受和认可。

5. 实践、提高 用新的价值观指导实践，在活动中进一步把感性认识上升为理性认识，从实践上升到理论，不断提高组织文化的层次。

6. 适时发展 在组织发展的不同阶段，组织文化应有不同的内容，不同的风格，应根据形势的发展和需要，使组织文化在不断更新中完成再塑造和再优化。

组织文化坚持“以人为本”，强调文化认同和群体意识的作用。护理管理者可通过创造自己独特的护理组织文化，激发护理人员的工作积极性，为病人提供优质服务，赢得良好的社会效益和经济效益。

（刘晓丹）

思考题

1. 某医院在2010年以公开、公平、公正、择优的原则，对合同制护士进行综合量化考核，选择10名合同制护士转为正式在编护士。此项举措调动了合同制护士的工作积极性，对稳定护理队伍具有重要的意义。请结合案例论述护理组织文化的内涵和特点。

2. 某地区发生地震，医院的骨科病人急剧增加，护理部从医院的其他科室抽出8名骨干护士临时到骨科，由骨科护士长统一安排工作。请结合案例论述组织工作动态性特点。

3. 研究生毕业的护士小刘是医院护理部的干事，主要承担临床医院的护生带教工作。为了提高医院临床护士的带教水平，刘护士决定在有带教任务的各疗区选拔符合带教条件的护士承担专职带教工作，并对带教护士进行每月一次，每次1～2天的集中学习和培训。这种做法受到一些护士长的批评，为此疗区护士之间出现了一些矛盾。请你根据组织设计的原则分析案例，提出存在的问题，并给予妥善的解决。

第四章 人力资源管理

学习目标

1. 掌握护理人力资源管理职能，熟悉护理人力资源管理的目标和特点。

2. 初步掌握录用决策及招聘工作评估，熟悉招聘录用体检和试用考察，了解护理人员招聘程序。

3. 掌握护理人员的排班方法，熟悉护理人员编设的原则及护理人员编设的计算法，了解影响护理人员编设的因素。

4. 掌握绩效考核的目的、基本原则及程序，学会一种绩效考核的方法，熟悉护理人员培训的目的与功能，了解护理人员培训的程序。

5. 学会规划自己的护理职业生涯，熟悉职业生涯规划的基本原则，了解职业生涯规划的基本概念。

案例：新护士的困扰

莉莉是80后独身女。护理本科毕业后顺利就职某三甲医院。作为一名新护士莉莉对工作充满着热情和憧憬，但工作中屡屡失误：护理病历书写不规范，医嘱处理不全面，技术操作力不从心，总觉着同事在背后议论她、排挤她，护士长不相信她……莉莉渐渐失去了工作信心。眼见着一年的轮转期过去了，莉莉心里充满了困惑。

想一想：

1. 莉莉工作中屡屡失误的原因是什么？如果你工作之初，希望医院管理者为你做些什么？你怎样避免工作中的失误？

2. 如果你是莉莉的话，应该如何规划自己的护理职业生涯？

人力资源管理是护理管理的重要组成部分，包括对护理人员的选聘、使用、考评、培训和人力资源开发管理，直接关系到护理服务的正常进行和工作质量的提高，因而重视并加强护理队伍的选人、用人、育人工作，充分发挥护理群体的作用，是护理管理者的主要职责，也是护理事业发展的需要。

第一节 护理人力资源管理概述

在所有的管理对象中，人是首要的因素，员工的素质和行为表现是实现组织目标的关键，人才便是资本。因此，要发展我国的护理事业，必须拥有一支高素质的护理管理队伍。

管理名言

一切问题首先都是人的问题。

——美国管理学家T·彼得斯

人力资源管理(humam resource management，HRM)也称人员管理或称人员配备，包括一切对组织中的员工构成直接影响的管理决策及实践活动。就其职能来说，就是通过采取措施，对组织的人和事进行合理安排，以达到调动员工的积极性，使组织成员的个人潜能发挥到最大限度，减低人员成本，配合其他管理职能，提高组织效率，实现组织目标的工作过程。

护理人力资源(nursing staff resources)是以促进疾病康复，提高全民健康水平，延长寿命为目标的国家卫生计划所需要的一种人力资源。他们是受过专门的护理职业培训，能够根据病人的需求而提供护理服务，贡献自己才能和智慧的人，包括已经在卫生服务机构工作的护理人员；正在接受教育和培训，达到一定的技术水平或获得相应从业资格，能提供卫生服务的人员。

一、护理人力资源管理的目标和特点

人力资源管理是将组织的员工作为一种资源，并有效利用人力资源实现组织目标的过程。人力资源管理是组织的基本管理职能之一，其主要内容是通过人员的获取、保持、评价、发展和调整等一系列管理活动来保持一个高素质的员工队伍；同时，通过高素质的员工来提高组织劳动生产效率、工作质量和经济效益，以实现组织目标。护理人力资源管理是应用现代管理科学的基本理论和技术，对护理组织的人才需求进行科学的规划、选配、使用、培训、考核和开发的管理过程，是护理管理者为护理组织作好选人、用人、育人和留人的工作。通过护理人力资源管理实现人事相宜，人尽其才，提高护理工作效率，保证护理工作质量，完成护理组织目标的目的。

(一) 护理人力资源管理的目标

护理人力资源管理(nursing staff resources management)的最主要目标就是根据医院的结构、目标、护理模式，给予每个护理单元，每个班次提供足够的、高质量的护理人员。让组织中每个护理人员的优势、潜能得以充分发挥并取得最佳的护理绩效，最大限度地提高组织效率。具体如下：

1. 根据护理人员的能力将其安置于适宜于优势、潜能得以充分发挥的岗位，并有效地利用护理人员的特长使医院护理服务能力更显成效。

2. 通过对护理人员个体行为的规范统一，运用科学方法解决护理人事问题，为医院培养训练有素的护理人力资源，造就结构合理、和谐的护理团队，促使组织目标的实现。

3. 营造良好的工作氛围，提供护理人员职业发展空间，满足护理人员的多层次需求，提高护理人员对工作的满意度，让每个护理人员在组织中均能得到个人职业生涯的最大发展。

4. 不断完善组织管理模式，以适应社会、经济发展和内外环境的变化，提高护理人力资源管理效率。

护理人力资源管理的目标概括起来，即要达到人员与岗位的匹配、人员与人员的科学匹配、人员贡献与工作报酬的匹配。

（二）护理人力资源管理的特点

护理人力资源是所有护理资源中最重要的资源，它具有以下 4 个特点：

1. 复杂性 护理人力资源的管理包括护理人员的培养、分配、考核、晋升、继续教育、职业发展和奖惩等，是个复杂的过程。其中任何一个环节出了问题都会影响到护理人力资源的开发、使用，而且这些环节仅仅依靠护理部门是不能解决的，需要全院乃至全社会的重视和支持。

2. 长效型 护理人力资源是护理资源中最珍贵的，需要很长时间的培养。医学教育事业是影响久远的事业，要满足日益提高和不断变化的护理需求市场，必须以长远的，发展的态度来谋划和培养护理人力资源。

3. 动态性 护理人力资源中的专业技术和实践活动是始终变化发展的，这就要求管理者要用发展的，动态的理念对护理人力资源进行有计划地组合、调控、使用及管理。

4. 情感性 护理人力的投入和产出不同于其他资源那样容易计算，护理人力资源中的每一个成员都蕴藏着极大的潜力。护理人力资源合理的分配也不同于其他资源那样容易实现；激励护理人力资源开发的因素众多而复杂，不同类型的护理人力，其激励因素不尽相同。其中最有效的莫过于对情感的激发，必须采取多种措施，最大限度地发挥每个成员和每个群体的积极性和创造性，以最小的投入，获得最大的效益。

二、护理人力资源管理职能

医院护理人力资源管理的主要职能包括以下几个方面：

（一）护理人力资源规划

护理人力资源规划（nursing staff resources planning）是医院人力资源管理部门和护理职能部门，根据护理组织目标及护理业务范围，评估和确认护理人力资源现状及发展趋势，明确护理人员需求并做出人员需求规划的过程。护理人力资源规划包括三个方面的工作：①评价现有的护理人力资源。②预估将来需要的护理人力资源。③制定满足未来护理人力资源需要的行动方案。护理人力资源规划不仅可以保证护理人力资源管理活动与医院的任务和目标相一致，而且还可以保证护理人力资源管理活动的各个环节相互协调。

（二）护理人员的选聘与录用

护理人员的选聘是医院护理管理组织及时吸纳足够数量具备应聘条件的个人并与护理岗位匹配的过程。该过程的关键点是寻求足够数量具备岗位资格的应聘者，以供组织在护理人员的选择上具有更大的自主性，保证组织护理人员的质量。录用则是从众多合格申请人中挑选出最适合组织的人选，同时通知申请人被录用的过程。人员的招聘与录用过程是一项艰苦细致的工作，需要通过多种途径，选择最节约的方式，在一定时间内最大范围地选拔出适合岗位需要的护理人才。

（三）护理人员的培训与使用

护理人员的培训和使用是护理人力资源管理的核心内容。对现有的护理人员进行培训，是为了保证护理人力资源尽可能适应医院未来发展的需要和满足护理人员自身提高的需求。按计划对护理人员进行教育培训与智力潜能开发，不断提高他们的职业道德、文化素养和业务水平以满足医院发展及服务病人的需要。护理人员使用是管理者将招聘的护理人员分配到具体护理的岗位上，赋予他们具体的职责、权力，使他们进入工作角色，开始为实现组织目标发挥作用。通过培训和使用护理人员，能保证在高效率、高质量地完成护理工作任务的同时，有利于促进个人发展，增加工作的满足感，最大化地实现医院目标与个人价值。

（四）护理人员的绩效评价

运用科学、合理的评价标准方法，对护理人员的工作情况进行客观、准确、公正的评价，是医院人力资源管理最重要的内容之一。护理人员绩效评价的目的是帮助护理人员把今后的工作做得更好，更加富有成效。护理人员的绩效评价为护理管理人员提供了对护理人员进行奖惩、培训、调整、升迁、离退、解雇等人事决策依据。

（五）护理人员的职业生涯规划管理

现代护理人力资源管理越来越重视护理人员的职业生涯规划与职业发展。根据护理人员的自身特长，结合组织的需要，为护理人员制定职业生涯发展规划，开发其潜能。结合每一位护理人员的具体职业生涯发展目标，引导护士正确认识自我，正视专业，主动计划未来，充分发挥自己的潜能，在实现组织目标的同时满足自己的需求，在个人和专业发展中达到自我实现的最高境界。

（六）护理人员的薪酬管理及劳动保护

护理管理者应根据护理人员的岗位、资历、态度、业绩等，结合国家相关政策法规，制定具有吸引力的工资报酬、福利标准等薪酬管理体系。科学合理的薪酬体系不仅能满足护理人员物质上的需要，同时还能给予护理人员精神上的满足感，吸引护理组织所需要的人力资源，有利于护理组织的稳定与发展。由于护理工作性质特殊，护士常常暴露于各种现存或潜在的危险因素中，容易造成职业损伤。加强职业防护，采取有效措施为护理人员提供健康、安全的工作环境，保护护理人力资源，也是护理人力资源管理不可或缺的内容。

（七）护理人员的档案管理

人力资源管理部门和护理管理职能部门均有责任保管护理人员的档案资料，包括护理人员个人的基本情况、学历、工作经历及绩效、薪酬和福利记录、培训和晋升情况等，使之真实、完整、准确和系统地反映护理人员情况。

（八）其他

护理人力资源管理还包括在组织内建立合理的护理人力资源经济分析，建立护理人力资源会计，核算护理人力资源的成本、价值、投资的利润率，加强护理人力资源的财务管理。对护理人员的关怀也是现代人力资源管理中的重要内容，包括对护理人员的激励、奖惩、压力分析、心理咨询、人际交往的组织等。不仅要从物质待遇上关心他们，更重要的是从心理上关心、支持他们。

第二节 护理人员的招聘

招聘（recruit）是吸引足够数量的个人并鼓励其申请到组织工作的过程。招聘护理人员是人力资源管理的工作之一，关系到护理工作的质量和组织目标的实现，招聘包括从外部招聘、接收毕业生、内部调整和晋升等方式，应按以下步骤进行。

一、职务分析

职务分析（job analysis）也称岗位分析（posts analysis）它是采用科学方法收集工作信

息，分析工作信息，再按工作的性质、繁简、难易和所需资格条件，分别予以分类与评定的过程。职务分析是人力资源管理工作中其他所有工作的基础。它的主要目的有两个：第一，弄清楚企业中每个职位都在做些什么工作；第二，明确这些职位对员工有什么具体的从业要求。职务分析为制定人力资源规划、人员招聘、员工培训、绩效考核、薪酬管理等工作提供科学决策的依据，保证事得其人，人尽其才，人事相宜。护理职务分析的意义在于有利于选拔和任用合格的护理人员，有利于制定有效的人事预测方案和人事计划，有利于设计积极的人员培训和开发方案，有利于提高工作效率，为考核和升职提供标准和依据。

（一）工作岗位设置

职务分析指导着工作岗位的设置，一般应遵循因需设岗、因事设岗、规范化、整分结合、最少岗位数、人事相宜的原则。

（二）确定岗位等级

通过岗位分析，列出评价工作岗位要素指标，形成岗位评价工具，确定岗位价值等级，进而明确求职者的任职实力。通过岗位机制和护理人员任职实力的匹配，在人力资源管理实践中，根据岗位价值或任职实力发放薪酬、确定培训需求。

（三）岗位定员定编

依据岗位分析，确定岗位工作任务、人员要求、工作规范等，据此可以有效地将人员配置到相关的工作岗位上。

（四）职务说明书

职务说明书的编写是在职务信息收集、比较、分类的基础上进行的，是岗位分析的最后环节。职务说明书是对职务性质、类型、工作环境、资格能力、责任权限及工作指标的综合描述，用以表达职务在组织内部的地位及对工作人员的要求。

二、寻求符合护理岗位的候选人

根据职务分析的结果确定岗位所需的人员类型及数量、设定招聘计划及程序。

（一）招聘资源

候选人可在组织的内部和外部招聘。内部可能是寻找人力资源的最好着手处，特别是在大的医院，有许多对新的工作岗位有兴趣的人才，他们或许能成为优秀的职位候选人。在某些岗位或特殊科室面临招聘困难或社会需求大于人员供给时，也可通过培训内部人员提供新雇员。

（二）招聘宣传

常采用组织内部推荐、发布招聘广告（报纸、杂志、电视等）、参加毕业生交流会等方式传播信息，以吸引更多人员参与应聘。

三、招聘考核和面试

（一）招聘考核

包括理论考核和技能考核两部分。考核内容主要针对具体护理岗位的职责要求进行选择，以掌握应聘人员的专业知识和岗位能力，对一般护理人员考核的重点是护理基础知识和基本技能。如选择护理管理人员，除上述考核内容外，还要增加管理相关知识和能力的考核。

（二）招聘面试

面试小组一般由3～6人组成，包括人事部门、护理主管部门及用人护理单元的护士长等有关人员。主要针对应聘者的专业知识、沟通表达能力、判断能力、思维能力、应变能力等方面，考察应聘者对岗位的适合程度。面试的过程一般如下：

1. 面试准备。

2. 礼节性问候和建立关系。

3. 正式面试　向应聘者询问与必备资格及工作密切相关的问题。主考人员可根据事先拟定的招聘提纲或招聘表格内容逐一询问，得到相关信息。表格的设计应根据招聘岗位的要求而定，表格要求简单明了，易于操作（见表4-1）。

表4-1　护理人员面试考核表

面试编号________ 姓名________ 性别________ 毕业学校、时间________				
一般情况：（30分）				
	学历：本科（10分）	大专（8分）	中专（5分）	
	外语：六级（5分）	四级（3分）		
	普通话：一甲（5分）	一乙（4分）	二甲（3分）	二乙（2分）
	外貌：好（10分）	中（7分）	差（5分）	
表达能力：（35分）				
	表达清晰：好（15分）	中（10分）	差（5分）	
	内容准确：好（10分）	中（7分）	差（5分）	
	灵活应变：好（10分）	中（7分）	差（5分）	
职业素质：（35分）				
	专业思想：好（15分）	中（10分）	差（5分）	
	学习态度：好（10分）	中（7分）	差（5分）	
	逻辑思维：好（10分）	中（7分）	差（5分）	
综合意见：				
	总得分：________			
	是否考虑录用：是________否________			
	拟推荐部门：1. 内科　2. 外科　3. 妇产科　4. 儿科　5. 重症监护　6. 其他			

4. 解答应聘者的问题　主考人员应尽力为组织树立积极的形象。

5. 面试结束　向面试者说明下一步的安排。

四、录用体检和试用考察

（一）录用体检

对考试合格的应聘者进行体格检查，以确认应聘者在体力、身体方面能否胜任工作。

（二）试用考察

在实际工作中，应对拟聘用人员进行真实工作能力的考察，以提高人员招聘的有效性。试用时间可根据医院、部门或拟聘用人员本人的实际情况而定，一般试用1～3个月。试用期满后，具体试用部门对拟聘用人员在试用期的表现是否符合条件和是否胜任工作做出鉴定。合格者将正式聘用，经试用不符合录用条件的人员，可给予辞退。

五、录用决策及招聘工作评估

(一) 签订聘用合同

负责试用的护理主管部门根据拟应聘人员在试用期的表现予以推荐，人事部门与试用合格的人员签订聘用合同。

(二) 招聘工作评估

对于整体的招聘程序进行评估，以使组织聘用到总体条件最好的护理人员。有时候，组织没能聘用到最好的护理人员，这种情况下，应当选择条件与岗位最接近的护理人员。招聘工作的评估能有效避免两类错误：一类是错误录用，即录用了本该淘汰的人员；另一类是错误的淘汰，即本应录用的人员被淘汰了。只有通过整体的招聘程序评估，才能对应聘者的能力尽可能真实、准确地描述，从而保证招聘工作的可靠性和有效性。

第三节 医院护理人员的配置与使用

医院护理人员配置即护理人员编设(programming of nursing staff)，是为各病区提供合理数量和质量的护理人员，以满足病人护理需求的过程。由于医院类型、等级、规模、病人数量、护理工作量等方面的差异，所编设护理人员的数量、层次也有所不同。

一、护理人员编设的原则

(一) 功能需要原则

满足病人的护理需要，实现护理目标是编设护理人员数量与结构(年龄、学历、职称等)的主要原则。同时还要根据医院的类型、等级、规模(病床数)、科室设置、仪器设备、建筑布局、护理工作量等实际情况进行综合考虑。

(二) 结构合理原则

合理编设护理人员，主要体现在护士群体的结构比例，包括从事行政管理、教学科研与临床护理人员的比例；不同学历和专业技术职称比例；老、中、青不同资历比例等。如普通病房从事护理技术操作的以初级职称的青年人为主，急诊科、ICU等科室需配备较大比例高学历、临床经验丰富、专科知识与实践能力较强的人员，同时保证不同职称、学历、职务和老中青结构合理，比例科学，以达到护理人员能级对应，优势互补的群体工作氛围，从而保证高质量的护理服务和护理人员对工作的满意度。

(三) 经济效能原则

人力资源管理的核心即是提高组织效率，使经济效能最大化。医院管理体制的改革和自身发展，要求护理管理者对人力、物力、财力、时间、信息等资源进行有效核算、监测和控制，因而编设和使用护理人员时，应将医院内一定数量和不同层次的护理人员进行优化组合，使不同年龄阶段、个性、特长的护理人员充分发挥个人潜能，做到各尽所能，优势互补，在保证优质、高效的基础上减少人力成本的投入。

(四) 动态调整原则

现代社会中，科学技术和医疗护理技术飞速发展，医学器械设备不断更新，病人对医疗护理质量的要求也不断提高，因而护理人员的编设应随着时代的发展保持动态调整，不断吸纳具有新观念、新知识、新技术的护理人员。同时重视护理人员个体的发展趋势，分析个体特点与岗位要求的匹配程度，以实现人员与岗位、人员与人员、人员贡献与工作报酬的最佳匹配，加强对护理人员的规范化培训和继续教育，以适应医院发展的需要。

二、影响护理人员编设的因素

（一）工作量和工作质量

工作量和工作质量是影响护理人员编设的主要因素。工作量主要受床位数、床位使用率、床位周转率、门（急）诊病人就诊率、手术开出率等因素影响；工作质量与护理业务范围的广度和技术难度有关，不同类型与级别的医院，不同护理方式（如功能制或整体护理），不同护理级别病人所要求的护理质量标准不同。整体护理病区的建立、专科特色的发展和新的诊断治疗仪器设备的使用，对护理人员的数量和质量提出了更高的要求。

（二）人员数量和人员素质

工作量的多少与人员数量成正比，然而工作量是要求在保证质量的基础上。人员数量固然重要，但主要是人员素质。技术、品德、心理素质较高的护理人员，编设可以少而精，且有利于提高工作质量和效率；若编设的护理人员素质差、能力低，不仅需要的人数多，且影响工作质量和效率。

（三）人员比例和管理水平

医院内各类人员的比例、护理系统的管理水平以及与医院行政、医技、后勤等部门的相互协调，直接影响护理工作的效果和对护理人员的编设。

（四）政策法规和人员特征

一些政策法规，如节假日、公休日、病事假、教育培训等方面的政策法规，可影响护理人员的编设，护理人员中，女性占绝对多数，“五期假”的假期多，也会影响护理人员的编设。

（五）工作条件和社会因素

不同地区、不同自然条件的医院，需要的人力有所不同，医院的建筑、布局、配备和自动化设备等工作条件，也是影响人员编设的因素。

医院在社会中的地位、医疗保险制度和护理对象的经济状况、社会背景、文化层次、年龄特征等，都会影响护理人员的编设。

随着社会的不断发展，还会产生新的影响因素，在进行护理人员编设时，应综合考虑。

三、护理人员编设的计算方法

（一）按卫生部《编制原则》计算法

卫生部1978年颁布的《综合医院组织编制原则试行草案》（以下简称《编制原则》），对城市综合医院、医学院校的综合性附属医院和县医院的人员编设做出了明确规定。

1. 医院各类人员总编设

（1）病床与工作人员之比：根据各医院规模和所担负的任务，将医院分为三类，病床与工作人员之比分别为下列标准。

1）300张床位以下的医院，按1∶1.30～1∶1.40计算。

2）300～500张床位的，按1∶1.40～1∶1.50计算。

3）500张床位以上的，按1∶1.60～1∶1.70计算（见表4-2）。

表 4-2 综合医院人员编设方案

适用范围(床)	计算基数(床)	床位与工作人员之比	工作人员总数(人)	卫生技术人员数(人)	护理人员数(人)
80～150	100	1∶1.3～1∶1.4	130～140	91～98	46～49
151～250	200	1∶1.3～1∶1.4	260～280	182～196	91～97
251～350	300	1∶1.4～1∶1.5	420～450	298～320	149～160
351～450	400	1∶1.4～1∶1.5	560～600	403～432	201～216
451以上	500	1∶1.6～1∶1.7	800～850	576～612	288～306

注:①护理人员内包括助产士名额;②病产假等预备额已计人总编设内

(2)各类人员的比例

1)卫生技术人员占医院总编设的70%～72%,其中护理人员占50%,医师占25%,其他卫生技术人员占25%。

2)行政管理和工勤人员占总编设的28%～30%,其中行政管理人员占总编设的8%～10%(见表4-3)。

表 4-3 医院各类人员比例

卫生技术人员	其中						行政管理人员	工勤人员
	医师	护理人员	药剂人员	检验人员	放射人员	其他医技		
70%～72%	25%	50%	8%	4.6%	4.4%	8%	8%～10%	18%～22%

【例1】 某医院有病床400张,根据卫生部《编制原则》,其工作人员的编设约为多少人?其中卫生技术人员最多可配备多少人?护理人员多少人?

根据卫生部《编制原则》,300～450张床位医院工作人员的编设按1∶1.4～1.5计算,即400×1.4～400×1.5=560～600(人)。

卫生技术人员占总编设的70%～72%,则最多配备560×72%～600×72%=403～432(人)。

护理人员占卫生技术人员的50%,应为403×50%～432×50%=202～216(人)。

2. 工作量及人员编设

(1)每名护理人员承担的床位工作量(见表4-4):

表 4-4 每名护理人员承担床位数

科别	每名护理人员担当床位数		
	白班	小夜班	大夜班
内、外科 妇产科 结核科 传染科	12～14	18～22	34～36
眼、耳鼻喉、口腔科 皮肤科 中医科	14～16	24～26	38～42
小儿科	8～10	14～16	24～26

(2)病区护理人员的编设

护理人员包括护士和护理员，护士和护理员之比以 3∶1 为宜；病区护理人员所承担的护理工作量，不包括发药和治疗工作，发药及治疗工作，每 40～50 张床还需增设 3～4 名护士；每 6 名护理人员(助产士)另增加替班 1 名。

【例 2】 某医院外科病区有病床 45 张，卫生部《编制原则》，可配备护理人员多少人(给药及治疗工作按 4 名护士计算)？

按卫生部《编制原则》，外科每名护理人员担当的病床工作量为：日班 12～14 人，小夜班 18～22 人，大夜班 34～36 人，则 45 张病床的外科病区，分管床位的护理人员为：

①$\frac{45}{12}+\frac{45}{18}+\frac{45}{34}\approx 7.55$(人)；②$\frac{45}{14}+\frac{45}{22}+\frac{45}{36}\approx 6.55$(人)

另外，给药及治疗护士应加 4 名，则：

①$=7.55+4\approx 11.55$(人)；②$=6.55+4\approx 10.55$(人)

根据文件规定，每 6 名护理人员增加替班 1 名，则该外科病区护理人员的编设应为：

①$=11.55+\frac{11.55}{6}\approx 13.48$(人)；②$=10.55+\frac{10.55}{6}\approx 12.29$(人)

即：12～14(人)

(3)非病区科室护理人员的编设：

1)门诊护理人员与门诊医师之比为 1∶2。

2)住院处护理人员与病床之比为 1～1.2∶100。

3)急诊室护理人员与医院总床位之比为 1～1.5∶100。

4)急诊观察室护理人员与观察床位之比为 1∶2～3。

5)婴儿室护理人员与病床之比为 1∶3～6。

6)注射室护理人员与病床之比为 1.2～1.4∶100。

7)供应室护理人员与病床之比为 2～2.5∶100。

8)手术室护理人员与手术台之比为 2～3∶1。

9)助产士与妇产科病床之比为 1∶8～10。

以上各部门每 6 名护理人员(助产士)另增加替班 1 名。

【例 3】 某医院有病床 400 张，根据卫生部《编制原则》，急诊室、供应室各配备护理人员多少人？该院手术室有 10 张手术台，应配备多少护理人员？

按卫生部《编制原则》，急诊室护理人员与床位之比为 1～1.5∶100，则应配备护理人员

$\frac{400}{100}\times 1\sim\frac{400}{100}\times 1.5=4\sim 6$(人)。

供应室应配备护理人员为

$\frac{400}{100}\times 2\sim\frac{400}{100}\times 2.5=8\sim 10$(人)。

手术室 10 张手术台应配备护理人员为 20～30 人。

(4)护理管理人员的编设：见第三章第二节护理管理组织系统。

3. 护师以上专业技术职务的岗位设置及编设比例　1985 年，卫生部在试行专业技术职务聘任制中，对护师以上专业技术职务的岗位设置做出如下规定：

(1)一般病区：①护师：每 15～20 张病床设 1 名；②主管护师：每 30～40 张病床设 1 名；③正、副主任护师：在医教研任务较重，护理专业技术要求较高，具有 3 种专业和床位在 150

张以上的大科，设1～2名。

(2)手术室：①护师：每2张手术台设1名；②主管护师：在开展4种以上专科(普外、胸外、脑外、泌尿外、骨科、妇产科、五官科等)的手术室，每6～8张手术台设1名；③副主任护师：在开展专科手术种类多，技术复杂(如体外循环)，8张手术台以上者设1名。

(3)特种病房(ICU、CCU、血液透析、烧伤等)：①护师：每张病床设1～2名；②主管护师：每4张病床设1名；③正、副主任护师：重症监护中心设1名。

(4)急诊室(科)：以急诊室(科)护士的比例计算：①护师：每5名护士设1名；②主管护师：在有内、外、妇、儿等4科以上的综合急诊室，每2～3名护师设1名；③正、副主任护师：急诊科设1名。

(5)供应室、营养科(室)：①300张床以上的医院，任务繁重，设备复杂，开展多种消毒灭菌业务、卫生监测和营养技术工作，设护师或主管护师1～3名；②300张床以下的医院，仅完成一般消毒灭菌、供应和营养技术工作，设1～2名。

(6)护理部：正、副主任护师1～3名；主管护师若干名。

(二) 按实际工作量计算法

根据我国分级护理要求，计算每名病人在24小时内所需的直接护理和间接护理的平均时数，即"平均护理时数"确定实际工作量，进一步推算出护理人员编制人数和编制比例(计算方法略)。

(三) 卫生部《医院分级管理标准》计算法

1989年，卫生部关于《医院分级管理办法(试行草案)》和《综合医院分级管理标准(试行草案)》中，提出医院各级人员编设标准(见表4-5)。

表4-5 各级医院人员编设基本标准

项目	标准		
	一级医院	二级医院	三级医院
总人员编制(床∶职工)	1∶1～1∶1.4	1∶1.4	1∶1.6
卫生技术人员比例(%)	80	75	72～75
护理人员占卫技人员比例(%)	38	50	50
医师(含医士)与护理人员之比	1∶1	1∶2	1∶0.4
病床与病区护理人员之比	—	不少于1∶0.4 (300床以下不少于0.3)	1∶0.4
护师以上职称人员比例(%) (占护理人员总数)	≥10	≥20	≥30
护理员占护理人员总数(%)	≤33	≤25	≤20

【例4】 某三级甲等医院有病床1000张，依据卫生部《医院分级管理标准》，全院工作人员的编设为多少人？护理人员的总编设最多为多少人？其中需护师以上职称人员多少名？

按照《医院分级管理标准》，三级医院工作人员的总编设(床∶职工)为1∶1.6，即1000×1.6=1600(人)；卫生技术人员占总编设的72%～75%，护理人员占卫技人员的50%，则护理人员的总编设最多为：

1600×75%×50%=600(人)；

需护师以上职称的人员≥30%，应为：600×30%=180(人)。

四、护理人员的排班

排班是病区护士长的重要工作之一，由于护理工作是24小时连续工作制，护理人员必须轮流上班，护士长应根据本科室专业特点、护理目标、工作量、人力、时间等进行科学、系统的安排，以确保病人安全和护理工作的优质、高效。

(一) 排班的基本原则

1. 满足护理需要原则　以病人的需要为中心，确保24小时连续护理，合理安排各班次，保证相互衔接，尽量使医疗、护理、清洁工及后勤人员的工作互不干扰重叠，提高工作效率。

2. 工作量均衡原则　掌握工作规律，保持各班工作量均衡。护士的工作量以白天多、夜间少，工作日多、节假日少为特征，应根据病人需要护理的时间规律，合理安排人力，保持各班工作量均衡，必要时适当调配。

3. 结构合理原则　科学合理地对各班次护理人员进行搭配是有效利用人力资源，保证临床优质护理服务的关键。排班时应根据病人情况，结合护理人员的数量、专业能力和专科护理水平等进行有效组合，尽量缩小各班次护理人员在技术力量上的悬殊；保证每个班次都有能够处理护理疑难问题的护理人员，做到新老搭配，优势互补，保证各班护理质量，保证病人安全，防范护理纠纷。

4. 保持公平原则　适当照顾护理人员的特殊需求，排班时，应以一视同仁的态度爱护、体谅所有护理人员，使护理人员产生公平感和满意感。受到公平对待是加强组织凝聚力、调动护理人员工作积极性的重要保证。

5. 效率原则　有效的护理人力资源管理是在保证优质护理服务的前提下把护理成本消耗控制在最低水平。护士长在排班时，要有效运用人力资源，充分发挥个人专长，通过按职上岗，将护理人员的专长、优势与病人的护理需要相结合，提高工作成效，增加病人及其家属的安全感和信任感，提高护理工作满意度。

(二) 排班的类型

依照排班权力的归属分为三类：

1. 集权式排班(centralized scheduling)　排班者为护理部或科护士长，主要由个人决定排班方案。其优点为管理者掌控全部护理人力资源，可依各部门工作需要，灵活调配合适人员，如某病区护理工作量增加、护士休病假、产假等；缺点是对护理人员的个别需要照顾少，可能会降低工作满意度。

2. 分权式排班(decentralized scheduling)　排班者为病区护士长。护士长广泛征求护理人员的建议后进行排班，是目前最常用的排班方式。其优点是管理者能充分了解本部门的人力需求状况，进行有效安排，也能照顾护理人员的个别需要；缺点是受病区护士长职责范围的限制，无法调派其他病区的人力，排班花费的时间较多。

3. 自我排班(self scheduling)　由病区护理人员自己排班。可激励护理人员的自主性，提高工作满意度。采用前应先拟定排班原则，集体讨论排班方案，试行后不断修改、完善排班方案。优点：①提高护理人员的积极性；②增强团体凝聚力；③护士长与护理人员关系融洽；④护理人员调班少；⑤护士长节省排班时间。缺点是无法调派其他病区的人力。

(三)影响排班的因素

根据排班的原则,做到科学、合理、公正、有效率的排班很不容易,在实施中,不能忽视影响排班的若干因素:

1. 医院政策 排班与人员编设数量、群体结构组成情况有密切关系,受医院相关政策影响。

2. 护理人员素质 护理人员的学历层次、工作能力、临床经验、心理素质、心理和身体状况均是排班时需考虑的因素。

3. 护理分工方式 不同的护理分工方式,人力需求和排班方法也不同。

4. 部门的特殊需求 监护病房、手术室、急诊室等护理单元各有其工作的特殊性,人员需求量和排班方法也与普通病区不同。

5. 工作时段的差异 每天24小时的护理工作量不同,白班工作负荷最重,小夜班、大夜班依次减轻,人员安排也由多到少。

6. 排班方法 各医院因机构、政策、人力配备、工作目标和管理方式不同,排班的方法也不同。

(四)排班的方法

在护理实践中,排班的方法多种多样,没有固定的模式,各医院可根据自身政策、采用的护理方式、护理人员的数量与素质、各部门病人的特点及护理工作量等灵活安排。

1. 每日三班制排班法 目前使用较为广泛,即将一日的24小时分为三个基本班次,按照早班、小夜班、大夜班等进行安排,每班工作8小时,一般由7~8名护士进行轮班,人员多时可增加白班的力量,设定固定的排班模式,每个护理人员都熟悉排班规律和休假时间,既利于相互之间的合作与配合,又便于安排个人生活。其优点为人员均有公平而预知的休假时间,上班人力固定,班次与时间变化少,减少排班所花费的时间。

(1)单人三班制:每班只安排一个护士,早、晚配备帮班,适当安排白班,责任护士与早班、小夜班及大夜班护士之间进行病人、病情及物品交接,主要适用于病人数量和危重程度变化不大,夜班工作量较少的病区。优点是:①上班与休息时间集中。②夜班轮换少。③节约人力。缺点是:①夜间病区有紧急情况或工作量大时,一个护士顾及不周。②夜班工作时间长,护士较疲劳。

(2)双人三班制:每班安排2位护士,适当安排白班,责任护士与早班、夜班之间进行病人、病情及物品交接,主要适用于危重病人多、护理工作量大、专科性强(如心血管内科、神经内科、脑外科等)的病区。优点是:①24小时均有2个护士值班,且保证大小夜班护理工作量较大或抢救病人时有2位护士相互分工与协作;②新老护士搭配上班,有利于新护士的成长;③夜班有4小时休息时间,护士乐于接受。缺点是需要的人力多。

2. 每日二班制排班法 将一日的24小时分为二个基本班次,按白班、夜班排班,每班安排1个或多个护士,工作12小时,同时上下班,由6~8名护士进行轮换,必要时增加白班人数,白班与夜班之间进行病人、病情及物品交接。同样设定固定的排班模式,既利于相互之间的合作与配合,又便于安排个人生活,主要适用于产房、手术室及眼科等小病区。优点:①上班与休息时间集中,便于路途较远的护士上下班,也便于护士参加学习。②节约人力。缺点是连续工作时间过长,易出现精力不充沛的现象。

知识链接

弹性排班的尝试

现在推行的是APN弹性排班法，即将不同层级、不同工作能力和工作经验的护士分成几个小组进行排班，以保证每班都有两位以上护士值班的排班模式。APN排班总体思路是按A班（8:00~16:00）、P班（16:00~0:00）、N班（0:00~8:00）三班的原则安排班次，并对护士进行层级管理。有些医院已经开始试行，新的制度总有它的好处，关键还在于护士配置是否到位，人数够了，好办事；否则，巧妇难为无米之炊，再优良的种子，也开不出真花、结不成实果。

有的医院则改变传统排班模式，实行早晚两班制。将传统的早、中、晚三班制的护理排班模式，改变为早、晚两班制，轮换周期为一个月，以减少交接班频度，让病人在住院时间里接触到相对固定的护士。

2010年卫生部发布的优质护理服务标准在临床护理管理中要求合理调配护士人力。护理部应根据临床护理工作的需要，对全院护士进行合理配置和调配。护理部掌握全院护理岗位、护士分布情况。科护士长、病房护士长可以在科室、病房层面根据工作量调配护士，体现以病人为中心。有条件的医院可以建立机动护士人力资源库，保证应急需要和调配。依据护理工作量和病人病情配置护士，病房实际床位数与护士数的比例应当≥1∶0.4。每名责任护士平均负责病人数量不超过8个。一级护理病人数量较多的病房，护士配置应当适当增加。护士分层管理。在实施责任制护理的基础上，根据病人病情、护理难度和技术要求等要素，对护士进行合理分工、分层管理，体现能级对应。合理实施排班。兼顾临床需要和护士意愿，合理实施排班，减少交接班次数。病房排班有利于责任护士对病人提供全程、连续的护理服务。充实临床一线护士数量，稳定临床一线护士队伍。临床一线护士占全院护士比例≥95%。

知识链接

优质护理服务示范工程

2010年1月卫生部在全国卫生系统开展“优质护理服务示范工程”活动。指导思想是坚持“以病人为中心”，进一步规范临床护理工作，切实加强基础护理，改善护理服务，提高护理质量，保障医疗安全，努力为人民群众提供安全、优质、满意的护理服务。活动的目标是：病人满意；社会满意；政府满意。活动主题是：“夯实基础护理，提供满意服务”。活动重点内容是：①建立健全有关规章制度，明确岗位职责。②切实落实基础护理职责，改善护理服务。③深化“以病人为中心”理念，丰富工作内涵。④充实临床护士队伍，加强人力资源管理。⑤完善临床护理质量管理，持续改进质量。⑥高度重视临床护理工作，保障措施到位。

第四节　护理人员的培训与绩效考核

护理人员的培训与绩效考核是护理人力资源管理的重要内容，是优化护理人力资源结构，激发护理人力资源潜力，提高护理人力资源使用率的有效措施。培训是指组织有计划、有组织、及时连续地对组织成员实施的系统学习和开发潜力的行为过程。绩效考核是组织采取特定的方法和工具对组织成员的工作效果进行考核评价的过程。

一、护理人员培训的目的与功能

(一) 护理人员培训的目的

1. 角色转变需要 帮助护理人员了解医院宗旨、文化、价值观和发展目标,增进护理人员对组织的认同感和归宿感。尽快适应角色。

2. 满足工作需要 学校教育主要是完成基础教育和基本专业技术教育,毕业时所拥有的仅仅为基础理论知识与技能操作方法。进入医院护理岗位后将从事的工作大多数则是专业性较强的理论知识与技能,所以必须对他们进行相应的培训。

3. 适应发展需要 随着社会、经济、医学科学技术和教育的发展,只有通过接受培训,才能顺应发展的需要,不断转变观念,更新知识,提高技能,发展能力。

4. 提升素质需要 培训可以促使具有不同价值观、信念、工作习惯的护理人员,按照社会、市场、岗位及管理的要求,形成统一、团结、和谐的工作团队和饱满的精神状态,提升护理人员整体素质,提高工作效率,创造优质护理服务质量。

(二) 护理人员培训的功能

1. 掌握工作基本方法 通过培训,使新上岗的护理人员或调到新岗位的护理人员尽快进入工作角色,掌握工作基本方法,履行角色职责。

2. 理解护理工作宗旨 通过培训,帮助护理人员理解组织和护理工作的宗旨、价值观和发展目标,提高和增进护理人员对组织的认同感和归属感。

3. 改善护理工作态度 通过培训,强化护理人员的职业素质,为创造优质护理服务质量奠定基础。

4. 制定职业生涯规划 通过培训,协助护理人员结合自身特点制定职业生涯发展规划,使护理人员在完成各项护理工作的同时有意识地关注自身的发展,自觉地提高个人素质,最大限度地发展个人潜能。

在注重对个体培训的同时,有计划地进行护理人力资源团队的建设,以利于护理工作的顺利开展,有效优化护理质量,保障护理人力资源的可持续发展。

二、护理人员培训的程序

目前的护理人员培训程序一般由三个阶段组成:培训前准备阶段、培训中实施阶段和培训后评价阶段。

(一) 培训前准备阶段

主要是进行培训需求分析、培训前测试和确立培训目标。培训需求分析是从医院发展、工作岗位需求及护理人员个人要求三个方面考虑。培训需求分析是确立培训目标、制定培训计划和评价培训效果的依据。

(二) 培训中实施阶段

在确定培训需求的基础上,培训者要根据目标制定出相应的培训计划。培训计划包括培训内容、时间安排、培训方法、学习形式、培训制度、受训人员和培训人员及必要的经费预算等内容。培训内容的选择应体现学习目标,既要考虑培训的系统性,也要考虑培训的可行性、适宜性。培训人员的选择要注重资格(教师本身的专业性)和责任心。培训方法与学习形式的选择应根据培训的目标、医院条件和岗位需求综合考虑。

(三)培训后评价阶段

培训评价是保证培训效果的重要一环,其主要包括四个步骤:

1. 确立评价目标 以目标为基础确立评价标准。标准应具体、可操作、符合培训计划。

2. 控制培训过程 是指培训过程中不断根据目标、标准和受训者的特点,矫正培训方法和控制培训进程。培训过程中注意观察,及时了解培训情况,及时获得培训过程中的信息,矫正偏差,保证培训取得预期效果。

3. 评价培训效果 包括培训效果的评价和培训经费使用的审核两个方面。常用的评价方法有:

(1)书面评估表评价课堂理论培训效果。

(2)小组讨论形式评价,让受训者讲述学习收获和对培训的建议。

(3)相关试卷测试及技能考核。

(4)岗位实际工作考核,观察受训者在工作中使用新知识、新技能的情况。

(5)问卷调查,通过问卷比较受训者培训前后的工作表现。

培训经费使用的审核包括:培训费用支出的有效性、可控性及合理性。

4. 迁移评价效果 是指把培训的效果应用于临床护理工作中,促进临床护理工作的优质化。

三、护理人员培训的形式和方法

(一)培训形式

1. 岗前培训 岗前培训是使新员工熟悉组织,适应环境和岗位的过程。对刚进入工作单位的护士来说,最重要的是学会如何去做自己的工作以及保持与自己角色相适应的行为方式。岗前培训能帮助新护士放弃自己与组织要求不相适应的理念、价值观和行为方式,以便尽快地适应新组织的要求、工作准则和工作方法。岗前培训首先要使新护士在和谐的气氛中融入工作环境,为以后的工作打下良好的基础。其次,要使护士了解医院的组织文化、经营思想和发展目标,帮助护士熟悉胜任工作的必要知识技能和职业道德规范,了解医院和护理系统的有关政策、规章制度和运转程序,熟悉岗位职责和工作环境。

2. 脱产培训 脱产培训是根据医院护理工作的实际需要选派不同层次的护理骨干,集中时间离开工作岗位,到专门的学校、研究机构或其他培训机构进行学习或接受教育。这种培训可以系统地学习相关理论,因此,对提高培训人员的素质和专业能力具有积极影响。脱产培训包括短期或长期脱产学习、学历教育和新技能培训等形式。

3. 在职培训 是指护理人员边工作边接受指导、教育的学习过程。这种培训方法多采用导师制,即由高年资护士向低年资护士传送知识和技能的过程。这种指导关系不仅体现在操作技能方面,同时,在价值观的形成、人际关系的建立以及合作精神培养等方面都具有指导意义。

培训的安排有集中式、分散式、集中与分散相结合三种。集中式是由护理部统一安排所有新护士参加护理部组织的培训;分散式则由各临床科室护士长组织相应的临床师资,对进入本科室的新护士进行针对性的专科培训。集中与分散相结合则兼有上述两种形式。

(二)培训的方法

1. 讲授法 是一种以教师讲解为主的知识传授方法。通过教学人员的讲解可帮助学员理解有一定难度的知识。并且可同时对数量较多的护理人员进行培训。讲授法培训也可以结合案例分析进行讨论。可用于职业道德、规章制度、专科护理技术、护士礼仪等培训。

2. 演示法 是借助实物和教具，通过操作示范，使学员了解某项操作的完成步骤的一种教学方法。如心肺复苏术；呼吸机、监护仪、输液泵的使用等内容。演示法能激发学习者的学习兴趣，有利于加深对学习内容的理解。也可通过运用光盘、录像带、幻灯片等教具介绍医院的发展情况、医院环境、组织规模等，进行护士职业道德、行为规范、基础护理操作技术等教育。

3. 案例分析法 是通过观察和分析，让学员针对案例提出问题并找出解决问题方法的一种教学方法。案例分析法可以培养学员观察问题、分析问题和解决护理问题的实际能力。

4. 讨论法 是一种通过学员之间的讨论来加深对知识的理解、掌握和应用，并能解决疑难问题的培训方法。讨论法有利于知识和经验的交流，促使受训者积极思考，从而锻炼和培养实际工作能力。

5. 研讨会 是以学员感兴趣的题目为主，进行有特色的演讲，并发放相关材料，引导学习者讨论的培训方法。研讨会需要合适的场地，对参会人员数量和时间也有一定要求，这些因素都限制了研讨会的举行。适宜于在学校、研究机构或其他培训机构进行。

6. 其他方法 视听和多媒体教学法、角色扮演等方法均可选择性地运用于护理人员的培训教育。计算机网络技术的发展、远程教育手段等技术的应用，为提高护理人员的培训质量提供了更加广阔的前景。

（三）培训的内容

1. 公共部分 由护理部制定培训计划并组织实施，一般为1～2周。包括医院简介、医院环境、医院组织体系、有关规章制度、职业道德、护士礼仪与行为要求、有关法律法规及护理纠纷的防范、基本护理技术、急救技术（如心肺复苏）、院内感染预防、护理文书书写等，有些医院还组织新护士的授帽仪式。

2. 专科部分 由各临床科室分别制定计划并逐项落实，普通科室为3～4周，ICU、CCU、急诊科一般为6～8周。包括熟悉本科室环境、人员结构、各类人员职责、各班工作要求、质量控制标准等，以及本科室常见病和常见急症的主要临床表现、治疗（救治）原则及护理措施、主要专科检查和特殊诊疗技术的临床应用及主要护理措施（如各种造影检查、心电监护、呼吸机的应用）等。

（四）培训的考核

1. 公共部分 由护理部统一组织安排，分为理论和技能两部分，理论部分包括有关规章制度、职业道德、护士礼仪与行为要求、有关法律法规及护理纠纷的防范、护理文书书写等内容；技能部分为主要基础护理操作技术、护士礼仪及语言的考核。

2. 专科部分 由各专科护士长组织有关临床师资负责，以理论考试为主，包括护士的职责、各班工作要求、本科室常见病和常见急症的临床表现、治疗（救治）原则及护理措施、专科主要检查和特殊诊疗技术的临床应用及护理（如各种造影检查、心电监护、呼吸机的应用）等。

（五）护士的继续护理学教育

继续护理学教育是继护士的规范化培训之后，以学习新理论、新知识、新技术和新方法为主的一种终生性护理学教育。主要内容包括学术会议、专题讲座、调研考察报告、护理疑难病例讨论会、技术操作示教、专题培训班等，一般以短期和业余学习为主。

1. 学分授予　继续护理学教育实行学分制，分为Ⅰ类学分和Ⅱ类学分。

2. 学分制管理　继续护理学教育实行学分制，可按照《继续医学教育学分授予试行办法》执行。

知识链接

护理人员继续教育学分制要求

护理技术人员每年参加经认可的继续护理学教育活动的最低学分为25学分，其中Ⅰ类学分须达到3~10学分，Ⅱ类学分达到15~22学分。省、自治区、直辖市级医院的主管护师及其以上人员5年内必须获得国家级继续护理学教育项目授予5~10学分。护理技术人员在任期内每年须修满25学分以上（包括25学分），才能再次注册、聘任及晋升。

四、绩效考核的目的、基本原则

绩效（performance）是指员工按照组织期望所表现出的工作数量、质量和成效。绩效考核（performance appraisal）是指组织采取特定的方法和工具对组织成员的工作任务进行考核评价的过程。是管理者结合被评员工的岗位要求和个人特点，对绩效水平达不到组织要求的护理人员进行调整、培训、转岗、留聘等管理活动。护理人员工作的效果受诸多因素的影响，要保证绩效考核的客观、准确、公正和有效，是对新时期护理管理人员的严峻挑战。

（一）绩效考核的目的

1. 人事决策作用　医院护理人员的晋升、晋级、培训、人事调整、奖惩、留用、解聘等护理人事管理决策均以绩效考核结果为依据的。科学合理的绩效考核机制，有利于护理管理者对护理人员做出公正的评价，为医院准确识别人才和合理使用人才提供客观依据。

2. 管理控制作用　分析绩效考核的结果可帮助护理管理者确认护理人员的职业素质与岗位任职之间的差距。管理者可通过绩效考核将护理人员存在绩效问题的原因进行分析归类，确认导致绩效不良的主客观因素。同时绩效考核的结果也反映了护理人员之间的差距，避免良莠不分或平均主义。

3. 激励作用　绩效考核结果指导护理管理者确认护理人员对组织的贡献大小，以此作为组织奖惩决定的依据。奖励成绩优异者可形成激励效应，进而使组织期望行为得到强化和巩固；批评惩罚绩效低劣者，可形成危机激励，促使其及时改进不良工作表现。考核标准本身也为护理人员提供了工作指南。

4. 教育和协调作用　在绩效考核基础上确定培训需求、制定有针对性的培训计划，从而使绩效考核发挥极大的教育作用。通过绩效评价，加强了不同护理单元之间、评价者和被评价者之间的沟通和协调。

5. 人才储备作用　提供储备人才的人事资料，对护理人员发展趋势做出预测，为护理管理者提供护理继续教育的参考内容和方向，以保证护理人力资源的可持续发展。

（二）绩效考核的基本原则

护理人员绩效考核就是考核护理人员工作的效果、效率、效益。在进行考核时应遵循以下基本原则：

1. 标准客观化原则　护理人员考核标准应根据工作内容建立，评价护理人员业绩的标准必须是其工作的具体内容。制定标准的依据应按工作岗位职责设定，如护士、护士长、护理部主任的岗位职责不同，评价指标也不同。同时，制定评价标准时应尽量使用可衡量的指标，以便提高评价标准的客观性和可操作性。

2. 标准公开化原则 护理人员工作评价标准应经专业人员审定并公之于众，使护理人员明确组织对他们的期望行为和业绩的水准，帮助他们找准工作努力的方向。避免护理人员对绩效考核标准不了解而影响工作业绩。

3. 评价标准化原则 绩效评价标准化原则的含义是：①同一负责人领导下从事同种工作的人员使用同一评价方法。②评价间隔时间基本相同。③定期安排所有人员的评价反馈会议和评价面谈时间。④提供正式的评价书面资料，被评价者应在评价结果上认可签字。

4. 评价激励原则 绩效评价的目的之一是激励下属更加努力工作，保持饱满的工作热情。对工作出色的护理人员应给予成就激励，以巩固和维持组织期望的业绩；对工作表现不符合组织要求的护理人员应给予适当批评、教育或惩罚，帮助其找出差距，建立危机意识，促进工作改进。

5. 评价结果公开化原则 护理人员的绩效考核结果应及时予以公布，向护理人员提供持续性的反馈，帮助他们把工作做得更好。及时公布考核结果，有利于护理人员正视自己的优缺点，有利于工作的持续改进，不足之处的弥补，提高护理人员的业绩。

6. 评价面谈原则 评价面谈为管理者和被管理者提供了一个交流思想、交换意见的机会，对护理人员本身的发展和管理者能力的提高都是极为重要的。评价面谈一般包括三方面内容：肯定被考核人的工作业绩；帮助被考核人确定改进工作的目标及达到目标应采取的措施和建议；征询被考核人对考核的建议。

五、绩效考核的形式、方法、程序

（一）绩效考核的形式

目前医院常用的绩效考核形式有领导评价、同行评价、自我评价、下属评价以及综合评价；有月评、季度评、年度评等多种形式。

1. 直接领导评价 护士的绩效由所在护理单元的护士长负责评价。优点是对被评者了解全面，便于树立威信；缺点是评价者易重业绩轻其他，有时会导致矛盾产生。

2. 同行相互评价 该形式使用较为广泛。优点是相互非常了解，能较准确地评价；缺点是共同完成的工作业绩难以区分归属，因相处时间长评价往往带有感情色彩。

3. 自我评价 优点是能对自己的工作进行反思，利于纠正缺点，发扬优点；缺点是少数人规避缺点，只说优点，评价前须培训。

4. 下属评价 优缺点与直接领导评价下属相似。

5. 综合评价 将上述几种方法综合使用。优点是可提高评价结果的可靠性和有效性，使评价工作更具有实质意义；缺点是时间和经费花费较大，管理者应根据组织的具体情况择优选用。员工的绩效评价是组织中必不可少的管理环节，在评价系统中，评价培训和参与者之间的信任是保证评价结果准确、全面、公平、公正的关键。

（二）绩效考核的方法

采用的方法应根据考核对象、考核目的合理选用。

1. 目标管理评价法 是目前被广泛使用的绩效考核方法，即管理者与护理人员共同制订工作与行为目标，定时按目标考核。优点是护理人员直接参与目标值和评价标准的制定，激励自我认识与成长，同时按目标达到的程度为基准进行评价，是比较具体和客观的绩效考核。缺点是目标设计时，需与下属统一意见较费时间。此法要求目标的制订具体、可测量、量化，如年内护理理论考核成绩达85分以上，技术操作考核达95分，继续教育学分≥25分/年，撰写并发表护理论文1篇/年等，可避免评价的主观性和难以操作性。

2. 绩效评价表法　是按照护理人员各种岗位职责和操作技能要求的行为活动和成绩绩效，设计出不同的分数进行评定。可采用百分制评定、五分制评定或等级评定（ABCDE）。也可设计成图表或用文字描述评定等级，由评价者对被评者做出相应等级点加以评定。该方法容易测量，省时省力，便于比较，但考核项目的制定及等级区分度较难把握。

3. 行为特征评定法（也称评语法、描述法）　是常用的评定方法之一，是评价者用描述性文字对护理人员的行为特征如工作能力、工作态度、业绩状况、优点与不足、培训需求等方面做出评定的方法。优点是简单易行，缺点是评定易带有主观性，尤其当考核者对下属不了解时，可能会导致评定偏差。

4. 实绩记录法　以被考核者实际工作情况的记录为考核依据，通常是发放统一的表格，按日或按周记录实绩，定期进行考核评价。如上夜班次数、出勤情况、参加危重病人抢救例数等内容。

5. 关键事件法　当护理人员的某种行为对部门或组织的工作和效益产生无论是积极的还是消极的重大影响时，护理管理者应当及时把它记录下来，这样的事件称为关键事件。使用该方法进行的绩效评价贯穿于整个评价阶段。优点是促使评价者多接触被考核者，了解实际情况；缺点是需要评价者记录被评者的工作内容多，耗费时间。

6. 强迫选择比较法　要求按规定的等级比例对被评者绩效进行评定。如上级规定考核的比例标准为：优秀占10%，良好占20%，合格占40%，不合格占30%。评定者须按规定的选择比例来划分护理人员的等级。优点是拉开了被考核者之间的等级差距，便于进行相对比较，缺点是由于选择比例的限制，评定的结果不一定完全符合等级标准。

此外，还有其他仅供参考的非正式考核方法，如观察护理人员的言语、询问、收集病人及其家属对被评者的反映等。管理者应根据组织目标和考核目的，结合实际情况有目的地选择一种或几种评价方法。根据工作岗位职责和评价目的选择恰当的绩效评价指标是整个绩效评价工作的关键，也是保证绩效评价有效性的重要环节。

（三）绩效考核的程序

绩效考核的程序一般由确定绩效标准、组织实施评价、收集评价信息三个部分组成。

1. 确定绩效标准　即界定绩效的具体指标以及各指标的内容和权重。一般包括两个方面，一方面应明确被评价者应该做什么，即工作职责、工作质量等相关指标。另一方面是明确被评价者应该做到什么程度，即具体的工作要求、工作表现标准的指标。由于各项评价指标对工作的影响存在程度上的差异，因此，应给予每项岗位职务的各项评价指标以不同的权重数，方能反映各个工作要素的相对重要程度。

2. 组织实施评价　即制定出有效、可操作性强的考评方案并实施的过程。

（1）制定绩效评价实施计划，落实评价人员，确定被评者和时间。

（2）选择科学、实用、操作性强的评价工具。

（3）将被评者的实际工作表现与所制定标准进行比较。

3. 收集评价信息　将绩效考核所有信息收集并加以分析、总结，将评价结果向相关领导和部门反馈。

管理者对护理人员的评价应注重将定期正式的综合评价、部门的过程或阶段性评价与经常性的日常工作表现等方面结合起来，强调平时护理活动中护理人员在工作中的自我规范和自我约束，从而更准确、客观、公正地评价每个护理人员。

（四）绩效反馈与应用

绩效反馈与应用，即是部门或管理者与被评者沟通和应用绩效考评结果的过程。管理者应及时将评价结果提供给人力资源部门作为组织决策的依据，同时将评价结果告知被评者。反馈绩效有利于被评者了解自己的工作情况，促进管理者与护士一起分析工作中存在的不足及确定改进的措施。

第五节 护理人员职业生涯规划

招聘、选拔、培训等人事活动在医院中扮演着两种角色。首先，从传统意义上说，它们的作用在于为医院找到合适的工作人选；其次，人事活动越来越扮演着另外一个角色，就是确保医院的员工不断成长，使他们能够发挥出自己的全部潜能。人事管理之所以被称为人力资源管理，正是为了反映人事活动的第二种角色。许多医院越来越重视医务人员职业生涯规划与职业发展，强调要为员工提供帮助并提供机会，使他们形成较为现实的职业目标并能够实现目标。

一、职业生涯规划概述

（一）职业

职业（professional）是指人们为了维持生计，同时实现社会联系和自我实现而进行持续活动的方式。它既是对人们生活方式、经济状况、文化水平、行为模式、思想情操的综合反映，也是一个人的权利、义务和职责，是个人社会地位的一般性象征。职业的产生与发展，反映了社会的发展与进化，是社会劳动分工的必然产物。

（二）职业生涯

职业生涯（career）是指一个人在其一生中所承担工作的相继历程，主要指专业或终身工作的历程。职业生涯是个体获得职业能力，培养职业兴趣，选择职业，履行职责，直至退出职业劳动的完整的职业发展过程。护士职业生涯是指护理人员在从事的护理专业领域内的行为历程。职业生涯具有独特性、发展性、终生性、阶段性、整合性、互动性及易变性等特点。

（三）职业生涯规划

职业生涯规划（career planning）是指组织或个人把个人发展与组织发展相结合，对决定职业生涯的个人因素、组织因素和社会因素等进行分析，制定个人事业发展上的战略设想与计划安排。

二、职业生涯规划的基本原则

职业生涯规划原则是组织和个人在职业生涯设计时应把握的方向和准则。护理人员职业生涯规划的基本原则包括：

（一）个人特长和组织社会需要相结合原则

护理人员的职业生涯发展与医院的组织环境密切相关，有效的职业生涯设计应使个人优势在组织和社会需要的岗位上得到充分的发挥。认识个人的特征及优势是职业生涯发展的前提，在此基础上分析所处环境、已有的客观条件和组织需要，从而找到适合自己的职业定位。

(二) 长期目标和短期目标相结合原则

明确目标是职业发展的关键,也是个人追求成功的行为动力。目标越简明具体越容易实现,且能有效地促进个人发展。长期目标是个人对职业的整体设计,是职业生涯发展的方向,长期目标的实现是建立在一个个短期目标完成的基础上的。

(三) 稳定性与动态性相结合原则

人才的成长是一个漫长的过程,职业生涯发展需要一定的稳定性。但人的发展目标是处于动态的变化中的,当内外环境条件发生变化时,则应该审时度势,动态地调整自己的职业规划。

(四) 动机与方法相结合原则

确立了明确的发展目标和职业发展动机后,还必须结合所处环境和自身条件,选择符合自己发展的最佳途径。设计和选择科学合理的发展方案是规避职业发展障碍、保证职业发展计划落实、个人职业素质不断提高的关键。

三、护理人员职业生涯规划

(一) 护理人员职业生涯规划内容

护理人员职业生涯规划包括自我评估、内外环境分析、选择职业发展途径、设置个人职业生涯目标、选择实现目标的措施、评估和调整等内容。

1. 自我评估 是自己对个人在职业方面的相关因素进行全面、深入、客观认识和分析的过程。包括职业价值观、为人处世基本原则和追求的价值目标,已掌握知识的程度、人格特点、兴趣等相关因素。评估后形成自己的职业发展定位。

2. 内外环境分析 在制定职业发展规划时要分析环境的特点、个人职业与环境的关系、环境对自己职业发展的利弊因素等,如自己所属医院的发展战略、人力资源需求、成员结构、护理人员升迁的政策等,确认符合自己发展的环境,以便准确把握自己的奋斗目标和努力方向。

3. 选择职业发展途径 职业发展途径的选择要以个人评估和环境评估的结果为决策依据。选择的路径要与自己和环境的条件相符合,否则就难以达到理想的职业高峰。同时,护理人员的职业发展意愿还受到组织需求、医院条件、发展机遇等因素的限制,因此,个人应动态地对自己的职业定位随时调整。

4. 设置个人职业生涯目标 职业生涯目标设置的要求是:符合个人自身特点,符合组织需求,符合环境许可,目标要具体,高度要适宜,同一时期目标不宜过多。护理职业生涯目标的设定应分层次、分阶段,遵循长期目标和短期目标相结合的原则,有利于职业目标的顺利实现。

5. 选择实现目标的措施 为保证职业发展目标的实现,应选择有效的措施。如主动要求承担繁重和责任重大的工作,并如期保质保量完成;注意培养和提高人际交往能力,妥善处理组织中的人际关系;能预见实现未来职业目标将需要的知识和技能,并预期通过恰当的方式获得这些知识和技能;如果本组织内的职业道路不畅,会及时寻求通往其他组织的途径等。

6. 评估和调整 在实现职业生涯目标的过程中,需要个人对由于内外环境等诸多因素的不断变化带来的各种问题进行分析、总结,及时调整职业生涯目标,以保证职业生涯目标的最终实现。

(二) 实现护理职业目标的途径

1. 在护理人员个人职业生涯规划中,首先应明确自己的预期在哪里?哪个岗位或做哪项工作能为组织增加价值?而且要经常性地为组织的事业发展作出贡献,从而增加个人对组织的价值。

2. 预计未来职业目标实现将需要哪些知识和技能,并预期可以通过哪些方式获得这些知识和技能。

3. 在护理工作中主动要求承担更繁重和责任更重大的工作,并保质保量地完成工作任务。

4. 注意培养和提高人际交往能力,处理好组织中的人际关系。

5. 如果本组织内出现职业道路不通畅,可以选择通往其他组织的路径。

(三) 护理人员职业生涯的管理

护理人员职业生涯的管理即从组织的角度,对护理人员的职业生涯进行的一系列计划、组织、领导和控制等管理活动,以实现组织目标和个人职业生涯目标的有机结合。

在医院发展中,人与岗位的匹配一直是个至关重要而又极其复杂的问题。职业是否与个人匹配,严重影响着个人的工作成效和对社会的贡献。组织应考虑护理人员技能随工作经验的积累而增长的同时,设计出最适合于其发展成长的职业生涯目标与发展机会。组织性职业生涯管理是人力资源开发的前提,是妥善处理个人事业成功和医院健康发展的基础。护理人员职业生涯管理的主要内容,包括常规的职业生涯管理和职业生涯延伸管理两个方面。

1. 常规的职业生涯管理

(1)设定职业生涯目标,帮助职业适应。

(2)成立护理人员职业管理系统。

(3)建立护理人员职业发展通道。

(4)做好职业发展管理的基础工作。

(5)加强人力资源信息管理。

2. 职业生涯延伸管理

(1)关注员工健康。

(2)处理员工工作与生活的矛盾。

(3)退休员工的管理。

护理职业生涯管理是现代医院人力资源管理的重要内容之一,是医院帮助护理人员制定职业生涯规划和帮助其职业生涯发展的系统工作。管理者必须鼓励员工对自己的职业生涯负责,医院则必须提供自身的发展目标、政策、计划等,当个人目标与组织目标有机结合时,职业生涯管理方显出最大意义。

(陈素琴)

思考题

1. 为什么要对护理人力资源进行管理?护理人力资源管理有何职能及特点?

2. 对护理人员排班应按哪些原则进行？为做到科学、合理、公正、有弹性的排班，要尽量避免哪些因素的影响？

3. 医院是如何招聘护理人员的？

4. 结合人力资源管理所学知识，作为一名新时代的护生，你将如何规划自己的职业生涯？

5. 小李和小张护理本科毕业后同时受聘于某医院肿瘤科工作。小李性格开朗，善于与人交流，与同事、病人及病人家属关系融洽，负责的工作均能顺利完成，尤其虚心好问，大家很喜欢这位聪明活泼的姑娘。小张生性腼腆，工作勤奋，踏实肯干，总是第一个到岗，最后一个下班，遇事自己暗自琢磨，负责的工作从无差错，但与同事交流甚少。年终考核后，护理部觉得小张勤奋努力，踏实工作，于是在全院护理人员大会上表扬了小张，但是科室护理人员却认为小李更值得表扬。

想一想：

(1)作为管理者，你认为怎样使绩效考核公平、公正？

(2)如何通过对典型的表扬来激励全体员工的工作热情？

第五章　领导工作

学习目标

1. 熟悉领导者与管理者的区别、领导工作的原理和要求，了解领导、领导者的概念。

2. 熟悉行为领导理论，了解特征领导理论、权变领导理论。

3. 熟悉激励理论及作用，了解激励的概念、作用与模式，学会激励在实际工作中的应用。

4. 掌握沟通在护理管理中的应用、沟通的形式和常用的方法，了解沟通的概念、作用、过程。

5. 熟悉护理信息管理的内容与方法，了解护理信息的概念、作用与分类。

6. 掌握建设和改善人际关系的方法和途径，熟悉管理系统中的人际关系，了解人际关系的影响因素。

7. 熟悉处理冲突的方法及协调的原则、方法，了解冲突和协调的概念。

案例：新护士长的领导工作

某医院各科护理专业的技能和服务水平差别较大，为提高医院的护理质量，该院选拔了一批具有较高个人素质的护士长取代了不称职或工作热情较低的护士长。这些护士长上任后，积极组织护理人员学习业务知识，激励护理人员团结协作，热情对待人和事，经过一年时间的实践，大幅度提高了病房的护理工作质量。

问题：

1. 为什么病房的护理工作质量大幅度提高了？

2. 如何选拔护士长？

3. 护士长如何开展领导工作？

领导工作(directing)是管理职能之一，是实现组织目标的关键。领导工作的功效就是对组织中的全体成员辅以指导和领导，进行沟通联络，运用恰当的激励手段，对下属施加影响力，以统一组织成员的意志，保证组织目标的实现。

管理名言

一将无能，千军泄气。

第一节 领导工作概述

一、领导、领导者的概念

领导(leadership)是一种复杂的社会现象,其定义有多种。目前大多数学者认为:领导就是指挥、带领、引导和鼓励下属为实现目标而努力的过程。这个定义包括三个要素:一是领导者必须有下属或追随者;二是领导者应拥有影响追随者的能力或力量;三是领导的目的是通过影响下属而达到组织的目标。

护理管理中的领导职能即是将领导过程应用于护理工作中,是护理领导者指挥、带领、鼓励护理人员,共同完成护理目标,为病人提供高质量护理服务的过程。

领导是一个社会组织系统,该系统由领导者、被领导者、群体目标和客观环境四个要素组成。领导被理解为一个动态的过程,它是领导者、被领导者、环境相互作用和相互结合以实现群体目标的过程。

知识链接

领导者的行为主要表现

一是与人打交道,处理各种人际关系;二是与事打交道,决定各种事务;三是与时间打交道,合理安排时间。

领导者(leader)是一种社会角色,特指领导活动的行为主体,即能实现领导过程的人。现代管理学家德鲁克认为:"领导者的唯一定义就是其后面有追随者"。

二、领导者与管理者的区别

领导与管理有共同之处,也有区别。领导者和管理者可以合二为一,也可以相互分离。领导者处于领导过程的中心位置,其个人的特点直接关系到领导行为。斯蒂芬·P·罗宾斯在《管理学》中将领导者定义为"那些能够影响他人并拥有管理权力的人"。领导者与管理者在产生的方式、职权以及影响力等方面均有所不同。管理者是指上级指派的,有正式职权及特定的职权,此职权即所谓职位上的合法权力,如护理部主任可以行使计划、组织、控制等工作职权。领导者的职位是经上级任命或是群体内部自然产生的,领导者运用其影响力、领导才能与艺术,指导、影响群众完成组织目标,并不需要以正式职位为基础。身为管理者而不是领导者的情况是可能存在的。护理事业需要领导才能和管理才能恰当地结合,将管理者与领导者两个角色有效融合的高效管理人才。

三、领导权力与领导影响力

(一)领导权力

权力(authority)是一种控制力,又是一种影响力。根据权力来源不同,可以把领导权力分为职位权力和个人权力。

1. 职位权力 由组织中职位本身所具有的权威而产生的影响力。它主要表现为奖励权、强制权、法定权三个方面。

2. 个人权力 由领导者个人某些特性或素质所产生的影响力。这种个人权力属于非权力性影响力，其表现方式可概括为专长权、个人影响权两个方面。

领导者的权力是职位权力和个人权力的综合。

(二) 领导影响力

领导的实质就是影响。影响力(power)是指一个人在与他人交往中，影响和改变他人心理与行为的能力。领导者的影响力分为权力性影响力和非权力性影响力。

1. 权力性影响力 是组织正式授予而获得，通过职权体现的。构成权力性影响力的主要因素有传统因素、职位因素、资历因素等。

2. 非权力性影响力 由领导者个人素质和现实行为形成的自然性影响力。构成非权力性影响力的主要因素有品格因素、才能因素、知识因素、感情因素等。

领导影响力构成见图 5-1。

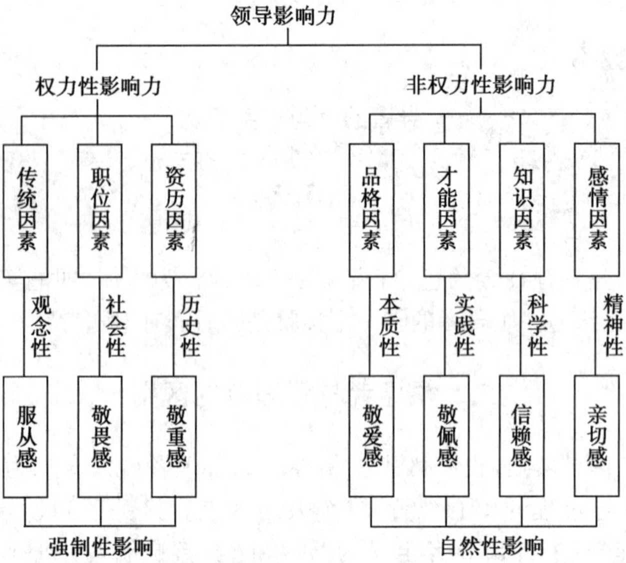

图 5-1 领导影响力构成图

3. 权力性影响力和非权力性影响力的特点与应用 权力性影响力对下属的影响具有强迫性，使其心理与行为表现为被动、服从，对其激励作用是有限的；权力性影响力随权力地位产生，并随权力地位的变化而改变，是外界赋予的，不稳定的，常靠奖惩等附加条件起作用。

非权力性影响力属于自然影响力，其影响力比较稳定和持久，使被领导者从心理上产生信服、尊敬、顺从和依赖感，进而改变其行为。

领导者合理使用两种影响力，可取得良好的领导效果。使用权力性影响力时应注意持审慎态度，尤其在奖罚时更应注意。非权力性影响力在影响力中占主导地位，因而提高领导者威信与影响力的关键在于提高非权力性影响力。

四、领导工作的原理和要求

知识链接

威信：领导者的影响力被下属所感知而产生的心理评价就是威信。威信高，能够达到“一呼百应”的效果；威信低，则出现“令不行，禁不止”的情况。

（一）领导工作的原理

1. 指明目标　让全体成员充分理解组织的目标和任务，就能使组织成员明确自己的职责，为实现组织目标作出自己的贡献；也可更好地满足组织成员的个人需求。

2. 协调目标　个人目标与组织目标协调一致，人们的行为就会趋向统一，从而实现组织目标并取得成效。

3. 命令一致性　领导者在实现目标过程中下达的各种命令越一致，个人在执行命令中发生的矛盾就越小，更易于实现组织目标。

4. 直接管理　上级与下级的直接接触越多，所掌握的各种情况就会越准确，领导工作就更有效。

5. 沟通联络　通过上下级之间有效地沟通联络，领导者向全体成员施加个人影响力，促使目标得以实现。

6. 激励　上级越是能够了解下级的需求和愿望并给予合理满足，就越能够调动下级的积极性，使之能为实现组织目标自觉地作出贡献。

（二）领导工作的要求

1. 不断鼓舞下属的士气　作为领导者，一方面要有坚定实现目标的信念，坚持不懈的精神和百折不挠的意志。另一方面，要经常激发下属的热情、忠诚和信心，即使面临极端困难，他们也会始终全心全意地支持所信赖的领导的各项工作。

2. 了解人们的工作期望　领导者应不断设计和维持一个良好的集体形象和环境，引导和促使人们对激励因素发生兴趣，使其发挥最好的作用。

3. 注意社会环境对人的影响　为下属创造一个良好的工作交流与沟通的社会环境是领导者的基本职责。

4. 进行合理安排　领导应给予下属相对艰巨一点的工作，但经过努力又能够完成，以发挥其潜能，增长才干。

5. 综合运用经济、行政、法律的方法　是领导工作达到目标的重要手段。方法对头，事半功倍；方法不对，事倍功半或徒劳无功，甚至铸成大错。

第二节　领导理论及应用

领导理论按其发展阶段大致分为 3 种类型：特征领导理论、行为领导理论和权变领导理论。

一、特征领导理论

特征领导理论（trait lead theory）是对领导者应具备的特征的研究。特征理论是研究领导者的心理特征与其影响力及领导效能关系的理论,又称为伟人理论或特质理论。其阐述的重点是领导者与非领导者的个人品质的差别。比较著名的有吉塞尔的领导品质论、斯托格笛尔的领导个人因素论、鲍莫尔的领导品质论。

仅仅使用特征并不能满意地、充分地解释富有成效的领导。具备恰当的特征只是使个体更有可能成为富有成效的领导者。

二、行为领导理论

行为领导理论(behaviorat theories of leadenship)研究领导者的风格和领导方式,行为领导理论主要有:

(一) 领导方式理论

领导方式就是领导者进行活动时对待下属态度行为的表现。领导方式理论认为,领导方式大体上有三种类型:专权型领导、民主型领导和放任型领导。

1. 专权型领导 又叫命令型、专制型、独裁型领导。是指领导者个人决定一切,布置下属执行。

2. 民主型领导 是指领导者发动下属讨论,共同商量,集思广益,然后决策。

3. 放任型领导 是指领导者撒手不管,下属愿意怎样做就怎样做,完全自由,一切悉听自便,毫无规章制度。

选择何种领导方式应因人、因事、因地、因时而异,在实际管理工作中,三种极端的领导行为并不多见,多数领导方式为混合型。

(二) 领导行为四分图理论

由美国俄亥俄州立大学的两位教授对大型组织的 1000 多种领导行为做了一系列深入的调查研究后,通过整理,归纳为两类主要领导行为,一类是任务型领导,另一类是关心型领导。任务型领导以工作为中心,注重组织目标的按期实现。关心型领导以人际关系为中心,善于同下属建立相互信任、相互尊重的关系。以任务为中心和以人为中心的两种不同的领导行为方式相互构成四种领导风格(见图 5-2)。

(三) 管理方格理论

管理方格是一张方格图,横轴表示领导者对生产的关心,纵轴表示领导者对人的关心,每个轴划分为 9 小格,第 1 格表示关心程度最低,第 9 格表示关心程度最高,整个方格图共有 81 个方格,每 1 小格代表对"生产"和"人"关心的不同程度组合形成的领导方式(见图 5-3)。

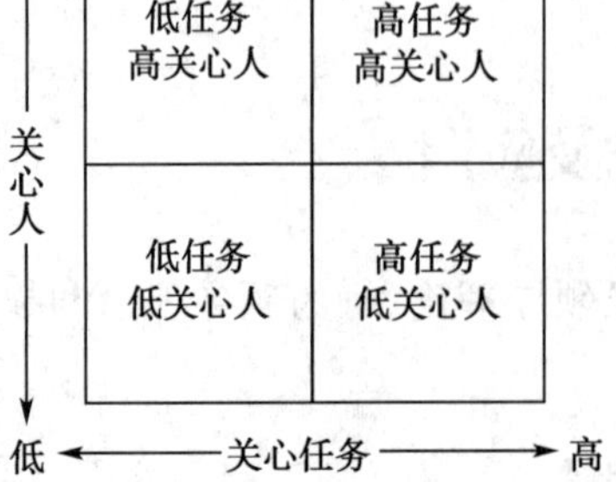

图 5-2 领导行为四分图

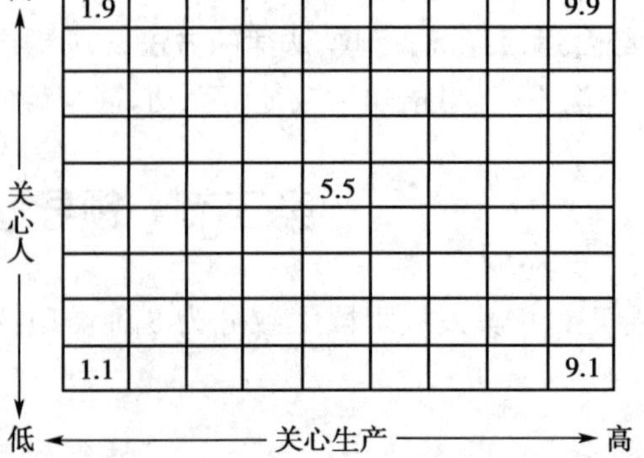

图 5-3 管理方格图

布莱克和穆顿在提出管理方式时，列举了5种典型的领导方式。

1. 1.1型　为贫乏式或虚弱式的管理。这类领导者对人、对工作都不关心，只是以最小的努力来完成必须做的工作及维持人际关系。

2. 9.1型　为权威式的管理。这类领导者高度关心生产和效率，而不关心人，也称为权威——服从型领导。

3. 1.9型　为乡村俱乐部式的管理。这类领导者只关心人而不关心生产。

4. 5.5型　为中庸式的管理。这类领导者对人和生产有适度的关心，维持一定的工作效率和士气。

5. 9.9型　为团队式的管理。这类领导既关心生产又关心人，使职工利益与组织目标互相结合，职工士气旺盛，在和谐的气氛中齐心协力地完成工作任务。

作为一个领导者，既要发扬民主，又要善于集中；既要关心组织任务的完成，又要关心职工的正当利益。

三、权变领导理论

权变领导理论，又叫情势理论。权变领导理论将领导活动看作是一个动态的过程，不存在一种普遍"适用的"或"最好的"领导方式，领导的有效性可以随领导对象的特点和环境条件的变化而变化。在权变领导理论中，比较典型的有费德勒的权变理论、路径——目标理论、生命周期理论等。费德勒的权变理论认为，决定领导效能的不是领导者稳定的特质和一定的行为，而是领导者、被领导者和环境条件三者的配合关系，即：

领导＝f(领导者，被领导者，环境)

关于领导理论，我们选择性地介绍了以上几种，可以结合护理工作实际，为我所用。

第三节　激励理论及其应用

激励(motivation)就是调动员工积极性的过程，是现代管理的核心问题。

一、激励概述

(一) 激励的概念

从词义上看，激励就是激发、鼓励的意思。"激励"本来是心理学的一个术语，是指影响人们的内在需求或动机，从而加强、引导和维持行为活动的过程。有效的激励只有符合护士的心理和行为活动的客观规律，才能达到激励的目的。

(二) 激励的作用

哈佛大学维廉·詹姆士通过对员工激励的研究发现，在按时计酬制度下，一个人要是没有受到激励，仅能发挥能力的20%～30%；如果受到有效的、充分的激励，就能发挥其能力的80%～90%。用公式表示就是：

工作绩效＝f·(能力×激励)

这一公式表明，在能力不变的条件下，工作绩效的大小，取决于激励程度的高低。激励程度不断提高，工作绩效就会愈来愈大；激励程度低，工作绩效也会随之下降。

激励是调动人的积极性的重要方法，是提升人的价值的有效措施，是增强组织凝聚力的根本途径。

(三) 激励的模式

激励的起点和基础是需要。激励的过程就是需要被满足的过程。激励的基本模式为：需要→动机→行为→目标→需要满足，并通过反馈构成循环。

二、激励理论及作用

激励理论大体上可以分为三类：内容型、过程型和行为改造型。

(一) 内容型激励理论

内容型激励理论(content motivation theory)着重研究人的需要内容和结构，及其如何推动人们的行为。其中最有影响的有需要层次理论和双因素理论。

1. 马斯洛的需要层次理论及作用 需要层次理论(hierarchy of needs theory)是由美国社会心理学家亚伯拉罕·马斯洛(Abraham Maslow)提出来的，因而也称为马斯洛需要层次理论。

马斯洛在《人类动机理论》一书中，把人的各种需要归纳为五大基本需要。

(1)生理需要：包括人类最原始的基本需要，如衣、食、住、行、性，即人类繁衍的最基本的物质需要。人的需要首先是生理需要的满足。

(2)安全需要：是指对人身安全、就业保障、工作和生活的环境安全、经济保障等的需要。

(3)社交需要：是指人们希望获得友谊、爱情和归属的需要，希望与他人建立良好的人际关系，希望得到别人的关心和爱护，在他所处的群体中占有一席之地。

(4)尊重需要：即人的自尊、尊重别人和被别人尊重的心理状态。具体地说，这一需要包括自尊心、自信心、威望、荣誉、表扬、地位等。

(5)自我实现的需要：是指促使自己的潜在能力得到最大限度的发挥，使自己的理想、抱负得到实现的愿望。这种需要往往是通过胜任感和成就感来满足的。当人的其他需要得到基本满足以后，就会产生自我实现的需要，马斯洛认为这是人最高层次的需要。

需要层次理论有两个基本出发点：人是有需要的，未被满足的需要对人产生激励；当某种需要被满足后，会产生高一层次的需要。

在马斯洛看来，人类价值体系中存在着两类不同的需要：一类是沿生物谱系上升方面逐渐变弱的本领或冲动，它被称之为低级需要；另一类是随生物进化而逐渐呈现的潜能或需要，它称之为高级需要。这两类需要在关系上一般表现为：生理、安全、社交是基础需要；尊重、自我实现是高层次需要。只有基础需要满足之后，高层次需要才会出现。

需要层次理论是激励理论的基础。对护理管理者的基本启示是：①认真分析护士的需要；②采用多种方式满足护士的需要；③满足护士的需要时，注重需要的序列性、潜在性。

2. 双因素理论及作用

双因素理论(two factor theory)是激励——保健理论的(motivation hygiene theory)简称，是由美国心理学家弗德里克·赫兹伯格(Frederick Herzberg)提出来的。赫兹伯格提出，影响人们行为的因素主要有两类：保健因素和激励因素。

(1)保健因素：也叫维持因素。是指与人们不满情绪有关的因素，是外在因素，属于工作环境或工作关系方面的，如组织的政策、管理和监督、人际关系、工作条件、工资等。若保健因素处理不好，就会引发对工作不满情绪的产生；若处理得好，就可以预防或消除这种不满。这类因素并不能对员工起激励作用，只能起到保持人的积极性，维持工作现状的作用。

(2)激励因素：是指与人们的满意情绪有关的因素，是内在因素，属于工作本身或工作内容方面的。主要包括：工作再现机会和工作带来的愉快，工作上的成就感，由于良好的工作成绩而得到的奖励，对未来发展的期望，职务上的责任感等。若激励因素处理得好，能够使人们产生满意情绪；若处理不当，就不能产生满意感，但也不会导致不满。

双因素理论对护理管理者的基本启示是：①提供充分的保健因素，以消除不满，但不要认为这样就能明显提高工作的积极性。②提供充分的激励因素是激发积极性的有效途径。例如整体护理的工作设计。同时对于成就突出者给予表扬、奖励、提升或晋升的机会，以不断激发员工的工作热情，提高工作效率。③注意化保健因素为激励因素，保健因素和激励因素不是绝对的，是可以转化的，要注意发挥两种因素的激励作用。

(二) 过程型激励理论

过程型激励理论(process incentive theory)研究的是从动机产生到采取行动满足需要的内在心理和行为过程。期望理论、公平理论是其中两个代表性的理论。

1. 期望理论(expectancy theory)及作用　期望指个体对于特定活动可能导致的特定结果的信念。期望理论是美国著名的心理学家和行为科学家维克多·弗隆姆(Victor vroom)首先提出来的。该理论认为，预测一个人想做什么和他投入多大的努力去做，取决于三个变量。第一，期望值，指个体对自己行为和努力能否达到特定结果的主观概率。第二，关联性，是个体对于良好表现将得到相应回报的信念，即工作成绩与报酬的关系。第三，效价，指奖励对个人的吸引程度，即个人在主观上对奖励价值大小的判断。

激励水平的高低可用以下公式表示：

$$激励水平=期望值\times关联性\times效价$$

期望理论对护理管理者的基本启示是：①管理者不要泛泛地抓各种激励措施，而应当抓多数成员认为效价最大的激励措施。②设置激励目标时应尽可能加大其效价的综合值。③重视下属的个人效价，护士对报酬有不同的价值观，有人重视金钱、物质方面的奖励，有人更重视领导的赞扬和组织的认可。

2. 公平理论(equity theory)及作用　公平是指人们的贡献(投入)多少应与其所得报酬相当。公平理论是美国心理学家亚当斯(Adams)首先提出来的，也称为社会比较理论。其基本观点是：当一个人做出了成绩并取得了报酬以后，他不仅关心自己所得报酬的绝对量，而且关心自己所得报酬的相对量。因此，要进行种种比较来确定自己所获得报酬是否合理。如果得到了公平待遇，就会心情舒畅，保持旺盛的工作热情。反之，就会产生心理压力而影响工作情绪，即公平是激励的动力。

公平理论对护理管理者的基本启示是：①影响激励效果的不仅有报酬的绝对值，还有报酬的相对值；②激励时应力求客观上公平，尽管主观判断上有差异，也不致造成严重的不公平感；③激励过程要注意对被激励者公平心理的引导，使其树立正确的公平观，绝对公平是不存在的，公平不是平均主义，不要盲目或无理攀比，不要按酬付劳；④管理者应当注意实际工作绩效与报酬之间的合理性；⑤在“按劳分配”的基础上，培养护士的奉献精神。

(三) 行为改造型激励理论

行为改造型激励理论(behavior modification theory)讨论人的行为，研究某一种行为及其结果对以后行为的影响。强化理论和归因理论是其典型代表。

1. 强化理论(reinforcement theory)及作用　强化指能使个体操作性反应频率增加的一切刺激。强化理论是美国心理学家斯金纳(B. F. Skinner)提出的操作条件反射理论的核心。该理论认为，人们为了达到某种目的，都会采取一定的行为，这种行为将作用于环境。

当行为的结果对他有利时，这种行为就重复出现；当行为的结果对他不利时，这种行为就会减弱或消失。根据强化的性质和目的，强化分为正强化、负强化、惩罚和自然消退 4 种形式。

强化理论对护理管理者的基本启示是：①要让护士明白怎样做才会得到奖励；②分阶段设立目标，及时给予强化；③尽量使用正强化。

2. 归因理论(attribution theory)及作用　归因是指观察者为了预测和评价人们的行为并对环境和行为加以控制，而对他人或自己的行为过程所进行的因果解释和推论。归因理论认为，人的行为的发生或多或少与自身内部原因和外界环境因素有关。美国心理学家魏勒(Weiner)将成功与失败归因为 4 种可能性：能力(稳定的内部因素)；努力(不稳定的内部因素)；任务的难度(稳定的外部因素)；机遇(不稳定的外部因素)。

不同的人对成功和失败有不同的归因，并导致不同情绪反应和行为表现。

归因理论对护理管理者的基本启示是：①了解与分析护理人员对行为的不同归因，掌握其态度与行为方向。②引导护理人员将成功归因于个人的能力和自己的努力，增强她们的自信。③改变护理人员对失败的消极归因，调动下属的主观能动性。

三、激励在护理管理中的应用

在现代护理管理实践中，以激励理论为指导，提出了许多行之有效的激励原则和方法，取得了较好的激励效果。

(一) 激励的原则

1. 物质激励与社会激励相结合　物质需要和社会需要是个体需要的两个方面，两者密不可分，不可偏废。只有把两者结合起来使用，才能达到较好的激励效果。

2. 正激励与负激励并举，以正激励为主　正激励和负激励从不同侧面对人的行为起强化作用。激励的实质就是为了调动人的积极性。因此，激励应以正激励为主，辅以负激励。

3. 差异化和多样化相结合　差异化就是根据组织成员的不同需要，有区别地进行激励；多样化就是不应拘泥于一种方式，而应该灵活运用多种激励方法。多样化的激励还可以引导需要产生变化，并加以利用，从而激发组织成员更大的潜力。

(二) 激励的方法

激励常用的方法有物质激励、目标激励、荣誉激励、情感激励、榜样激励、奖罚激励、工作激励等，在护理管理中常用下列六种特殊的激励方法。

1. 努力促成人与人之间的相互信任　人与人之间是“心有灵犀一点通”的，如果领导信任护士，护士的工作自主性增强了，就更容易通过自己的努力来展现其个性、智慧和技艺，也能更好地激发其积极性和创造性。

2. 让护士发现解决问题的方法　护士发现了解决问题的方法，就会使他们看到自己的价值和责任，一旦问题得到解决，他们就会有一种成功感和心理满足感。

3. 通过密切接触激励护士　“人非草木，孰能无情”，领导与护士的密切接触，可加强与护士的感情沟通，可真实地了解护士的需求，获得理想的激励效果。

4. 用欣赏的眼光观察护士的优点　领导的赏识是重要的激励因素，使护士感到满意与莫大的荣幸。

5. 用适当的沟通进行激励　领导与护士之间的沟通，为护士提供了一种释放情感的情绪表达机制，并满足了护士的社交需要。

6. 个性化的管理　个性化的管理充分体现了“以人为本”的思想。领导者应随时关注每一位护士的思想变化，用不同的方式满足护士合理的需求。

第四节　管理沟通与护理信息管理

管理沟通对于组织的重要性，如同血液循环对人体。可以说，没有沟通就没有人类的交往和社会活动。在护理管理中，每日有大量的沟通活动，如交班会、护理查房、护理人员会议、护士长与护士个别谈话、交班报告、护患交流等。据专家统计，一位病房护士长平均每日至少有 1/3 的工作时间用于沟通。

管理名言

人生的成功就是人际沟通的成功。

一、管理沟通概述

1. 沟通的定义　沟通(communication)是信息的传递与理解的过程。有时人们也用交往、交流、信息传达、传播等术语。沟通至少包括三个方面：传递、交流、分享。

2. 沟通的作用　沟通的关键在于使相互沟通的对象能够在适当的时候，将适当的信息，用适当的方法，传递给适当的人，从而形成一个健全、迅速和有效的信息传递系统。沟通可以澄清事实、交流思想、倾诉情感，降低管理的模糊性，为科学决策奠定基础；沟通是组织的凝聚剂、催化剂和润滑剂。

3. 沟通过程　沟通是一个复杂的过程，可通过以下的沟通过程模型予以说明(见图 5-4)。

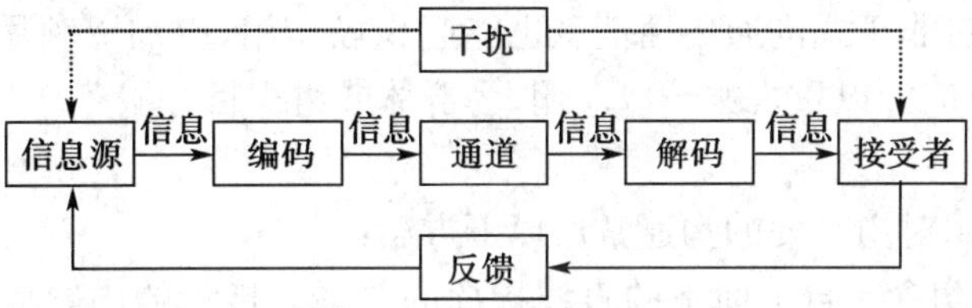

图 5-4　沟通过程模型

沟通的过程可以分解为发出信息、编码、传递信息、解码、反馈 5 个环节。沟通的 5 个环节都会受到噪声的干扰，使得沟通过程存在着信息的失真。因此，无障碍的沟通变得十分困难，沟通能力已成为衡量领导者水平的重要尺度之一。

4. 有效沟通的特征　有效沟通，是指信息发送者发出的信息与接受者接受的信息在意义上是相同一致的。其特征是及时、全面和准确。

二、沟通的形式和常用的方法

(一) 沟通形式

沟通的形式可以按媒介、方向和渠道等不同标准进行分类。

1. 按沟通的媒介分类　沟通可分为书面沟通、口头沟通、非语言沟通和电子沟通四类。

(1)书面沟通：是用图、文、字的表现形式来沟通。常见的有文字书写的规章、制度、标准、计划、报告、岗位职责、病历、记录等。其优点是具有清晰性和准确性，不容易在传递过程中被歪曲，可以永久保留，接收者可根据自己的时间和速度详细阅读、理解，但不能及时得到接受信息者的反馈。

(2)口头沟通:包括正式、非正式的面谈、会议等。其优点是信息发送者能立即得到反馈,了解所发出的信息是否被正确理解,这是一种双向沟通。缺点是有时缺乏书面沟通的准确性和清晰性。

(3)非语言沟通:非语言即不是通过语言传递。如通过手势、动作、姿势、表情、音调、音量、触摸、颜色、时间、信号、实物等沟通信息。含蓄的形式有:“弦外之音”,有时不被重视,但一般下级更为注意上级的表情姿态,“察言观色”。某些研究表明,人们的沟通至少有2/3是非语言沟通,非语言沟通往往反映人的真实思想感情。

(4)电子沟通:以电子符号的形式通过电子媒介进行的沟通,如电报、电话、电子邮件、计算机网络、录音录像等。随着现代信息和通信技术的发展,电子媒体在现代信息沟通中扮演越来越重要的角色。

2. 按沟通的方向分类 可分为垂直的、平行的和斜向的三类。

3. 按沟通的渠道分类 可分为正式沟通与非正式沟通。

(1)正式沟通:是通过组织正式的渠道进行信息的传递和交流。如传达会、汇报会等。行为学家发现在正式沟通渠道中存在轮式、“Y”式、链式、圆周式和全通道式五种典型的沟通网络。

(2)非正式沟通:是在正式沟通渠道之外进行的信息传递或交流。如会下交换意见,议论某人某事等。往往人的真实思想和动机在非正式沟通中表露出来,信息传递快,起着补充正式沟通的作用。现代管理非常重视非正式沟通渠道。

对非正式沟通经常产生不同的观点,有人认为传播非正式消息是散布流言蜚语,应严加禁止。有人认为通过非正式沟通传播消息也能起积极作用,应加以利用。非正式沟通是客观存在的,管理人员应加以重视并予以应用,为群体或组织目标服务。

(二) 常用方法

一个群体或组织对内对外的沟通常用以下方法:

1. 发布指示 隐含有自上而下的直线指挥的关系。指示的内容应该和实现组织目标密切相关。指示一般带有强制性。

2. 会议制度 会议能在人的心理上产生影响;可以集思广益,使成员彼此合作;还可以对每位成员产生约束力;还能发现人们尚未注意到的问题,而认真地考虑和研究。会议形式很多,有重要作用但不能滥用,应防止“文山会海”。

3. 交谈 就是领导者用正式或非正式的形式,在组织内同下属或同级交谈。

4. 其他形式 例如汇报、报表、口头或书面调查访问等形式。

三、沟通在护理管理中的应用

沟通对于完成各项护理工作的任务,提高护理工作质量与管理效率,减少医疗纠纷等非常重要。

(一) 谈话

领导者在近距离与人谈话,远比文件、命令、通知的效果要好,明智的领导者十分注重与人交谈。谈话就其本质既是人际交往,又是信息交流,具有很强的感情色彩。

1. 做好谈话计划 首先要确立谈话的主题,其次是时间和地点的安排,三是发出合适的邀请,四是充分了解被邀谈话者的性格、态度、气质、经历、文化及对这次谈话的可能反应等。

2. 善于激发下属的谈话愿望 领导者需注意态度、方式、语调等，并开诚布公，使下属愿意谈出自己的内心愿望。

3. 善于启发下属讲真情实话 真诚地、及时地、慷慨地赞美下属；讲究策略，顾全面子，间接批评下属；面对分歧，正确对待，巧妙地拒绝，勇敢地道歉，力争双方满意。

4. 掌握发问技巧，善于抓住重要问题 首先要为发问创造良好的气氛，建立彼此间的融洽关系，其次要多提开放性、引导性的问题，尽量避免提诱导性、歧视性的问题。善于将谈话集中在主要内容及急于解决的问题上。

5. 善于运用有效倾听的技巧。

（二）训导

训导指的是为了强化组织规范或规章，管理者所进行的活动。有效训导的实质主要包括以下7种行为：①以平等、客观、严肃的方式面对员工。②具体指明问题所在。批评应指明违规日期、时间、地点、参与者及其他环境因素。要用准确的语言界定过失。③批评应指向员工的行为而不是人格特征。④允许员工陈述自己对问题的看法和理解。⑤保持对讨论的控制。训导时，违规者会利用一切机会为自己开脱或干扰训导，因此，对员工从自己角度出发陈述事实时必须进行控制。⑥对今后如何防范错误达成共识。⑦逐步加重处罚，考虑环境因素。

（三）组织会议

会议的主要目的是交流信息、给予指导、解决问题、做出决策。要使会议达到预期的效果，应把握以下几个环节：

1. 做好会议的计划 明确会议的必要性，确定会议议题，安排会议议程，确定会议成员，安排会议时间与地点，准备会议资料，合理安排与会人员的食、住、行、购、娱、医等。

2. 善于主持会议 一是处理好议题，即会议的主题、中心；二是应付好与会者，使之达到目标。具体地说要把握4个要点，即：紧扣议题、激发思维、引导合作、恪守时间。

3. 做好会议的组织协调 会议的组织协调要遵循：明确的目的性、及时的应变性、果断的决策性、适当的灵活性。

4. 做好会议总结与会后工作 会后应做好：整理会议记录或纪要；报道会议消息，宣传会议精神；对会议的执行情况进行监督与检查。

（四）护理查房

护理查房是临床护理工作中为了提高护理质量及临床教学水平而采取的一种较好的管理方式。

1. 目的 护理查房，可以发现护理过程中的问题；可促进病人及家属参与护理工作，护理人员传授有关知识，病人可表达对护理的感受、意见和建议；可改善护患关系；提高护理人员沟通交流的技巧和能力；促进护理人员学习护理理论；护理人员互相交流学习经验，提高业务技术水平；使护理人员统一认识，共同参与护理计划的制定、修改、实施，促进同级合作。

2. 程序和方法 查房前应制定计划，明确查房的目的、时间、地点、参加人、主讲人、病人、记录人员、查房程序及必要的准备。选择适当的病人，并得到病人的允许和配合，必要时请家属参加。主讲人做好充分准备（病历、有关疾病及护理理论知识），对参加者推荐有关资料，了解有关知识。主讲人进行护理报告，主持人应引导讨论方向，调动参加人员积极参与讨论，做出总结与评价。

3. 注意事项 查房应以病人为中心，但要避免在床前对病人过多的评论和过分的检查；需对病人回避的内容，应选合适的地点进行；参加人员不宜过多；床边查房时间不宜过长；护理查房记录应予保存。

(五) 倾听

管理者在沟通时不应只考虑“讲”，还要讲究“听”，并且设身处地地去倾听。有效的倾听是积极主动的而非被动的，积极倾听是要弄懂所听到内容的意义，它要求对声音刺激给予注意、解释和记忆。

1. 基本要求 倾听要精力投入，站在说话人的角度上理解信息。其基本要求是：专注、移情、接受、对完整性负责。

2. 具体方法 包括：①了解谈话内容、背景及尚未发表的意见。②用表情或点头激励对方发言，尽可能不打断话题或显得不耐烦。③听“弦外之音”和体会对方情感。④最后发表看法，语言要缓和。⑤多用疑问语来澄清易混淆的谈话内容。⑥不质问对方，不教训下属。⑦不离题太远。⑧结束话题后再进行讨论，并做出判断，不用敷衍的态度和模棱两可的语言表达。⑨情绪上不过于激动。⑩安排较充分和完整的交谈时间等。

四、护理信息概述

加强护理信息管理，对提高护理管理效能，确保护理服务质量，促进护理科学的发展，具有重要的意义。

(一) 护理信息的概念与作用

1. 概念 护理信息指具有新知识、新内容的护理消息，泛指各种消息、情报、知识、指令、数据、代码及信号中的信息。

2. 作用

(1)认知作用：护理信息是护理人员认识护理工作规律，提高技术水平和工作能力不可缺少的宝贵资源。护理活动中许多带有规律性的东西是不会自然而然地表现出来，必须通过对护理信息的收集和分析，才能认识。如以病人为中心的整体护理模式，就是护理工作者在临床实践中对大量护理信息分析总结，上升到理性后的认识。

(2)心理作用：有经验的管理者都知道，护理人员的“士气”能产生巨大的推动力量，这种“士气”主要来自于信息的积极心理作用。例如，护理部定期召开护士长或护士会议，把护理工作的进步、科研的进展、未来的打算等向与会者阐明，以鼓舞大家的工作激情；把远期和近期的目标交护士长讨论，以统一认识，增强护士长主人翁的责任感等。

(3)预测作用：信息可以帮助我们预测未来。护理管理者制定长期或短期工作计划，必须有足够的信息作为依据，如上级指示、任务、方针政策、医院的计划、医院各部门对护理工作的反映、社会的需求等。

(4)控制作用：为保证护理工作目标的实现，必须对护理活动进行控制。这里的控制包括两种含义：一是为了完成规定的任务和达到预定的目标，护理系统必须稳定于惯性运行状态；二是因某些原因，如大批病人入院，使护理工作处于忙乱状态，护理管理者采取措施，使护理工作过渡到惯性运行状态。上述两种情况，信息起着十分重要的作用，并通过反馈方式来体现。

(二) 护理信息的分类

护理信息可分为护理业务信息、护理管理信息、护理咨询信息三类。这三类信息是互相交错、互相制约、互为依据的。

五、护理信息管理

护理信息管理是指在护理活动过程中收集、整理、加工、处理有关的数据、消息或情报。

(一) 护理信息系统

护理信息系统(nursing information system)是一个可以迅速收集、储存、处理、检索、显示所需动态资料并进行对话的计算机系统,其主要内容有:住院病人信息管理系统、住院病人医嘱处理系统、住院病人药物管理系统、住院病人费用管理系统、手术病人信息管理系统、护理排班信息系统等。

护理信息系统在计算机专业人员和护理人员的共同努力下,将不断开发新的护理信息处理系统软件,使护士在护理信息处理中更方便、更科学、更完善。

(二) 护理信息管理的类别

1. 护理行政信息管理 病区护士长可利用计算机进行排班、查阅出勤情况、考核护理人员的工作质量,同时可了解医药费用、病人动态。

2. 护理业务信息管理 内容有护理计划、病人病情、医疗计划、医嘱、病人饮食等。

3. 护理质量信息管理 将护理质量评分标准输入计算机,建立数据库,将护士长、科护士长、医院护理质量控制小组、护理部各项检查、护理工作报表等数据输入计算机,使信息得到准确、及时的储存。利用计算机将储存的信息进行运算、统计、分析后,可将各病室护理工作质量以报告的形式输出,准确地评价护理工作强度和护理工作质量。

4. 护理科研信息管理 通过计算机建立各种信息库,如将特殊病例、科研数据、科研成果、新业务技术等输入计算机并储存,应设立密码,防止他人窃取或删除。利用计算机管理护理人员的科技档案,如对个人学习经历、学习成绩、论文及著作、发明、专利、科研成果等进行记录和统计。

5. 供应室信息管理 利用计算机对供应室进行信息管理,可将物品的种类、数目、价格、发放情况、回收情况、使用后损坏情况输入,并提供有效的、可靠的管理信息。

6. 重症监护病房信息管理 通过以计算机为核心的监护系统,将主要的生化信息指标自动储存、显示、分析,及时发现病情变化并做出处理。

(三) 护理信息系统的管理

为了使护理信息更广泛地应用于指导临床、教学、科研和护理管理,并在时间和空间上不断地延伸和扩展,必须保持信息的完整性、准确性和实用性。

1. 提高护理人员对信息管理的认识 各级护理人员,尤其是护理部的人员要重视护理管理的重要性,自觉参与护理信息的收集、整理、分析、利用等。

2. 普及计算机知识 掌握计算机文字处理系统和数据使用等知识,保证信息的完整、真实、及时。

3. 保证信息渠道的通畅 各级护理人员应对信息及时传递、反馈,经常检查和督促信息管理工作。

4. 改善护理人员的素质 组织护士学习新技术和新方法,提高护理人员利用信息技术为护理工作服务的能力。

第五节 人际关系

在社会生活中，人不可能完全脱离他人而独立存在，每个人都生活在与他人所共同组成的社会之中，会形成各种人际关系。因此，人际关系是人与社会相互作用的基本形态，反映个体或团体寻求社会需要满足的心理状态。

一、人际关系的一般问题

（一）人际关系的概念

人际关系是指人与人之间相互关系。每一个生活在社会中的人都要和其他人发生各种各样的相互关系，这种关系就是人际关系。

一个人不能脱离群体而单独生存。人际关系的建立和维持是人与人之间在交流中实现的。在群体中，个体与他人从事互动行为，不断通过语言、思想、观点、感情等相互影响，从而建立相应的人际关系。

（二）人际关系的重要性

1. 建立和谐的人际关系是人的基本需要 人不仅有衣、食、住、行等基本生理需要，还有情感上、社交上的心理需要。人际关系的和谐与平衡能够满足人的基本需要。

2. 人际关系对人的信念和行为的影响 在交往中，人们通过语言、思想、观点、感情来相互影响。不仅影响心理状态，而且影响行为，进而影响社会实际效果。对人群产生的积极或消极影响主要表现在以下方面。

(1)人际关系影响群体内聚力和工作效率：群体工作效率得以发挥的前提是内聚力，而良好的人际关系则是群体内聚力的基础。一个单位的人际关系优劣，直接影响职工的工作积极性和工作效率。例如群体人际关系良好，成员之间感情融洽，内聚力增强。反之，内聚力减弱，工作效率降低。

(2)人际关系影响职工的身心健康：人际关系紧张可能导致身心疾病，如高血压、偏头痛、溃疡病和神经衰弱等。

(3)人际关系影响职工的自我发展和自我完善：个体自我发展过程，既受外部自然环境的影响，又受人与人之间相互交往的影响。例如护理群体中自学成才的护士，会促使青年护士形成积极进取、互帮互学的良好风气。

（三）人际关系的基本类型

人际关系有多种分类方法，现简要介绍三种方法。其中按公私分类是组织中基本的分类方法。

1. 按公私分类

(1)公务关系：即工作关系，是由组织结构规定的正式关系，包括领导与被领导、成员之间的分工协作关系等，是管理系统中的职务关系。例如护理部主任与各科、室护士长的关系，护士长与护士的关系。

(2)私人关系：在群体中，人与人之间存在一种由于自发的心理需要而产生的私人关系。这种关系存在于成员与成员之间，也存在于领导者之间。例如护士长要求护士完成某项任务，若私人关系融洽，护士会心情舒畅地认真完成；若关系紧张，护士会拖延执行或借口拒绝执行任务。

2. 按个人与不同对象之间的关系分类

(1)两个人之间:例如护士与病人个人之间、护士与医生个人之间、师生之间、护士长与护士个人之间的关系等。

(2)与群体之间:例如护士与护理群体之间、护生与全班同学之间、护士与医生群体之间的关系等。

(3)个人与组织之间:例如护士与医院之间、护生与学校之间、护士会员与学会之间、护士与病房之间的关系等。

3. 按人际关系中的表现分类

荷尼(Horney)依个人在与他人交往中的表现把人际关系划分为以下三种类型:

(1)顺从型:其表现特征为在交往中"朝向他人",无论遇到何人,此种类型的人必先想到"他喜欢我吗?"常常以从事社会、医学、教育工作者居多。

(2)进取型或竞争型:其表现特征为在交往中"对抗他人"。此种类型的人往往想知道别人力量的大小,或别人对他有无用处,喜欢与人竞争。以从事商业、金融、法律方面的工作者居多。

(3)疏离型:其表现特征为"疏离他人"。此种类型的人常想别人是否干扰或影响他。以从事艺术、科学研究方面的工作者居多。

二、影响人际关系的因素

社会心理学研究证明,影响人际关系密切程度的因素主要有以下几个方面:

(一) 距离的远近

地理位置越接近,人与人之间越容易形成密切关系。例如同一楼的邻居,同一病房的护士等比较容易建立密切关系。

(二) 交往的频率与内容

一般来说,交往频率越高,越容易形成较密切的关系。如因工作关系经常接触,就容易建立友谊关系,往来频繁容易达成共识。但交往内容比交往频率有更重要的意义。如交往频繁而不深入者,则不如交往次数少而内容很深入者更能建立密切关系。

(三) 态度的相似性

人与人之间若对某种事物有相同或相似的态度,有共同的理想、信念和价值观,就容易产生共鸣,形成密切关系。例如同住一个宿舍的护生态度相似的人之间容易建立起友谊关系。

(四) 需要的互补性

不仅态度相似的人们之间会形成友好关系,而且需求与性格、气质等相反的人之间也会形成友谊关系。

(五) 个性特点

在群体中,态度和善、性情宽厚、谦和虚心、富有同情心、诚实正直的人容易与人交往;而固执、性格孤僻、自高自大、迟钝刻板、敏感多疑、感情贫乏者,则很难与人接近。

(六) 能力与专长

有专业特长、能力很强的人,有较强的吸引力,可使别人对他产生敬佩感,愿意与之接近。

(七) 仪表

包括容貌、衣着、体态、风度等。仪表在人际间的初步交往中显得更为重要,是第一印象;随着交往的不断深入,仪表的作用会越来越小。人们将更多地关注内在气质、性格、道德、学识、修养等。

三、管理系统中的人际关系

在管理系统中人们之间的正式关系是由组织结构系统的职能、地位明确规定的,也可成为职务关系或公务关系。

(一) 管理系统中职务关系的类型

1. 上下级正职管理者之间的关系 由于各级管理者具有法定权力,因此他们之间建立良好的职务关系对管理系统有效运转起着主导作用。例如医院护理部主任与科护士长、护士长的关系,构成护理管理上下级指挥关系。

2. 正副职管理者之间的关系 同级的正、副之间的关系(例如护理部正、副主任;正、副护士长之间)不同于各级正职关系。副职不仅是正职的下级,而且是其助手和顾问。命令与服从的原则虽起重要作用,但正副职之间经常要协商、讨论,共同做出决策。

3. 各级职能人员的关系 是指上、下级职能部门负责人的关系。例如各卫生厅(局)医政处护理管理者与直属医院护理部主任之间的关系;医院医务处负责人与护士长之间的关系等。

(二) 管理系统中个人之间的关系

管理系统中的个人关系很重要,关系融洽会提高劳动和工作效率;关系紧张则可能降低劳动工作的效率和质量。

(三) 管理系统中的交往范围

交往范围是指管理者在人际间交往的圈子。管理者可能与一部分人形成公务圈子,而与另一部分人形成个人交往圈子。如果管理者只重视个人交往圈子会使他脱离自己所领导的集体,如果管理者只重视公务交往圈子,则会使他思想狭隘、精神生活贫乏。但两者相比,领导者更应重视建立公务交往范围。

总之,管理系统中的职务关系(亦称理性关系)与个人关系(亦称非理性关系)都是客观存在的。应根据实际情况,客观分析,总结经验,在管理中建立和调整适宜的人际关系。

四、建立和改善人际关系的方法和途径

为了在群体中形成良好的人际关系,应注意以下几个方面:

(一) 领导者的作用

领导者应主动引导群体朝着积极的人际关系方向发展。具体应做到:

1. 加强自身建设 领导者的思想与作风对组织内的人际关系有重要影响。领导成员大公无私,办事公道,密切联系群众,能增强向心力,促进组织树立友好、和谐的人际关系。

2. 做过细的思想工作,因人施教,"对症下药" 思想工作是群体内建立良好的人际关系的重要手段。要培养职工的集体主义精神和团体意识,充分了解每个成员的个性和气质,采取相应的工作方法。

3. 创造有利的群体环境和交往气氛 人际交往的频数及质量对人际关系有重要影响。管理者一方面鼓励大家分工协作,团结共事;另一方面,加强相互交往,加深理解,减少误会。

例如组织必要的娱乐和社交活动，增进感情交流，为建立良好的人际关系创造条件。

4. 建立合理的组织结构及组织关系，制定必要的组织管理措施 组织内结构是否合理，组织关系是否明确，同样影响人际关系。机构及岗位设置不合理，相互推脱，会影响关系；设置合理，关系明确，每个成员在各自岗位上可以发挥所长，协调工作，有利于人际关系和谐。

5. 组织群体成员参与管理 参与管理，可使成员了解管理状况、增强对组织与工作环境的认识，减少消极与不满、满足心理需要。

6. 运用行为科学的理论和方法培训组织成员，提高人际交往能力 例如进行心理辅导、人员相互作用训练，培养其理解他人需求与情感的能力，减少交往中的误会与冲突。

7. 应用激励理论，满足下属需要 护理管理人员对下属物质、精神、生活、情感上的需要应经常给予关心，合理的要求应给予支持和积极争取解决，表扬进步，奖励成就，满足下属自尊，均有利于密切上下级关系。

总之，管理者在建立和改善群体人际关系中具有重要的责任。对实施方法，可不断总结经验，自觉地引导群体朝着积极的人际关系方向发展。

（二）群体成员的自我修养

1. 树立正确的价值观 一个人树立正确的人生观、价值观，就会对社会、集体、人与人之间的关系有正确的认识，妥善地处理人际关系。

2. 加强自我修养 护理人员工作中每日衣冠整洁，精神抖擞，动作敏捷，谈吐得体，以及在品德、才学、技术、能力等方面的表现，可以给人树立一个良好印象，增加人际交往的吸引性。

3. 主动接近，增加交往深度 主动与交往对象多接近，平易近人，可使感情融洽，增强交往深度，保持良好关系。例如护理人员与病人及家属、与其他医务人员主动多交谈，对病人多关心并倾听意见、与其他护士愉快合作，互相关心，有利于保持良好的关系。

4. 增强自我意识，重视性格锻炼 良好的性格能改善与增强人际关系，不良的性格会使关系紧张。能够正确认识自己，有自知之明，并能自觉调整自己的意识与行为，控制自己的动机与情绪；发挥长处，克服不良性格与作风，有利于改善人际关系。

5. 提高人际交往的技巧性 人际交往的技巧很多，但交往中一个主要原则是给予和索取要大致相当。人和人的关系是一种精神上的交换，双方公平合理，才能使关系维持下去。

第六节 冲突与协调

在组织活动中，冲突是客观存在的，如何看待、处理冲突，是护理管理者经常面临的问题。因此，探讨产生冲突的根源，寻找处理冲突的方法，从而协调处理，提高组织效能和效率，是管理工作的重要内容。

一、冲突概述

（一）冲突的概念

冲突（conflict）是由于某种差异引起的对立双方在资源匮乏时出现阻挠行为，并被感觉到的矛盾。人与人之间由于利益、观点、掌握的信息或对事件的不同理解存在差异，就可能引起冲突。因此冲突这一概念包括三层含义：①必须有对立的两个方面，缺一不可；②为取得有限的资源(财产、地位、权力、工作、时间、信息等)而发生的阻挠行为;③只有当问题被感觉时,才构成真正的冲突。

(二) 冲突观念的变迁

人们对冲突在组织中作用的认识有一个逐步发展变化的过程。有下列三种基本观点:

1. 传统观念 所有的冲突都是有害的,具有破坏性,应当避免。

2. 人际关系观念 对于所有组织来说,冲突都是与生俱来的。由于冲突不可能彻底消除,有时它还会对组织的工作绩效有益,组织应当接纳冲突,使之合理化。

3. 相互作用观点 这一观点认为,融洽、和平、安宁、合作的组织容易对变革的需要表现出静止、冷漠和迟钝。因此,该观点鼓励管理者维持一种冲突的最低水平,这能够使组织保持旺盛的生命力,善于自我批评和不断创新。

(三) 冲突的分类

1. 根据内容可将冲突分为目标冲突、认知冲突、感情冲突和程序冲突。

2. 根据影响将冲突分为建设性冲突与破坏性冲突 建设性冲突是指冲突双方目标一致,由于手段、途径或认识不同而产生的冲突,这种冲突对组织效率有积极作用;破坏性冲突是由于双方目标不同而造成的冲突,这类冲突对组织工作的效率具有消极或破坏性作用。

3. 根据范围可将冲突分为人际冲突、群体冲突和组织间冲突。

(1)人际冲突:指个人与个人之间发生的冲突,即由于个人之间生活背景、教育、年龄、文化、价值观、态度和行为方式的差异,或者双方潜在利益的对立,而导致的一种对抗性相互交往方式。如护理工作中的护患冲突。

(2)群体冲突:指两个或两个以上的群体之间的冲突。多是由于有限资源的争夺,价值观和利益的不一致,所承担角色的不同,群体的需要没有获得正当的满足,以及职责规定不清等所引起的冲突。

(3)组织间冲突:指两个或两个以上的组织之间的冲突。为了生存和发展,任何组织必须与其他组织之间进行物质、能量、信息的交流。在交流过程中,经常会由于目标、利益的不一致而发生各种各样的冲突。如各个医院之间由于竞争而造成的冲突。

(四) 冲突过程

美国学者斯蒂芬·P·罗宾斯(Stephen P. Robbins)将冲突的过程分为5个阶段(见图5-5)。

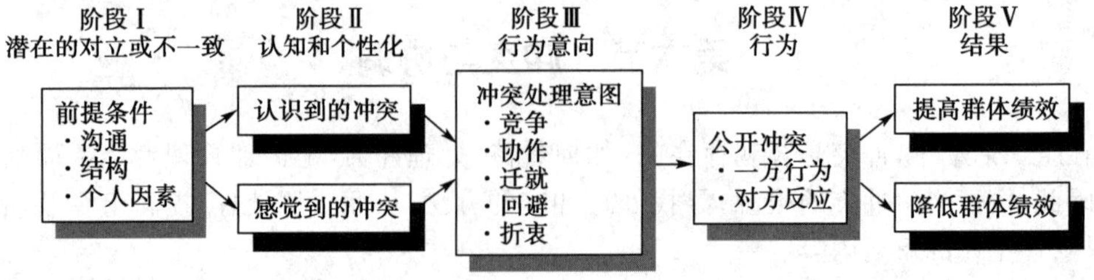

图5-5 冲突过程

1. 潜在的对立或不一致 双方潜在对立是可能产生冲突条件的酝酿阶段。这个阶段出现的情形并不一定导致冲突的发生,但却是冲突发生的必要条件和引起冲突的原因。

2. 认知和个性化 在这个阶段双方对相互的不一致有了情感上的投入,潜在的对立显现出来。

3. 行为意向 行为意向介于一个人的认知、情感和外显行为之间，它指的是双方有了从事某种特定行为的决策。

4. 行为 行为阶段包括冲突双方进行的说明、活动和态度。冲突行为是公开地试图实现冲突双方各自的愿望。冲突行为的强度是连续体，它从轻度的意见分歧，到公开质问，到武断的言语攻击，到威胁和最后通牒，再到挑衅性身体攻击，最后摧毁双方的公开努力。

5. 结果 冲突的结果有两个，要么是组织功能正常，提高了组织的工作绩效；要么是组织功能失调，降低了组织的工作绩效。

知识链接

斯蒂芬·P·罗宾斯

斯蒂芬·P·罗宾斯是美国著名的管理学教授，组织行为学的权威，他在亚里桑纳大学获得博士学位。罗宾斯博士兴趣广泛，尤其在组织冲突、权力和政治，以及开发有效的人际关系技能等方面成就突出。

（五）医患冲突

随着医疗卫生事业的不断发展和人们法律意识的提高，医患冲突愈演愈烈。医疗纠纷已成为当前社会热点问题之一。多数医疗纠纷源于医疗行为不规范、医务人员责任心不强、医疗技术水平较差、医院内部管理不善、病历记录不详细、书写不规范等。

二、处理冲突的方法

处理冲突必须以效果为依据，讲究方式和方法，不可无条件地照搬照套，否则适得其反。应遵循“具体问题具体分析”的原则。

（一）两维方式解决冲突

处理冲突应从两方面因素进行考虑权衡，即两维处理法。一方面是合作性，是指冲突发生后一方愿意满足对方需要的程度。另一方面是坚持性，是指冲突发生后某一方坚持满足自己需要的程度。在考虑合作性和坚持性因素的基础上，可产生以下五种处理双方冲突的方式。

1. 强制 冲突一方一切以满足自身利益为出发点，不考虑给对方所造成的任何后果和影响，甚至不惜损人利己。

2. 合作 当冲突各方都愿意在满足对方利益的共同前提下，通过协商寻求对双方都有利的解决方案。此时双方都着眼于通过采取对双方都有利的方法解决问题。

3. 回避 在冲突发生时，采取漠不关心的态度或回避双方争执、对抗的行为称之为回避。这是一种不合作也不维护自身利益的处理方法。该法只能维持暂时的平衡，不能从根本上解决问题，只能是权宜之计，并非长久之计。

4. 迁就 在冲突发生时，冲突一方将维持双方合作关系放在第一位，做出一定程度的自我牺牲，将满足对方需要放在高于自己利益的位置上，以保持和谐关系。

5. 妥协 冲突各方都必须以放弃部分利益为前提，在一定程度上满足对方的部分需要，以便在一定程度上满足双方的部分需要，从而形成折中。

（二）谈判或行政干预解决冲突的方法

1. 谈判解决 由冲突双方各派代表通过协商方式解决冲突。通过谈判，或相互交涉，彼此提出条件，阐明各自的观点和意见，与对方共同商讨解决方案。

2. 仲裁解决 冲突双方经协商仍无效，可以邀请具有一定影响力且彼此信任或合法的局外第三者或较高层次的主管人员调停解决，进行仲裁，使冲突得到处理。仲裁者要具有权威性，秉公办事，铁面无私，不偏不倚。

3. 行政干预 当采取上述方法仍不能达成一致谅解时，事态发展严重，可由上级领导运用其正式权力的权威按规章制度提出相关处理办法，通过发出强制性行政命令，强制命令冲突双方执行。这种方式虽不能真正解决问题，但是可以阻断冲突进一步升级。

（三）护理管理者处理冲突的策略

由于沟通、组织结构、个性等因素，冲突时有发生。管理者要正确认识冲突的性质，积极引导建设性冲突，保持组织的生命力；及时处理破坏性冲突，避免这类冲突给组织带来的不利影响，才能保证管理的有效性。

三、协调的含义与作用

（一）协调的含义

协调(coordination)就是协商、调和之意。协调的本质，在于解决各方面的矛盾，使整个组织和谐一致，使每一个部门、单位和组织成员的工作同既定的组织目标一致。

（二）协调的作用

1. 减少内耗、增加效益的主要手段 有效协调可以使组织活动的各种相关因素相互补充，相互配合，相互促进，可以免除工作的推诿和重复，减少冲突和摩擦，调动各方面的积极性，达到提高组织的整体效率，增加效益的目的。

2. 增强组织凝聚力的有效途径 由于人们的行为动机、知识结构、道德准则、性格特征以及需求、追求等方面的差异，不可避免地会产生种种矛盾。要使组织内部人员团结，齐心协力，需要领导者以极大的精力和高超的技艺加以有效协调。

3. 调动员工积极性的重要方法 搞好协调工作，使组织内部各成员团结合作，增强责任感和积极性，充分发挥出每个人的聪明才智，使组织工作充满生机和活力。

四、协调的原则与要求

（一）协调的原则

1. 目标导向 组织目标是工作关系协调的方向。任何协调措施都不能脱离既定的目标。只有围绕统一目标，把各方面力量组织起来，协调才能成为现实。否则就会分散力量，组织目标难以实现。

2. 勤于沟通 护理管理者为了使各个部门和个人之间的关系保持协调一致，就必须不断进行有效沟通。通过部门与部门、人与人之间的直接接触，达到彼此交换意见，沟通思想，协同合作的效果。

3. 利益一致 协调、平衡好利益关系是协调工作的重要基础。其中物质利益是最主要、最基本的利益关系。领导者公平合理地分配，这是减少矛盾和解决矛盾的重要条件。

4. 整体优化 通过协调可使整个组织系统的运行达到整体优化状态。这就需要管理者对各种影响因素的质量、数量及结合效应进行科学的分析，进而通过个体优化的组合，形成整体优势，取得理想的整体效益。

5. 原则性和灵活性相结合 协调工作应有原则性，这是一切活动的准则。灵活性是指在不违背原则的前提下，为了实现组织目标而做出的一些让步、牺牲、妥协、折中与变通等。

（二）协调的基本要求

1. 及时协调与连续协调相结合 管理者要及时发现和解决各种矛盾和问题，以减少工作中的损失，不使各方面之间的矛盾激化，便于问题的解决。此外，协调也是一个动态的过程，须注意其连续性。

2. 从根本上解决问题 管理者必须深入到问题的内部，找出产生问题的根源，对症下药。这样，才能从根本上解决矛盾，使问题一个个减少，而不是此消彼长。

3. 调动当事者的积极性 协调是为了解决问题，消除隔阂，推动工作。因此，能否调动起当事者的积极性，是协调成功与否的一个检验标准。

4. 公平合理 公平是减少矛盾和解决矛盾的重要条件，合理是各种要素配置达到科学化、最优化的基本要求。管理者在协调时要努力做到公平合理。

5. 相互尊重 协调的实质是处理人际关系，而处理人际关系需要互相尊重，互相关心。领导者应尊重下属的人格，尊重下属的首创精神，谦虚有礼，平等相待，善于调动他们工作的积极性。

五、协调的具体方法

协调方法的选择和应用，对协调效果有着直接的影响。常用的协调方法主要有以下几种：

1. 目标协调 是通过下达目标，统一人们的思想，调节人们的行动，求得整个组织工作协调的一种方法。目标的制定必须明确、具体、可行，规定相应的约束条件，同时通过各种措施使之成为全体成员的共同愿望。

2. 组织协调 是通过组织系统，利用行政方法直接干预和协调组织的各个环节和方面，使整个组织工作保持良好秩序的一种协调方法。组织协调是以权力为保障，采用协商的方法与员工心平气和地坐到一起来商量解决问题，防止和避免单纯运用权威带来的弊端。

3. 经济协调 是通过经济利益使组织或个人的行为方向向实现目标的方向发展的一种协调方法。运用工资、奖金、福利等经济手段，以及规定相应的经济合同、经济责任，从物质利益上处理各种关系，调动各方面的积极性。

4. 法纪协调 是通过法律、法规或规章制度的制定和执行，来约束和规范组织或个人的行为。规章制度的制定要明确具体，执行要严格有力，不徇私情，体现出法纪的真正权威性。

（朱爱军 邵洪岩）

思考题

1. 试分析“饿肚子的音乐家”与马斯洛的需要层次理论的矛盾之处。
2. 某医院改善了职工 A 的工作条件，职工 A 的积极性和主动性并没有提高，不久，职工 A 接到了一项具有挑战性的任务，他的积极性特别高，请用激励理论分析之。
3. 一位护士为病人献血 400ml，试用归因理论分析。
4. 你是一位护士，如何倾听病人对护患纠纷的申诉。
5. 护理管理者引导群体朝着积极、健康的人际关系方向发展，具体应做哪些工作？

第六章　控制工作

学习目标

1. 掌握控制的概念、类型、有效控制的特征，熟悉控制的基本原则、基本方法。

2. 掌握PDCA循环管理方法，熟悉护理质量控制的内容、常用的护理质量标准，了解全面质量管理的含义。

3. 掌握医院感染的控制方法，熟悉医院感染的主要影响因素及医院感染的概念。

4. 掌握病人安全目标，熟悉护理风险管理的基本要素，了解护理质量缺陷的含义，学会护理风险管理的方法。

案例：李红发错药之后

某医院外科病房已经有46位病人，工作一年的护士李红值夜班，收了3位新病人，当天手术后病人5位，治疗工作较多，当班时把A病人的药错发给B病人了。第二天早查房时被管床医生发现，病人都只口服了一次，没有出现不良后果。科室没有按《护理不良事件管理规定》上报，但病人投诉到了护理部。护理部调查属实后扣掉科室这个月的护理事件5分。

想一想：

1. 李红是什么原因出现了工作过失，如果是你面对当时的工作情况，你怎样避免工作中的失误？

2. 试分析科室及护理部处理该事件的异同及原因？如果你是护士长你怎样处理这起护理不良事件？为什么？

控制是管理的重要职能之一，组织的各项活动要按预定的轨道进行，确定的目标要按预定的要求实现，就必须进行控制。组织开展活动，由于受内外条件变化的影响以及管理者的认识问题、解决问题能力的限制，实际执行情况难以与预定目标完全一致。因此，对管理者而言重要的问题是能否及时发现偏差，预测潜在的偏差，采取针对性措施纠正偏差。

第一节　控制工作概述

一、控制的概念

（一）控制定义

控制（control）是对工作情况进行监督、对比并纠正偏差的过程。

在护理管理中，控制就是护理管理者对下属的工作进行检查，了解目前工作是否按既定的计划、标准和方向运行，若有偏差就要分析原因采取改进措施，以确保组织目标的实现。有效的纠正措施能够把不符合要求的活动拉回到正常的实现目标所需要的轨道上来。

管理名言

千里之堤溃于蚁穴。

(二) 有效控制系统的特征

有效的控制系统都具有一些相同特征，主要有以下方面。

1. 明确的目的性　控制系统是针对具体任务，按实际情况由控制者与受控对象共同设计出来的。因此，控制系统均有明确的目的性。

2. 信息准确性　准确的控制系统能提供正确的数据，是可靠的信息系统。否则，不准确的信息会导致管理层在应该采取行动时而没有采取行动。

3. 及时性　有效的控制系统必须提供及时的信息，及时改变管理者的注意力，防止未及时解决问题而使组织造成更严重的危害。

4. 经济性　控制系统产生的效益与其成本进行比较，应是合理的。

5. 灵活性　控制系统应具有足够的灵活性以适应各种变化。如护理质量控制系统应能随专业的发展进行调整。

6. 适用性　有效控制系统是合理、适用的。检查方式能真实发现问题，护理人员能接受和理解。

二、控制的类型、功能、基本原则

(一) 控制的类型

控制按照不同的划分依据分为多种类型。按控制业务范围不同，分为技术控制、质量控制、资金控制、人力资源控制等；按控制内容覆盖面不同，分为专项控制或全面控制；依据纠正偏差措施的作用环节不同，分为前馈控制、同期控制和反馈控制，后者是学习的重点。

1. 前馈控制(feed forward control)　又称预先控制，是计划实施前采取预防措施防止问题的发生，而不是在实施中出现问题时补救。管理人员常运用获取的最新信息结合上一个控制循环中的经验教训，对可能出现的结果进行认真预测，然后与计划要求进行比较，必要时进行调整计划或控制影响因素，以确保目标的实现。前馈控制的工作重点是防止所使用的各种资源在质和量上产生偏差，通过对人力、物力、财力和资源控制来实现的，在护理管理中称为基础质量控制，如急救物品完好率、护理人员素质等属此类。

管理名言

预防是解决危机的最好方法。

2. 同期控制(concurrent control)　又称为过程控制、环节质量控制，其纠正措施是在计划执行的过程中。基层护理管理者通过现场监督检查、指导和控制下属人员的活动，对执行计划的各个环节质量进行控制，当发现不符合标准的偏差时立即采取纠正措施。

3. 反馈控制(feedback control)　又称后馈控制、终末质量控制，这类控制作用发生在行动之后。主要将工作结果与控制标准相比较，对出现的偏差进行纠正，防止偏差的继续发展或再度发生。反馈控制为管理者提供关于计划效果的真实信息，通过对计划执行结果的评价达到增强员工积极性的目的。

（二）控制的主要功能

1. 在执行组织计划中的保障作用 在管理活动中所制定的计划是针对未来的，但环境和条件在不断变化，由于管理者自身素质、知识、技能、经验等限制，制定计划时不可能完全准确、全面；计划在执行中也会出现变化。控制对计划进行监测，发现偏差时进行纠正；或修正计划、目标；或制定新的控制标准。管理学家把控制职能和计划职能看成一把剪刀的两个刃，缺少任何一个刃，剪刀都没法使用。

2. 在管理职能中的关键作用 有效管理的五个职能（计划、组织、人员配备、领导、控制）构成一个相对封闭的循环。控制工作是管理职能循环中最后一环，它通过纠正偏差的行动与计划、组织、领导职能紧密结合，使管理循环过程顺利进行。控制不仅可以维持其他职能的正确活动，而且在必要时可以改变其他职能活动。

（三）控制应遵循的原则

1. 与计划相一致的原则 计划是实现控制工作的依据，控制本身也需要有计划，计划制定的详细、明确、可行、控制就容易。控制过程的完成是使实际活动与计划活动相一致。

2. 同组织文化相匹配的原则 任何控制系统或技术必须适合组织文化，这样才能实现最有效的控制。如护理人员尚未将整体护理贯彻于实际中时，若用整体护理的标准检查护理工作则行不通。

3. 指出控制关键点上的例外原则 应重点注意那些最为重要的事项，即完成计划的主要影响因素。如护理工作项目繁多，就应选择对完成工作目标有重要意义的关键标准和指标。

4. 直接控制原则 是指要采取措施保证所属人员的质量，提高人员素质，不仅在工作出现了偏差后采取纠正措施，追究责任，而且护理人员越能胜任所担负的职务，自身就越能觉察偏离计划的误差，并能及时采取措施。

5. 标准合理性原则 要建立客观、准确、有效、适当的标准。标准应可以测量和考核。

三、控制的基本过程、方法

（一）控制的基本过程

控制同其他管理活动一样具有一定的程序，各种不同类型的控制其具体工作程序可能各有区别，但其控制的过程是相同的，基本上是按以下三个步骤进行：

1. 衡量绩效 是管理者按照控制标准，对受控系统的资源配置、运行情况、工作成果等进行监测，目的是确定实际工作成效，衡量绩效应贯彻管理工作的始终。

2. 把实际绩效与标准进行比较 从而确定是否存在偏差，包括偏差的性质、影响范围、偏差发生在何处和发生的时间，以便提供纠正措施所需的最适当的根据。

3. 纠正偏差 采取管理行动是控制的关键。偏差包括已发生的和将要发生的两种。矫正性措施是一种着眼于消除偏差发生的根源，从而使偏差得以纠正的措施。预防性措施着眼于消除未来可能出现的偏差。这一步是根据偏差分析的结果，制定纠偏措施，并付诸实施，使实际工作重新进入计划轨道。

（二）控制的基本方法

1. 预算控制 预算是组织对未来一定时期内预期取得的收入和计划花费的支出所列的清单。预算控制是指通过预算列表的方式，把计划用条理化的数字表现出来，在此基础上，管理者不断将实际情况与预算计划对比检查，及时发现问题纠正偏差，以达到控制目的的一种控制方法。其主要优点表现在它可以对组织中复杂纷繁的活动，采用一种共同标准即货币来加以控制，使组织活动达到增收节支的效果，并有利于各种不同业务进行综合比较和评价。预算控制逐渐成为护理管理者的管理内容。

2. 质量控制 质量控制的基础是各类质量标准。质量控制主要采取数理统计方法将各种统计资料汇总、加工、整理，得出供控制用的有关统计指标、数据，衡量工作进展情况和计划完成情况，然后经过对比分析，找出偏差及其发生的原因，采取措施，达到控制的目的。

3. 进度控制 进度控制就是对生产和工作的进程在时间上进行控制，使各项生产和作业能够在时间上相互衔接，从而使工作能有节奏地进行。

4. 目标控制 把总目标分解成不同层次的分目标，并确定他们的考核标准，输入被控系统，然后把被控系统的执行结果与预期的目标及标准进行对照检查，以发现问题，采取纠偏措施。

（三）实施控制应注意的问题

1. 建立完整的护理质量控制系统 医疗服务质量就是“医疗服务在恢复病人身心健康和令病人满意方面达到的程度。”护理服务作为医疗服务的重要组成部分，其质量控制应以此为定位。建立体现以病人为中心的整体护理质量控制系统。

2. 强调综合、系统地控制，实行全程质量监控 护理质量控制涉及的范围广泛，即包括技术质量、心理护理质量、环境管理质量、与其他科室和卫生技术人员协调、配合的质量，还包括物资供应、生活服务质量、病人膳食质量等，这些均会影响护理质量。因此，为实现对病人高质量的护理，应对影响质量的多方面因素进行综合、系统控制，对有关质量的相互联系，又相互区别的诸要素进行全面质量控制。同时护理质量是在护理人员操作中形成的，应按照形成规律进行管理，在重视终末质量的同时，也应贯彻预防为主的原则，加强基础质量和环节质量的控制。

3. 质量控制应标准化、数据化 质量标准是质量管理的基础工作，也是质量控制的依据。因此质量控制应注意标准化和数据化，应把每个工作环节的质量要求及其检查评定制成量化或定性标准，形成标准化体系进行管理。

4. 控制方法应具有科学性、实用性 质量控制必须讲究实际效果，方法必须有科学性、实用性。科学性即控制方法要从护理实际出发，符合护理工作规律，反映本质；实用性即指方法要可行，且能见实际效果。

第二节 护理质量管理与控制

护理质量管理是护理管理的核心。护理质量直接关系到病人的生命与健康，关系到医院在社会公众中的形象。护理质量好坏不仅取决于护理人员的素质和技术质量，更直接依赖于护理管理水平，特别是护理质量管理的方法。强化质量管理意识，持续进行科学有效的质量改进是为病人提供安全、优质、高效的医疗护理服务的重要保证。

一、质量管理概述

(一) 质量管理的概念

1. 质量(quality) 有狭义和广义两种含义。狭义的质量是指产品质量,广义的质量除产品质量外,还包括过程质量和工作质量。因此,可以说质量就是产品、过程或服务满足规定要求的优劣程度。在医疗护理服务中,既有技术服务质量,也有社会服务质量。

2. 质量管理(quality management) 是对确定和达到质量所必需的全部职能和活动的管理。其中包括质量方针的制定及所有产品、过程或服务方面的质量保证和质量控制的组织和实施。质量管理可依不同标准进行分类。按工作所处过程不同,可分为设计过程质量管理、生产过程的质量管理、使用过程的质量管理。按工作所处阶段的不同,可分为基础质量管理、环节质量管理、终末质量管理。

3. 质量控制(quality control) 即对质量的管理。质量控制主要采用数理统计方法将各种统计资料汇总、加工、整理,得出有关统计指标、数据,来衡量工作进展和计划完成情况,找出偏差及其发生的原因,采取措施达到控制的目的。

4. 质量保证(quality assurance) 是向顾客保证企业能够提供高质量的产品。质量保证帮助企业建立质量信誉,同时也大大强化了内部质量管理。这是质量管理由封闭型转向开放型的标志,是质量思想的又一进步。

(二) 质量管理方法

1. 全面质量管理(total quality management,TQM) 是以爱德华·戴明(W·Edwards Deming)和约瑟夫·朱兰(Joseph M. Juran)两位大师为代表的一些质量管理专家掀起的一场质量革命。

全面质量管理的定义:是一种由顾客需要和期望驱动的管理哲学,其目标是建立组织对持续改进的承诺。它的含义包括:强烈地关注顾客;持续不断地改进;改进组织中每项工作的质量;精确地度量;向员工授权。如单病种质量管理、临床路径是全面质量管理在护理管理中的应用。

知识链接

临床路径

临床路径又称合作照顾,是指医疗健康机构的一组多学科专业人员,其中包括医师、临床医学专家、护士以及医院管理者共同制定的、针对某一特定的疾病或手术的标准化的照顾计划。它是照顾式管理的延续,是现代管理理念在临床医疗和护理中的应用。它具有综合性、时效性、多专业合作性,以及结果可测量等特点。是以病人为中心的全面质量管理的体现。

2. 持续质量改进(continuous quality improvement,CQI) 是全面质量管理的重要组成部分,其本质是持续地、渐进地变革。主要内容是:强调顾客的需要;强调全员参与和力争形成一种文化;强调工作指标是动态的持续性提高的;强调质量是制造出来的;强调对员工尊重、引导、激励、授权;强调 CQI 是对质量持续、渐进的提高、改进过程。

(三) 质量管理标准

1. "ISO9000 系列标准" 提供的是一种标准化的质量管理制度,可为护理质量管理提供目标，明确划分为质量职能、人员培训、仪器设备质量、护理服务质量、质量监控、预防护理缺陷、质量评价、质量改进与奖惩、质量文件与记录10个方面的管理标准。我国有许多医院获得了带有国家认可标志的质量体系认证证书。

知识链接

国际标准化组织

国际标准化组织(international organization for standardization, ISO)，是非政府性的各国标准化团体组成的世界性联合会，下设许多专业技术委员会，负责起草标准。其标准是在总结世界发达国家先进质量管理和质量保证经验的基础上编制发布的一套实用而有效的管理标准。

2. JCI医院评审标准(joint commission international accreditation standards for hospitals, JCI标准) 是全世界公认的医疗服务标准，代表了医院服务和医院管理的最高水平。

JCI标准的理念是最大限度地实现可达到的标准，以病人为中心，建立相应的政策、制度和流程以鼓励持续不断的质量改进并符合当地的文化。JCI标准涵盖368个标准，每个标准之下又包含几个衡量要素，共有1033小项，主要针对医疗、护理过程中最重要的环节，例如病人获得医疗护理服务的途径和连续性、病人健康状况的评估、医院感染的控制与预防、病人及其家属的权利及健康教育等。同时也重视公共设施及安全管理、员工资格与培训、质量改进、医院领导层的协调合作以及信息管理等。

JCI评审认可的宗旨是站在病人利益的立场上，对医院和医务人员提出管理标准，其范围包括：①病人护理。②病人的评估。③感染管理及控制。④病人及其家属的权利和教育。⑤设施管理与环境安全。⑥护理人员的资格和教育。⑦品质改进。⑧医院决策及领导。⑨信息管理。简单来说，JCI的标准是要确保“对”的人，在“对”的时间，做“对”的事。

二、护理质量标准

护理质量管理的基础是建立质量标准，没有标准，质量就失去了衡量的尺度，也就无所谓质量管理。

(一) 标准、标准化管理

1. 标准(standards) 是衡量事物的准则，供同类事物比较核对；是共同遵守的原则或规范，是对需要协调统一的技术或其他事物所做的统一规定。它以科学技术和实践经验为基础，经有关方面协商同意，由公认的机构批准，经特定的形式发布。其目的是为了获得最佳的工作秩序和社会效益。

2. 标准化(standardization) 是以具有重复性特征的事物为对象，以实现最佳经济效益为目标，有组织地制订、修改和贯彻各种标准的整个活动过程。

3. 标准化管理(management of standardization) 指包括各种标准的制订、修改、分级、审批、发布、贯彻执行、标准化机构建设、标准化监督等的综合管理工作。通过这些管理工作，以达到控制质量的目的。标准化管理是一种管理手段或方法，即以标准化原理为指导，将标准化贯穿于管理全过程，以增进系统整体效能为宗旨，提高工作质量与工作效率为根本目的的一种科学管理方法。标准化管理的基本特征包括：

(1)一切活动依据标准：标准一经颁布，就应成为对重复性的同类工作和事物规定统一的质量要求，其实质是使管理对象的形式、功能、技术要求等具有一致性，以消除不必要的多样化而造成混乱现象。

（2）一切评价以事实为准绳：依据管理标准来衡量，要以事实为准绳，要依据标准中的一系列指标数据和要求对照事实全面评价，真正起到管理科学化、具体化、提高工作质量的目的。

4. 护理质量标准 是指护理工作为病人提供护理技术和生活服务需要达到规定的界限或关键环节处。它是护理实践的依据，是质量管理的基础。

5. 护理质量管理的标准化 就是制定、修订质量标准，执行质量标准，并不断进行标准化建设的工作过程。护理质量标准化主要有以下几种表现形式。

（1）统一化：是对重复性的同类工作和事物规定统一的质量要求，以保证护理服务质量。其实质是使管理对象的形式、功能、技术要求等具有一致性，防止工作中各行其是，忽视质量的控制，并消除不必要的多样化所造成的混乱现象。

（2）规格化：是物质性质量标准的主要形式。其实质是将物质技术质量定型化和定量化。

（3）系列化：是同一项工作中各个工作环节同时进行标准化的一种形式，主要是使医疗、护理、医技及后勤服务等各环节达到技术和服务质量系列配套的标准化工作。

（4）规范化：主要是选择性技术的质量标准化形式，如手术方案，抢救流程等。

（二）制定标准的原则与步骤

1. 制定标准的原则 是坚持标准的科学性、先进性、合理性、实用性。制定标准要结合以下四个方面：

（1）标准明确：建立标准时，应明确标准的类型、标准的水平，是否具备实行标准的条件，是否有评价方法可以测量，是否反映服务对象的需求和实践需要等。对于使用者来讲，是否明确易懂，可以接受。

（2）预防为主：重视基础质量标准以防患于未然。特别应当清楚，质量是在生产和服务过程中形成的，而不是检查出来的。

（3）用数据说话：理想的标准和指标应是详细说明要求的行为或结果，将其存在的状况、程度和成果的数量写明。尽量用数据来表达，“让数据说话”。

（4）所属人员参与制定：所属人员参与共同确定质量要素和标准，体现了民主管理，并有利于标准化的实施。

2. 制定标准的要求 内容要科学，文字表达要准确、简明、通俗易懂，并与国家法规、有关标准协调一致，编写方法必须规范化。标准是一种技术法规，法规的产生有一定的程序和步骤，拟定标准也有规定的工作程序，只有严格遵循这些程序和一般步骤才能保证标准的质量。

3. 拟定标准的三个步骤

（1）调查研究，收集资料：即调查国内外有关标准资料、标准对象的历史现状、有关科研成果、实践经验和技术数据统计资料，及有关的意见和要求等。

（2）拟定初稿，讨论验证：在对资料综合分析的基础上，拟定标准的初稿。初稿可以是具体的质量标准和指标，也可以是通过规章制度、技术操作规程、岗位职责等形式加以反映。初稿完成后交有关单位、人员讨论、修改，然后试行或试验验证，在试行的基础上再加以补充、修订。

(3)报批审定,公布实行:将拟定的标准交决策机构审定批准,颁布实行。

(三) 护理质量标准

护理质量标准随着医院管理和护理专业水平的发展不断修订完善。卫生部颁发的2009年《医院评价标准》、《综合医院分级护理指导原则(试行)》是国家标准,此标准包括护理管理组织、护理人力资源管理、护理质量与安全管理团队、临床护理管理、危重症病人护理管理、护理差错报告和缺陷管理、特殊护理单元质量管理与监测七部分内容。

1. 护理管理组织　包括护理管理体系和目标责任管理;护理工作制度和岗位职责。

2. 护理人力资源管理　包括护士资质和岗位技术能力;护理人员配置;护理人力资源调配;在职培训和专科岗位护士培训。

3. 护理质量与安全管理团队　包括护理质量评价;重点护理环节管理和应急预案;医院感染控制管理;护理文件书写。

4. 临床护理管理　包括护理服务规范;落实分级护理;用药和治疗安全;围手术期支持服务;健康指导服务;医技检查的护理措施。

5. 危重症病人护理管理　包括危重症病人护理常规;重点部门护理管理;护理查房、会诊和病例讨论制度。

6. 护理差错报告和缺陷管理　包括主动报告护理安全不良事件;护理意外事件管理;护理操作常见并发症预防与处理。

7. 特殊护理单元质量管理与监测　包括手术室、中心供应室、新生儿病室、介入诊疗室、重症监护室、血液透析室、急诊科护理质量管理与监测。

知识链接

抢救仪器设备基本标准

抢救仪器设备基本标准:心电图机、心脏起搏除颤仪、心肺复苏机、简易呼吸机、呼吸机、心电监护仪、给氧设备和负压吸引装置、洗胃机,处于备用完好状态。

(四) 护理质量指标及计算方法

各级医院质量标准原则相同,指标要求有所差别。常用护理质量指标共计18项,以下是18项护理质量指标及计算方法(见表6-1)。

表6-1　护理质量指标及计算方法

序号	指标项目	计算方法	质量指标 一级医院	质量指标 二级医院	质量指标 三级医院	说明
1	护理工作和服务态度满意度	满意病人数/调查病人数×100%	≥85%	≥85%	≥85%	列入全院综合指标
2	年计划目标达标率	达标/年计划目标项目数×100%	≥85%	≥90%	≥95%	目标明确,措施可行,达标有依据
3	护理人员年培训率	已培训人数/护理人员总数×100%	≥5%	≥10%	≥15%	培训:指进修、脱产学习、自学考试

续表

序号	指标项目	计算方法	质量指标			说明
			一级医院	二级医院	三级医院	
4	护理人员年考核合格率	合格人数/被考核人数×100%	≥85%	≥90%	≥95%	考核按层次进行理论、技术操作考试和平时工作考核。被考核人数占总数的95%
5	护理人员三基考核平均达标	合格人数/被考核人数×100%	≥80分	≥85分	≥90分	三基(基本知识、基本理论、基本技能)
6	护理技术操作合格率	合格人数/被抽查人数×100%	≥85%	≥90%	≥95%	随机抽查或操作比赛
7	基础护理合格率	合格病人数/被抽查病人数×100%	≥80%	≥85%	≥90%	抽查2个病区病房及重病人
8	特护、一级护理合格率	合格病人数/被抽查病人数×100%	≥80%	≥85%	≥90%	抽查2名昏迷或肢体瘫痪病人的“六洁”护理
9	五种护理表格书写合格率	合格份数/被抽查份数×100%	≥85%	≥90%	≥95%	随机抽查4个病区各2份病历
10	责任制护理开展病房数	开展病房数/全院病房数×100%		≥10%	≥10%	一级重症病人有护理病历、效果评价和出院指导
11	急救物品完好率	合格件数/抽查件数×100%	100%	100%	100%	随机抽查若干件
12	年压疮发生次数		0	0	0	随机抽查重症病房的病人或病历
13	每百张床年护理严重差错发生次数		≤0.5	≤0.5	≤0.5	列入全院综合指标
14	年护理事故发生次数		0	0	0	列入全院综合指标
15	手卫生合格率	合格人数/被查人数×100%	100%	100%	100%	抽查2个病区各2位护理人员
16	器械消毒灭菌合格率	合格件数/抽查件数×100%	100%	100%	100%	随机抽查若干件
17	用药、治疗安全率	合格人数/被抽查人数×100%	100%	100%	100%	抽查2个病区各2位护理人员
18	陪护率	陪护人数/住院病人数×100%		≤8%	≤5%	列入全院综合指标

注:单项指标项目合格标准分均为85分

三、护理质量管理模式

(一) PDCA 管理循环

1. PDCA 管理循环就是按照计划(plan)、执行(do)、检查(check)、处理(action)四个阶段来进行质量管理,并循环不止地进行下去的一种管理工作程序,是全面质量管理保证体系运转的基本方式。

2. 步骤

(1)计划阶段:包括制定质量方针、目标、措施和管理项目等计划活动,主要是明确计划的目的性、必要性。此阶段分为四个步骤:①调查分析质量现状,找出存在的问题。②分析影响质量的各种因素,查出产生质量问题的原因。③找出影响质量的主要因素。④针对主要原因,拟定对策、计划和措施,包括实施方案、预计效果、时间进度、负责部门、执行者和完成方法等内容。

(2)执行阶段:是管理循环的第五个步骤。它是按照拟定的质量目标、计划、措施具体组织实施和执行,即脚踏实地按计划规定的内容去执行的过程。

(3)检查阶段:是管理循环的第六个步骤。它是把执行结果与预定的目标对比,检查拟定计划目标的执行情况。在检查阶段,应对每一项阶段性实施结果进行全面检查、衡量和考查所取得的效果,注意发现新的问题,总结成功的经验,找出失败的教训,并分析原因,以指导下一阶段的工作。

(4)处理阶段:包括管理循环的第七、八两个步骤。第七步为总结经验教训,将成功的经验加以肯定,形成标准,以便巩固和坚持;将失败的教训进行总结和整理,记录在案,以防再次发生类似事件。第八步是将不成功和遗留的问题转入下一循环中去解决。

PDCA 循环不停地运转,原有的质量问题解决了又会产生新的问题,问题不断产生而又不断解决,如此循环不止,这就是管理不断前进的过程。

3. 特点

(1)大环套小环(见图 6-1),互相促进:整个医院是一个大的 PDCA 循环,那么护理部就是一个中心 PDCA 循环,各护理单位如病区、门诊、急诊室、手术室等又是小的 PDCA 循环。大环套小环,直至把任务落实到每一个人;反过来小环保大环,从而推动质量管理不断提高。

(2)阶梯式运行,每转动一周就提高一步(见图 6-2):PDCA 四个阶段周而复始地运转,而每转一周都有新的内容与目标,并不是停留在一个水平上的简单重复,而是阶梯式上升,每循环一圈就要使质量水平和管理水平提高一步。PDCA 循环的关键在于"处理阶段",就是总结经验,肯定成绩,纠正失误,找出差距,避免在下一循环中重犯错误。

(二) QUACERS 模式

QUACERS 模式(the quality assurance, cost effectiveness, risk management and staff needs)即质量保证、成本效益、危机管理和员工需要模式,该模式重视护理质量管理的四个方向,并确保均衡发展(见图 6-3):①做好病人照顾的质量保证。②有效掌握医疗护理照顾的成本效益。③做好病人和工作人员安全措施。④满足工作人员的需求,如晋升、提薪、学习与发展等。这个模式指出了护理管理的四个重要目标,有很大的使用价值,值得在实践中推广运用。

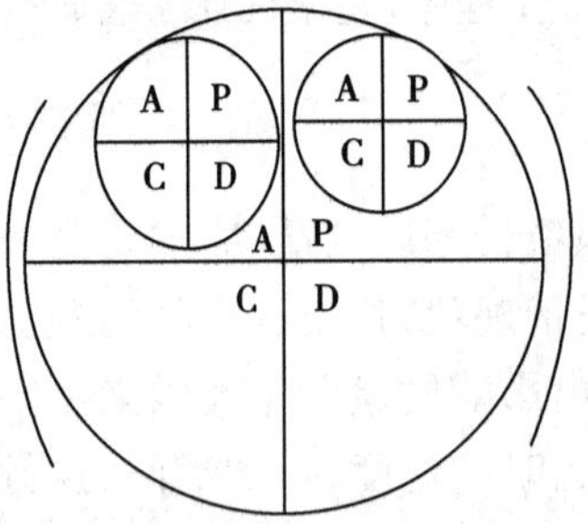

图 6-1 大环套小环

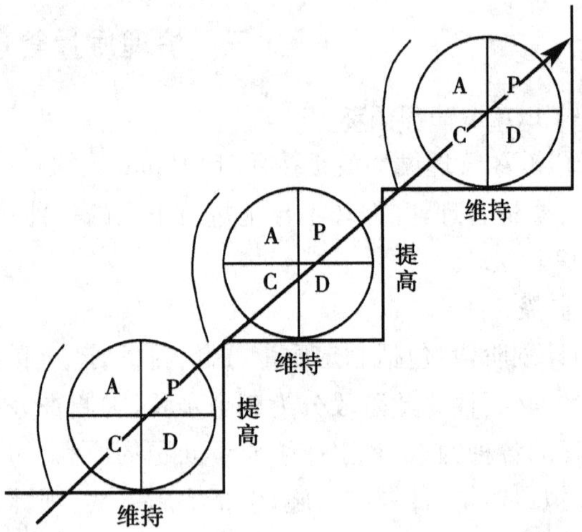

图 6-2 阶梯式运行

(三) 质控圈

质控圈(quality control circle)是由同一现场工作人员或工作性质相近的人员,利用自动自发互相切磋的团队精神,并运用简单有效的品管方法与理念,对自身的工作环境进行持续的改善。质控圈的活动依序以组圈、选定主题、现况分析、制订活动目标、检查对策、实施对策、确认成果及标准化八个步骤进行。

(四) 以单位为基础的护理质量保证模式

1984 年史罗德(P. S. Schroeder)、美国护士协会及梅尔(M. G Mayer)提出以单位为基础的护理质量保证模式(unit-based practice model for nursing quality assurance)(见图 6-4)。

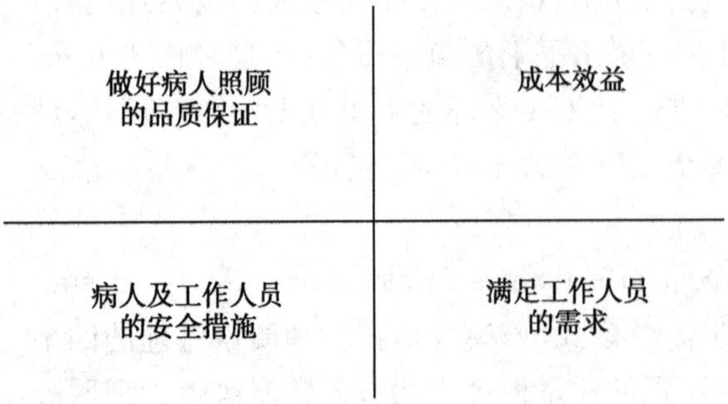

图 6-3 QUACERS 模式

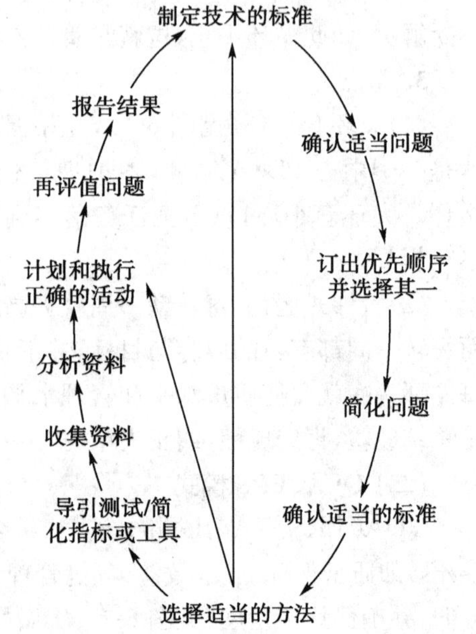

图 6-4 以单位为基础的护理质量保证模式

(五)"十步"质量管理模式

"十步"(ten steps)质量管理模式是 JCAHO 建议医疗机构采用十个步骤拟定质量管理计划,以落实质量管理工作。这十个步骤如下:

1. 审视机构的理念、目标、目的及管理模式,以界定质量管理的责任。

2. 在病人照顾、工作人员绩效、成本效益三个监测管理系统责任区内,明确主要功能及措施。

3. 确定主要服务范围及相关活动。须以病人种类、检查治疗的方法以及基本临床护理活动来考虑,并以该活动是否与高危、多量、易引发问题及高成本等相关,作为选择重要质量管理监测项目的依据。

4. 建立衡量的标准,并选择测量指标。

5. 建立阈值,即确定指标的正常与异常的界限。

6. 收集及组织资料,注意资料收集的频数、样本数及方法。

7. 分析、评价其变异因素并与常态做比较。

8. 选择及执行行动,对优异表现者应予鼓励,有问题时,应寻求解决、改变与修正的方案,并注意追踪调查。

9. 追踪评价的结果,并妥善记录。

10. 汇总质量管理的成效,结果可以是正面的或负面的,并提出总结与建议。

四、护理质量控制的内容

为了规范临床护理服务内涵及分级护理,2009 年卫生部发布了《综合医院分级护理指导原则(试行)》。2010 年 1 月卫生部在全国范围内开展了"优质护理服务示范工程"活动,加强医院护理质量管理。护理质量控制是保障病人安全的重要措施,也是护理管理者工作的核心内容,目前临床使用的"护理质量与安全管理检查标准"内容如下。

(一)健全护理管理组织体系

1. 护理管理组织体系完善

(1)副院长以上分管护理工作,实行院长领导下的护理部主任负责制。

(2)护理管理体制:护理部—科护士长—病区护士长负责制(三级医院),护理部—病区护士长负责制(二级医院)。

2. 护理管理部门实行目标管理责任制

(1)护理部有年度工作计划、季安排、月重点及年度工作总结。

(2)结合管理体制,落实护理部—科护士长—病区护士长负责制(三级医院)、护理部—病区护士长负责制(二级医院)考核制度,明确责任分工。

(3)护理部有工作评价制度与程序等文件,有督查记录。查督查记录,随机查阅护士长记录。

3. 设置护理质量管理委员会,进行护理质量管理

(1)设立以业务副院长领导下的护理部主任为组长的护理质量管理委员会,护理单元有以科护士长、护士长为组长的三级或二级护理质量控制小组。

(2)质量控制小组有具体监管制度,有专(兼备)职人员开展质控工作。随机抽查 2 个病区相关资料。

(二) 护理人力资源管理

1. 合理配置护理人员

(1)落实《护士条例》等规定,严格护士执业准入管理,全部护士持有"护士执业证书"并注册,不得聘用无证护士上岗;护理人员梯队与结构合理,能满足质量保证。

(2)制定特殊护理岗位(如:急诊科、ICU等)人员准入制度。

(3)对各级各类护士资质、岗位技术能力有明确要求。有护士资质审核制度与程序;建立个人技术考评档案,收集护士学历、执业证书、培训证明、继续教育学分证明等证明文件的复印件,存档备查。

(4)加强重点专科如ICU、CCU岗位护士的专科培训。

2. 病区护理人员配置符合标准 病房护士与床位比至少0.6∶1,重点科室(0.6～0.8)∶1,重症监护室护士与床位比(2.5～3)∶1,医院护士总数至少达到卫生技术人员的50%。

3. 有紧急状态下护理人力资源调配方案

4. 有各级各类护士在职培训计划 有护士培训计划与实施记录,院内年培训率达100%,院外培训率≥15%。

(三) 健全护理工作制度、岗位职责和规程

1. 有健全的护理工作制度、岗位职责、护理常规、操作规程等文件或手册,并保证实施。

2. 护理人员知晓并落实护理工作制度、岗位职责、护理常规、操作规程。

3. 各护理岗位人员明确岗位职责和工作标准。

(四) 制定并落实护理质量考核标准、考核办法和持续改进方案

1. 落实基础护理质量评价标准 基础护理合格率≥90%,危重病人护理合格率≥90%。

2. 实施专科护理质量标准 护士掌握专科疾病护理常规,根据病情护理措施到位,能处理专科紧急情况。

3. 建立质量可追溯的机制 定期与不定期对护理质量标准进行效果评价,并体现在持续改进的过程中。有质量标准评价机制。每月对护理质量有检查、分析、评价,有改进措施与记录。

4. 按照《病历书写基本规范(试行)》进行护理文件书写 有定期的质量评价,护理部至少每季度组织一次质量评审。

5. 有重点护理环节的管理、应急预案与处理程序

(1)有护理质量管理工作流程(重点是入院、出院、转科、转院、接送手术病人等工作程序)。

(2)有抢救及特殊事件报告处理制度。

(3)有输血反应应急预案与处理程序、用药错误应急预案与处理程序、输液反应应急预案与处理程序和药物不良反应应急预案与处理程序。

(4)急救物品完好率100%,有专人管理及交接班记录,药品、器材应做到定人管理、定位、定量、定期检查和维修;标签醒目,备有应急照明设备,随机抽查各种急救物品及交接班记录。

6. 有护理安全管理制度及措施 制定并实施护理缺陷报告和管理制度;完善专项护理质量管理制度;能够应对护理差错评审的结果,改进相应的运行机制与工作流程、工作制度。

(1)护理部有护理缺陷评定小组,有护理缺陷及护理差错事故定性标准。

(2)发生差错事故时,处理上报及时;对差错有分析,有处理意见及防范措施。

(3)各科室建立护理缺陷登记本,每周有登记,每月有讨论分析。

(五)为病人提供基础护理服务和护理专业技术服务

1. 临床护理工作体现人性化服务,落实病人知情同意与隐私保护

(1)制定人性化服务措施。

(2)护理操作有创伤或涉及隐私时,应征得病人同意,并提供私密性良好的护理操作环境。

2. 基础护理与等级护理的措施到位。

3. 护士对住院病人的用药、治疗提供规范服务 严格执行查对制度,认真实施医嘱。

4. 对实施围手术期护理的病人,有规范的术前访视和术后支持服务制度与程序

5. 提供适宜的康复和健康指导 护理人员通过各种形式为病人提供健康教育(重点是服药指导、营养指导、康复训练等)、口头宣教、健康处方、小册子、宣传栏等;有对需继续康复治疗的出院病人提供必要康复指导信息服务的制度与规范;护理人员知晓本专科健康教育知识,掌握行为训练方法。查相关资料,询问病人,抽查护士。

6. 各种医技检查护理措施到位

(1)落实各项检查前的准备工作。

(2)特殊检查及导致不适的检查,应事前详细说明与告知,由专人陪同检查。

7. 密切观察病人病情变化,根据要求正确记录

管理名言

如果强调什么,你就检查什么;你不检查,就等于不重视。

(六)保证对危重症病人的护理质量

1. 对危重病人有护理常规 措施具体,实施抢救,有相应的护理记录,记录规范完整。

2. 护理管理部门对急诊科、重症监护病房、手术室、血液净化、新生儿病房等部门进行重点管理 制定重点科室管理制度及质量考核标准,每月进行质量监控,持续改进护理服务质量,并有监控记录。

3. 能够保证监护仪的有效使用 有监护仪保养制度和操作规程,护士熟练掌握监护仪使用方法,能处理简单故障。

4. 保证对危重病人实施安全的护理操作 有对危重病人护理的操作流程与措施。

5. 保证呼吸机使用、管路消毒与灭菌的可靠 对呼吸机严格按《消毒技术规范》要求进行消毒与灭菌,建立保养制度,定期对呼吸机进行保养,保证其能够正常工作。

6. 建立与完善护理查房、护理会诊、护理病例讨论制度

(七)制定并实施护理差错报告和管理制度

1. 建立与实施护理差错报告和管理制度 对护理服务过程中的不良事件有收集渠道与程序。

2. 完善专项护理质量管理制度 完善各类导管脱落、病人跌倒、压疮等专项质量管理制度。

3. 能够应用对护理差错评价的结果,改进相应的运行机制与工作流程、工作制度 有研究和解决护理差错与问题的工作流程、改进措施与记录。

(八) 手术室管理

1. 手术室工作流程合理,符合预防和控制医院感染的要求

(1)手术室设限制区、半限制区、非限制区、布局合理。

(2)手术间、敷料间、器械间、药品间管理有序,严格执行感染监测制度,各种无菌物品达标率为100%。

(3)大、中型手术前有访视,术后有回访,复苏室或手术室工作人员与病房有交接程序和记录。

2. 制定并实施相关的工作制度、程序、操作常规

(1)制定手术室查对制度、消毒隔离制度、手术室管理制度、手术标本管理制度等。

(2)制定各岗位工作人员职责、工作流程。

(3)有手术配合操作常规。

(4)对意外事件(如停电、停水、停气等情况)制定应急预案,科室每年1次组织演练。

3. 与临床保持良好的沟通机制,满足住院病人的需要

(九) 供应室的管理

1. 供应室工作流程合理,符合预防和控制医院感染的要求

(1)污染区、清洁区、无菌物品存放区划分清楚,标志醒目,物品及人员流向合理。

(2)操作高压蒸汽灭菌锅人员持证上岗。

(3)按规定进行消毒灭菌效果和环境卫生学监测,灭菌物品合格率100%。

(4)下收、下送符合无菌配送与污染回收原则。

(5)保证24小时物品供应。实地查看及查看证件、记录。

2. 制定并实施相关的工作制度、程序、操作常规

(1)制定供应室工作制度、各岗位人员职责及操作规范,制定灭菌物品的质量控制流程。查看相关资料。

(2)制定一次性医疗用品管理制度。查看相关资料。

(3)对停电、停水、泛水、消毒锅遇冷气团等意外事故有应急预案,有定期演练预案记录。抽查护士对工作制度、操作规程及意外事故应急预案的知晓程度。

3. 与临床保持良好的沟通机制,满足住院病人的需要

(十) 护理科研管理

二级医院有市级以上科研成果;三级医院有省级以上科研成果。

五、护理质量评价

护理质量的评价是护理管理中的控制工作,即对一项工作成效大小、工作好坏、进展快慢、对策正确与否等方面做出判断的过程。评价一般是指衡量所订标准或目标是否实现或实现的程度如何。评价贯穿在工作的全过程中,不应仅在工作结束之后。通过护理质量评价可以了解护理工作质量、工作效率和人员情况,为以后的管理提供信息和依据。

(一) 护理质量评价的内容

1. 护理人员的质量评价 护理人员的素质、行为表现直接影响护理质量的优劣,故应不定期或定期对其进行评价,评价内容一般包括人员素质、护理行为、护理服务结果三个方面。常用的评价形式有医院外部评价、上下级评价、同级评价、自我评价和病人评价。凡与护理人员工作有关的活动都可结合在内,综合起来进行全面的考核与评价。

(1)基本素质评价:从政治素质、业务素质、职业素质三个方面来综合评定基本素质,从平时医德表现及业务行为看其政治素质及职业素质;从技能表现、技术考核成绩、理论测试等项目来考核业务素质。

(2)行为过程评价:主要是对护理活动的过程质量进行评价。考核护士在护理全过程的各个环节是否体现以病人为中心的思想,是否贯彻病人至上的服务宗旨。

(3)行为结果评价:结果质量是对护理服务结果的评价。对护理活动和服务效果评定、对工作绩效评定均属于此范围。

对护理人员质量评价内容多为定性资料,不易确定具体数据化标准,所以结果评价较为困难,可进行综合性评价。如护理服务态度满意率、培训率、"三基"达标率等,以求获得较全面的护理人员服务质量评价结果。并可通过信息反馈,指导护理人员明确完成护理任务的具体要求和正确做法。

2. 临床护理活动的质量评价 对临床护理活动质量的评价,就是衡量护理工作目标完成的程度,衡量病人得到的护理效果。常通过以下三个方面进行评价:

(1)要素质量评价:主要评价执行护理工作的基本条件,包括组织机构、设施、仪器设备以及护理人员资质,这些构成护理工作质量的基本要素。评价内容有:①质量控制组织结构,可根据医院规模,设置二至三级质量管理组织,医院即护理部质量监控小组;基层质量控制小组,护士长级质量监控小组;并能定期进行质量控制活动。②护理单元设施,按"综合医院评审标准"来评价。③仪器,器械设备齐全、性能完好,急救物品完好率应达 100%。④护理人员,数量、质量、资格应符合医院分级管理要求。⑤环境,各护理单元是否安全、清洁、整齐、舒适、设施齐全。⑥规章制度制定及执行情况,有无各项工作质量标准及质量控制标准。

(2)环节质量评价:主要评价护理过程中各环节操作流程、管理环节等。评价主要内容有:①开展整体护理情况,是否以病人为中心,开展责任制或照顾式护理。②心理护理及健康教育数量及质量。③执行医嘱准确率、临时医嘱执行是否及时。④观察病情及治疗反应,是否动态地修改护理计划等。⑤护理安全的管理。⑥与后勤及医技部门的协调关系情况。

(3)终末质量评价(护理结果评价):是评价护理活动的最终效果,指每个病人最后的护理结果。如技术操作合格率、差错发生率等。

要素质量、环节质量和终末质量评价是不可分割的,一般采用三者相结合的综合评价。评价结果所获信息经反馈纠正偏差,达到质量控制的目的。

(二)护理质量评价的方法

1. 建立质量管理的机构 质量管理和评价要有组织保证,落实到人。在我国,护理部下设质量管理委员会或小组,为常设机构,专门负责质量检查。一般由护理部主任(副主任)领导,配备 1～3 名高年资或高级职称的专职护理人员,各科室护士长参加,分项(如护理技术操作、理论、临床护理、文件书写、管理质量等)或分片(如门诊、病区、手术室等)检查评价。采用定期自查、互查互评或上级检查方式进行。院外评价经常由上级卫生行政部门组成,并联合各医院评价组织对医院工作进行评价,其中护理评审组负责评审护理工作的质量。

2. 重视信息收集与反馈 护理质量管理要靠正确与全面的信息,对各种信息进行集中、比较、筛选、分析,从中找出影响质量的主要的和一般的因素,再从整体出发,结合客观条件做出指令,然后进行反馈管理。

3. 采用数理统计方法发现问题 建立反映护理工作数量、质量的统计指标体系;既可用上级检查内容的指标体系,也可结合医院实际使用自己制作的专项检查指标,使质量评价更具有科学性。在运用统计方法时，应注意统计资料的真实性、完整性和准确性，注意统计数据的可比性和显著性。应按照统计学的原则，正确对统计资料进行逻辑处理。

4. 评价方式多样化 常用的评价方式有同级评价、上级评价、下级评价、服务对象评价（满意度）、随机抽样评价等。

5. 根据管理要求确定评价时间 评价的时间分定期和不定期两种。定期检查可按月、季度、半年或一年进行，由护理部统一组织全面检查评价，但要注意掌握重点问题、重点单位。不定期检查评价主要是各级护理人员、质量管理人员深入实际，随时按质量管理的标准进行检查评价。

（三）常用的质量评价统计方法

1. 分层法 分层法是质量管理中整理数据的重要方法之一。搜集罗列一大堆数据，杂乱无章，看不出问题，利用分层法可以有效地解决这一问题。分层法是把收集来的原始质量数据，按照一定的目的和要求加以分类整理，以分析质量问题及其影响因素的一种方法。运用分层法时应根据分层的目的，按照一定的标志进行区分，把性质相同的分列在一组，使数据反映的事实更明显，更突出，以便找出问题，对症下药。分层法通常以表格或图形表示，常与排列法同时使用。以下是利用分层法对某医院发生护理差错的原因进行的分类（见表 6-2）。

表 6-2 某医院护理工作差错原因分类表

原因	发生次数	累计次数	百分比（%）	累计百分比（%）
执行制度不认真	39	39	48.75	48.75
处理医嘱错误	12	51	15	63.75
工作脱节	8	59	10	73.75
医疗缺陷	7	66	8.75	82.5
管理缺陷	6	72	7.5	90
专业知识缺乏	5	77	6.25	96.25
其他	3	80	3.75	100

2. 调查表法 调查表是为收集数据而设计的图表。调查表法就是利用统计表进行整理数据和粗略分析原因的一种工具。其格式多种多样，可根据调查目的的不同，使用不同的调查表。

3. 排列图法 排列图法又称主次因素分析图，是把影响质量的因素进行合理分类，并按影响程度从大到小的顺序排列，做出排列图，以直观的方法表明影响质量的主要因素的一种方法。排列图的基本结构：1 个横坐标，2 个纵坐标，几个直方形和一条曲线构成，图 6-5 是某医院护理工作差错发生的原因、发生次数（频数）、百分比及累计百分比（累计频率）。

应用排列图的注意事项：

(1)通常把因素分为 A、B、C 三类：在累计频率 80%与 90%两处画 2 条横线，把图分成三个区域，累计频率在 80%以内的诸因素是主要因素（A 类），累计频率在 80%～90%的是次要因素（B 类），90%以上的为一般因素（见图 6-5）。执行制度认真、处理医嘱错误、工作脱节是造成护理差错的主要原因，重点做好这几个方面的防范工作，则可使差错的发生率明显下降。

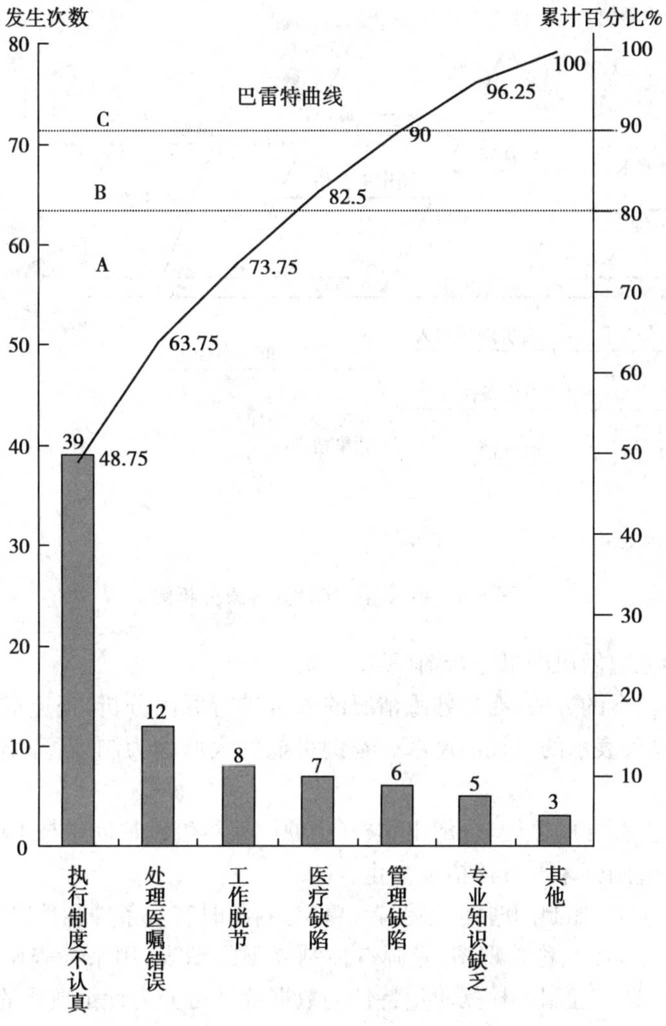

图 6-5 护理差错原因排列图

(2)主要因素不能太多:一般找出主要因素一二项为宜,最多不超过三项。若找出主要因素过多,须考虑重新进行因素的分类。

(3)适当合并一般因素:不太重要因素可以列出很多项,为简化制图,可把这些因素合并为“其他”项,放在横坐标的末端。

(4)在采取措施之后,为验证效果,要重新画巴雷特图,以便进行比较。

4. 因果分析图 因果分析图又称特性因素图、树枝图、鱼刺图。巴雷特图仅对属于同一层的有关因素的主次关系进行统计分析,若因素在层间还存在着纵向因果关系时,就需运用因果分析图整理出这两种关系。因果分析图是整理、分析影响质量(结果)的各种原因及各种原因之间的关系的一种工具。因果分析图(见图 6-6)运用系统分析方法,以结果出发,首先找出影响质量问题的大原因,然后再从质量的大原因中找出中原因,再进一步找出影响质量的小原因……以此类推,步步深入,一直找到能够采取改进措施为止。

绘制因果分析图的方法步骤:

(1)确定要解决的问题(结果)是什么,例如某医院护理部分析手术感染增加与护理工作

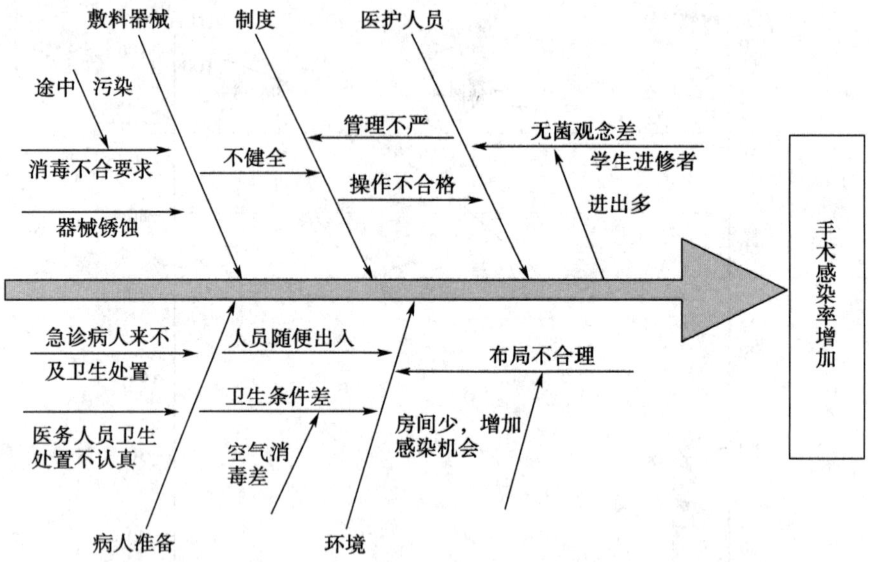

图 6-6 手术感染率增加因果分析图

的关系，找出各种原因做出因果分析图（见图 6-6）。

（2）采用开座谈会的方法，召集熟悉情况的人员进行原因分析，把造成手术感染率增加的大原因写在用箭头表示的大枝的尾部。本例可能的大原因为制度、环境、敷料器械、医护人员、病人准备等。

（3）追问大枝上存在的原因，分解出中枝（中原因），再继续追问中枝上的原因，分解出小枝（小原因），直至追问到采取具体措施为止。

（4）记录有关事项，如制图时间、制图者、单位、制图时客观条件和情况等。

5. 控制图 控制图又称管理图，是画有控制界限的图表，用来检查质量波动是否处于控制状态的一种工具。控制图根据质量特性的数据统计可分为计量数据的控制图和计数数据的控制图两大类。计量数据的控制图包括 $\overline{X}$ 控制图、$\overline{X}$-R 控制图、L-S 控制图、$\overline{X}$-Rs 控制图；计数数据的控制图包括 Pn 控制图、C 控制图、U 控制图。

控制图的基本格式如图 6-7 所示。建立 XY 坐标，横坐标为样本号码或取样时间，纵坐标为质量特性数据。在图上分别划出上、下控制界线和中心线三条线（有的控制图可以是五条线，在 UCL 与 LCL 之间增加上警戒线、下警戒线）。在管理过程中，定期将测量到的质量特性数据，用圆点标在图的相应位置，如果点子落在控制界线之内，则表明质量在控制范围内；如果点子落在控制界线之外，则表明质量不稳定或者发生缺陷，这时质控人员就要分析原因，及时采取措施，以防质量继续下降。

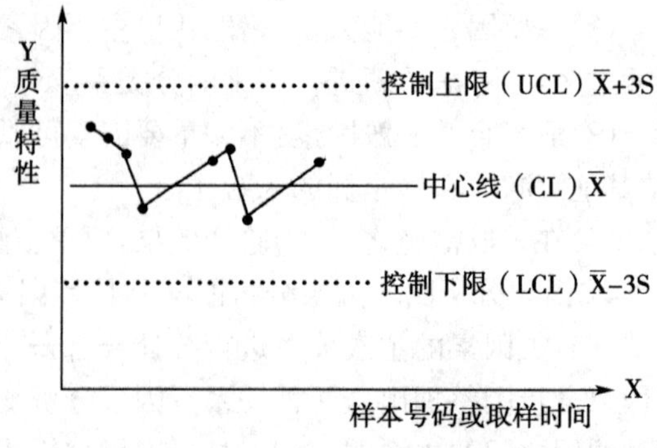

图 6-7 控制图的基本格式

不同的控制图有其不同的适用范围，其 CL、LCL、UCL 的计算方法就不一样。如果是分析的数据呈正态分布，通常采用控制图，以作为中心线，+3S 作为控制上限，-3S 作为控制下限($\overline{X}$为均数,S为标准差)。

控制图法不是事后检查,它贯穿于护理工作的全过程,它能及时发现异常现象,对于检查护理工作质量是否稳定有重要作用。

(四)临床护理服务评价的注意事项

1. 标准恰当 制定的标准恰当,评价方法科学适用。

2. 防止偏向 评价人员易产生宽容偏向,或易忽略某些远期发生的错误,或对近期发生的错误比较重视,使评价结果发生偏向,应对此加以克服。

3. 提高能力 为增进评价的准确性,需提高评价人员的能力,必要时进行培训,学习评价标准、方法,明确要注意的问题,使其树立正确的评价动机,以确保评价结果的准确性、客观性。

4. 积累资料 积累完整、准确的记录以及有关资料,既能节省时间,便于查找,又是促进评价准确性的必要条件。

5. 重视反馈 评价会议前准备要充分,会议中应解决关键问题,注意效果,以达到评价目的。评价结果应及时、正确地反馈给被评价者。

6. 加强训练 按照标准加强对护理人员的指导训练较为重要。做到平时按标准提供优质护理服务,检查与评价时才能获得优秀结果。

第三节 医院感染管理

医院是病人密集的场所,医院环境最容易被病原微生物污染,从而为疾病的传播提供外部条件,促进医院感染的发生。医院感染无论对社会及个人均带来严重危害。大量资料证明,只要护理管理严格,预防措施落实,医院感染发生就少。

医院感染已受到越来越多的重视,许多国家将医院感染发生率作为评价医院管理水平的重要标志。医院感染控制与预防管理直接关系到医疗高新技术的发展,是确保医疗安全,防范医疗事故和保障广大病人及医务人员健康的一项重要工作。

知识链接

Lister 于 1867 年发表了著名的关于外科无菌操作的论文。此后,无菌操作被临床重视。

一、医院感染概述

(一)医院感染的概念

1. 医院感染(hospital infections)**或医院获得性感染**(hospital-acquired infections, HAI) 是指住院病人在医院内获得的感染,包括在住院期间发生的感染和在医院内获得、出院后发生的感染,但不包括入院前已开始或入院时已存在的感染。医院工作人员在医院内获得的感染也属医院感染。

其内涵包括:

(1)无明显潜伏期的感染为入院 48 小时后发生者;有明确潜伏期的感染为入院至发病时间超过该感染平均潜伏期者。

(2)本次感染与上次住院密切相关。

(3)在原有感染的基础上出现其他部位新的感染(除外脓毒血症迁延病灶),或在原有感染基础上又分离出新的病原体(除外污染和原来的混合感染)的感染。

(4)新生儿在分娩过程中或产后获得的感染。

(5)由于诊疗措施所激活的潜伏性感染,如疱疹病毒感染、结核菌感染。

(6)医务人员在医院工作期间获得的感染。

下列情况不属于医院感染:①皮肤黏膜开放性伤口只有细菌定植而无炎症表现。②由于创伤或非生物因子刺激而产生的炎症表现。③新生儿经胎盘获得(出生后 48 小时内发病)的感染,如单纯疱疹、弓形体病、水痘等。④病人原有的慢性感染在医院内急性发作。

2. 医院感染管理(hospital infection administration) 是针对在医疗、护理活动过程中不断出现的感染情况,运用有关的理论和方法,总结医院感染发生的规律,并为减少医院感染而进行的有组织、有计划的控制活动。医院感染管理可以减少感染发生率,缩短住院时间,减轻病人经济负担,提高医疗质量和病人满意度,是医院管理中的重要组成部分。

(二) 医院感染分类

医院感染分类方法很多,根据病原体来源不同分为内源性感染和外源性感染;根据发生对象不同分为医务人员医院感染和住院病人医院感染;根据发生部位不同分为呼吸道医院感染、泌尿道医院感染、手术部位医院感染等。常用的是根据医院感染的病原体来源分为内源性医院感染和外源性医院感染。

1. 内源性医院感染 病原体来自感染对象自身,如来自肠道、泌尿道、生殖道等。病人自身的常居菌或暂居菌菌群中的细菌能引起感染,是因为它们移位到正常寄居部位之外,如泌尿道和受损的组织(伤口),留置导尿管病人的泌尿道感染;或不合理的抗生素治疗导致非优势菌过度生长(艰难梭菌,酵母菌等)。

2. 外源性医院感染 病原体来自感染对象以外,如其他病人、医院环境、医务人员的手、探视者。

(三) 医院感染的形式

1. 医院感染散发 指医院感染在某医院住院病人中历年的一般发病率水平。历年是指情况大致相同的年份。历年的一般发病率水平可因医院、时间、感染部位等的不同而有所差异。

2. 医院感染暴发 指某医院、某科室短时间内突然发生多例医院感染病例的现象。暴发的感染多来自所用的器械或物品的污染,可能与器械和物品的生产、消毒、储运不当有关。

3. 医院感染流行 指某医院、某科室医院感染发病率显著超过历年的一般发病水平。

(四) 医院感染的流行环节

医院感染的感染链由感染源、传播途径和易感宿主组成,三个条件同时存在并相互联系,导致感染发生。预防、控制感染就是干预三者之间的联系,即控制感染源,切断传播途径,保护易感宿主或增强其免疫力。

(五) 医院感染监测

指长期系统连续地观察、收集和分析医院感染在医院一定人群中的发生和分布及其影响因素,并将结果报送医院和反馈给有关单位和人员,为医院感染的预防控制和管理提供科学依据的活动。对全院住院病人进行的医院感染及其相关因素的监测为综合性监测;根据医院感染管理的重点,对选定目标开展的医院感染监测为目标性监测。

医院感染的质量监控包括医院感染病例的发现、登记与统计资料分析、消毒灭菌和环境卫生监测的质量控制。

二、医院感染的影响因素

有医院就有医院感染，所有医院或医疗机构都存在医院感染的问题。医院是病人的集散地，具备疾病传播的三要素。各类病人和病原携带者，构成为疾病传染源；各种诊疗活动如针刺、输血、侵入性诊疗操作成为医院特有的传播途径；化疗、免疫抑制治疗、外科手术等都会导致病人抵抗力低下，使之成为某些疾病的易感人群。因此，医院既是诊治疾病和促进健康的场所，又是感染源、传播途径和易感宿主集中的场所。

(一) 医院感染的主要影响因素

1. 感染源 已经感染的病人和病原携带者，特别是传染病人，是医院感染的主要感染源；医务人员、病人家属和探视者、未彻底消毒的器械、不合格血液制品、动物在一定条件下也会成为感染源。如医务人员患流感时在医院工作区的流动，病原菌的播散不一定会局限在某一区域，不仅可以在医院内传播，甚至可以在医院外传播。

2. 医院感染的传播途径 指感染源到易感者的路径。在医院接受诊疗期间，病人既是微生物的接受者，同时也可以成为新的感染源。在医院感染传播中，医务人员起关键作用。

(1)呼吸道传播：如带有 SARS 病毒、结核杆菌等病原体的飞沫可以近距离感染病人或医务人员，还可以通过雾化吸入治疗、氧气湿化瓶等方式传播。

(2)消化道传播：如鼠伤寒沙门菌、痢疾杆菌、甲型肝炎可以通过污染的食物和水经过消化道传播。

(3)血液体液传播：主要通过含有病原体(如 HBV、HIV、疟原虫)的血液或血液制品，造成输血后肝炎、艾滋病、疟疾。

(4)母婴传播：通过胎盘、产道、哺乳方式母婴垂直传染。

(5)接触传播：分为直接接触和间接接触。直接接触如医务人员或病人直接与感染者接触；间接接触如通过医务人员手、被褥、医疗器械等；如呼吸机相关肺炎、导管相关血流感染等侵入性操作为医院内特有传播途径，既可以造成外源性感染，也可以传播内源性感染。

3. 易感者 对病原体缺乏免疫力或免疫力低下而易发生感染者，医院是易感人群相对集中的地方，易发生感染和感染的流行。易感者主要包括下列情况：

(1)接受免疫抑制治疗，如抗肿瘤化疗、放疗、肾上腺皮质激素治疗。

(2)基础疾病降低机体免疫力，如糖尿病病人、肝硬化病人。

(3)侵入性操作或破坏皮肤黏膜屏障，如大面积烧伤、手术、留置导管等。

(4)接受抗菌药物治疗，如抗生素相关性腹泻等。

(5)老年人、婴幼儿、烧伤病人和营养不良者。

(二) 医院感染的相关影响因素

1. 卫生欠佳，废物处理不当，如污染的被服、针头处理不正确。

2. 基础设施薄弱，设备不足，如 ICU 洗手装置不合要求。

3. 医护人员配备不足，操作不够安全，如为乙肝病人吸痰不戴手套。

4. 医院环境的因素，如检查室、病房、走廊过度拥挤。

5. 饮食服务不规范。

6. 机械和工程控制不到位，如手术室、实验室的排风系统，空调冷却水。

7. 拆除、建筑、装修场所的感染风险。

8. 社区感染等。

医院感染的相关影响因素不及时正确处理，就有可能变成医院感染的主要因素，甚至引起医院感染暴发。

知识链接

20世纪50年代欧美首先发生的耐甲氧西林金黄色葡萄球菌(MRSA)感染，很快席卷全球，形成世界大流行。由此对医院感染研究起到了很大的促进作用。

三、医院感染的控制与预防

(一) 我国医院感染预防与控制的现状

1. 建立了较完善的医院感染管理体系

院感染管理体系以卫生部为核心，组建了全国性医院感染监测研究控制小组，全国各学会成立了“医院感染管理委员会”，各委员会定期召开全国性学术会议，共同探讨医院感染管理方面的各种问题和对策，有利地促进了医院感染管理发展。成立了卫生部、省(含自治区、直辖市)医院感染管理专家咨询委员会，针对地方医院及其他实际工作情况进行医院感染管理的策略研究和技术指导。各医院也相继建立了医院感染管理委员会和管理组织机构。来自政府层面的要求，保障了管理体系的末端院感染控制的执行力，保障了整个管理体系的功能完整。

2. 建立健全了各类医院感染管理制度与规范

各类医院感染管理规范主要包括两大方面，即管理制度和监测制度，它既是各医院各部门的工作指南，也是医院感染控制机构的监管标准。

卫生部制定的感染管理制度涵盖了医院医疗、护理等各个工作平台，对医疗机构的诊疗器械的消毒工作也进行了规范和加强。对血液制品管理、重点科室和高危人群也有专门的管理规定。

各项监测制度强化了对医疗器械的监督管理，建立了抗菌药物临床应用预警机制。

2010年卫生部还颁发了“消毒产品生产企业卫生许可证”，对消毒产品生产企业予以规范，从源头上杜绝不合格产品所导致的医院感染的发生。

3. 我国医院感染管理已进入规范化、法制化的管理阶段

多年来，国家相继颁布了一系列管理法规，在卫生法律法规中明确规定了各级医疗机构和人员在医院感染各范围内应做的工作和应承担的责任，并在不断的实践摸索中完善法规与规定的要求。

通过多种形式、多种渠道的普遍宣传，我国医院感染管理逐步由原来的依靠行政手段过渡到依靠法制手段。

4. 有规范的技术标准，临床工作有章可循

我国医院感染预防与控制的相关技术标准制定与管理，沿宽度与深度经纬走过了一条平稳上扬的曲线，从粗放的制度到不断完善的技术规范，我国各医院感染预防与控制管理工作不断细化，感染预防控制手段不断完善。目前，各种技术标准贴近临床需要，紧跟临床发展，具有较强的指导性和时效性。

(二) 护理在医院感染预防与控制中的作用

我国责令的医院感染，以外源性感染为主，而在外源性感染的控制中，清洁、消毒、灭菌与预防隔离技术等都属于护理损伤范围，因此，护理是医院感染预防与控制的主角。

护士是接触病人最多，预防控制医院感染的重要人员，护士所承担的如消毒、隔离、无菌损伤、医疗废物管理、标准预防是保障医院正常医疗护理活动的基础，医院感染管理工作贯穿于整个护理工作的全过程。护士是预防和控制医院感染的重要力量。

知识链接

南丁格尔于19世纪60年代建议病房护士负责记录医院死亡病例和进行上报。这是医院感染监测的最早记载。

(三) 医院感染的控制与管理

护理部主任(或总护士长)应是医院感染管理委员会(或小组)的主要成员之一，护理系统要积极贯彻医院感染管理政策、制度、计划、措施，对本院的医院感染管理现状进行分析，结合护理业务技术活动提出改进措施。从而最大限度地避免因护理工作失误而引起的院内感染。

1. 健全组织机构和完善制度，管理科学化 护理部要在医院感染管理委员会的指导下工作，护理部主任(或总护士长)担任组长；成立预防医院感染的办公室，护理部—医院感染科—各科护士长—各科监控护士(兼职)组成医院感染管理三级网络。或医院感染科独立设置，每250张开放床位配备1名专职人员，该机构负责制定预防医院感染的近/远期计划，使管理有目标、措施、检查标准和考核评比的依据。根据医学的发展持续完善医院感染管理制度。

2. 合理布局，改善建筑结构，增添必要设施 根据需要适当改造或改建不适于预防感染的旧建筑，增添必要的专用设备。ICU应设置独立隔离单元或小病室，每张床位使用面积要满足抢救时所需的空间，不得少于$18m^2$，床间距1～2m；配置有清洗消毒器，处理病人分泌物、排泄物，医疗器具及物件，从送洗到消毒一次完成，避免反复消毒处理而增加污染的频率。如手术室、血液净化中心、烧伤病房安装空气净化装置，各个区域应有明显的标志，区域间避免交叉污染。

3. 开展教育培训，提高自我防护水平 不断进行针对性的教育与专业培训是做好医院感染管理的基础和重要环节，使护理人员了解预防医院感染的重要意义、具体要求和实施方法。如接触病人体液前戴手套；发生职业暴露后的应急处理和报告登记；新护士和调入人员先培训后上岗等。

培训护士长和监控护士的专业技术和组织管理能力，护士长和监控护士通过护理查房、消毒隔离操作、小讲课和考评等途径指导所属护理人员的工作。

4. 严格病人管理，重视健康教育 病人也是医院感染的管理者，护理人员是健康教育的主力军。对每项护理操作的目的与要求均应通过健康教育取得病人合作。管理好病房环境和病人活动秩序，如空气清洁、控制陪住等，是减少病人感染机会的措施之一。教育病人是预防医院感染的有效措施。

5. 应用医院感染信息指导合理使用抗菌药物，预防多重耐药菌感染和高致命性感染

6. 贯彻消毒措施，控制交叉感染 消毒是预防感染的基本手段，在实施消毒制度时应注意以下几点：

(1)专人负责：监控护士负责监督检查消毒隔离制度及无菌操作的实施。定期统计无菌操作感染率，了解医务人员及住院病人医院感染发生率，分析原因，建立感染发生的报告制度，制定统一的消毒隔离、无菌操作等质量检查标准和具体要求，并对护理人员进行强化和训练，使操作规范化、质量标准化。

(2)定期消毒：定期消毒、灭菌，一旦发生感染还应增加次数。某些物品还必须做好随时消毒、预防性消毒、终末消毒。例如，餐具应每餐消毒、便器一用一消毒，病人床单位每日清洁消毒，被、褥、枕、床垫终末消毒等。

(3)按时检查：根据不同对象建立定期检查制度，明确规定年、季、月、日检查重点，划定感染管理机构和各级护理管理分级检查范围、内容、要求，做到每项制度有布置、有检查。

(4)重点监测：手术室、消毒供应中心、静脉药物配置中心、血液净化中心、婴儿室、产房、ICU、烧伤病房、感染科等重点部门应按要求重点监测。

(5)开展评比：可结合各级卫生行政部门的要求，对消毒隔离具体规定和制度，组织检查评比。以发现问题，总结经验，激励先进，纠正不足。

(四) 医院感染管理面临的挑战

1. 新病原体的出现、发现及其感染控制 人免疫缺陷病毒，传染性非典型肺炎，人感染高致病性禽流感病毒，猴痘病毒，难辨梭状芽胞杆菌等感染。随着人民生产生活方式的变化，全球气候变暖，免疫功能低下人群的增加等因素，新的病原体不断被发现和出现，一些原本不致病的病原体在免疫功能低下人群中也造成感染。

2. 耐药微生物冲击与耐药菌感染的治疗及传播的阻断 耐药病毒如人免疫缺陷病毒、乙型肝炎病毒、流感病毒，耐药细菌如 MRSA 等，不仅可增加医院感染控制的难度，甚至可以造成流行或暴发，增加被感染者的病死率和医疗费用，带来沉重的社会经济负担。

3. 医务人员受到医院感染的威胁与防护问题 锐器伤经血液体液传播疾病，如人免疫缺陷病毒、乙型肝炎病毒等，医务人员感染呼吸道传播疾病，如传染性非典型肺炎、结核病、流感等，其他传染病和耐药细菌感染都可以感染医务人员，对医务人员及家属身心健康带来重大影响。

4. 医疗新技术的发展与感染控制中的新问题 如器官移植、微创外科技术、侵入性诊疗操作增加等都赋予医院感染新的特点，如何做好这些病人的医院感染管理，值得我们重视。

5. 人口老龄化和免疫功能低下人群增加导致医院感染病例增加 人们的预期寿命普遍延长，机体免疫功能开始降低是一个不争的事实；由于一些疾病治疗手段的发展，如抗肿瘤化学治疗，糖皮质激素的使用，放射治疗等手段，均降低了机体的抵抗力。

6. 生物恐怖的潜在性威胁 医院是一个人员相对集中的公共区域，如果遭到生物恐怖袭击，如炭疽、耐万古霉素金黄色葡萄球菌等的攻击，如何防止医院感染的流行或暴发，值得我们深思。

7. 卫生资源的相对不足与感染控制需要投入的矛盾 虽然医院感染控制可以通过降低医院感染病例的发生降低医疗成本，但感染控制是需要不断投入的，现在付费者都愿意针对某一具体疾病的诊断治疗付费，对于能够减少住院病人的医院感染的预防与控制并不愿意付费，如果感染控制费用难以保证，感染控制措施的落实也就成为问题。

第四节 护理风险管理

医疗机构向公众提供优质、安全的治疗服务是其中心任务。尽管设备或经费及人力资源有限，但我们必须采取改进措施，预防护理缺陷，降低病人的护理风险，随时保证病人安全。因此在医疗机构中，共同致力于提供最佳的病人治疗服务，树立“安全第一”的观念，建立并保持一种安全文化是每一个员工的责任，也是护理管理者的主要工作。

一、护理风险管理概述

（一）概念

1. 风险（risk） 是遭受损害的可能性。风险包括经济、法律、人身风险等。

2. 护理风险（nursing risk） 指病人在接受医疗护理过程中，由于风险因素直接或间接的影响导致可能发生的一切不安全事件。护理风险具有风险水平高、不确定性、复杂性及后果严重等特征。可控的护理质量缺陷以预防为主。

● 知识链接 ●

护理质量缺陷

护理质量缺陷（nursing quality defective）指由于各种原因导致的不符合护理质量标准的现象和结果。包括护理缺点、差错及事故。

（1）护理缺点是在护理活动中，虽然有某一环节的错误，但被发现后得到及时纠正，且未给病人造成任何不良影响者。例如病人外出则编造体温等。

（2）护理差错分为一般差错和严重差错两大类。在护理活动中，由于护理人员自身原因或技术原因发生差错，但未给病人造成不良影响或轻度影响者是一般差错；给病人造成严重不良后果，但尚未构成护理事故是严重差错。

（3）护理事故是在护理活动中，由于护理人员违反医疗卫生管理法律法规、部门规章制度和诊疗护理规范、常规或发生过失造成病人人身损害的事故。

3. 护理风险管理（nursing risk management） 指对病人、医护人员、医疗护理技术、药物、环境、设备、程序等不安全因素采用护理风险管理程序的方法，识别、评估，并采取有效措施控制的过程。目的是减少护理风险事件的发生及降低风险对病人和医院的危害及经济损失，以保障病人和医务人员的安全。

4. 护理安全（nursing safety） 指在实施护理活动的全过程中，病人不发生法律和法定的规章制度允许范围以外的心理、机体结构或功能上的损害、障碍、缺陷或死亡。

（二）护理风险管理的重要性

1. 风险管理水平直接关系到病人的安全 医疗护理风险与护理安全并存，两者的程度是因果关系，在医疗护理风险系数较低的情况下，医疗护理安全系数就较高，反之医疗护理安全系数就降低。通过风险管理可以降低医疗护理活动中的风险，保障病人的安全。

2. 风险管理水平直接影响医院的社会效益和经济效益 由于医疗护理风险管理不善，会使病程延长和治疗护理方法复杂化，增加物资消耗，提高医疗成本，增加病人经济负担，有的还要付出额外的经济负担，同时会使医院的形象受到损害。

3. 风险管理水平直接影响医院功能的有效发挥 医疗场所的各种污染、放射性危害，各种有毒作用的药物和化学试剂等一些物理化学因素，也会影响医院功能的有效发挥。

4. 风险管理水平直接影响医院和医务人员的自身安全 做好医疗护理风险管理除保障病人的身心安全以外，还包括从事医疗护理及医学工程技术人员本身的健康与安全。在医疗护理活动中如果因风险意识不强、管理不力发生事故和医疗纠纷，医院及医务人员将承担风险，包括经济风险、法律风险、人身风险等。

二、护理风险的相关因素

(一) 患方因素

1. 客观因素 主要是指病人所患疾病的危险性、复杂性和医疗护理技术难度等医疗护理风险概率的客观因素。因疾病的自然过程或发展而导致不幸的情况发生，而进行的治疗并不都能治愈疾病，治疗的成功率也会因人而异。

2. 主观因素 病人及其家属的故意行为。

(二) 医方因素

1. 责任意识 职工的职业道德、安全教育工作薄弱，医务人员因责任意识不强发生医疗事故，不仅直接构成不安全，其后果也更为严重。如医生说：快点呀，疼死了；喊什么喊，放心死不了。

2. 沟通不畅 主要是指因医务人员的言语行为不当或过失，给病人造成的不安全感和不安全结果。其中医患双方的沟通不畅最容易构成不安全因素，其不安全程度也较为严重。

3. 医疗护理技术 医疗护理技术因素是指医务人员医疗护理技术水平低下、经验不足或相互配合不协调直接或间接危害病人的健康甚至生命。

4. 药物性因素 药物因素是指错误用药、无效用药、药物配伍不当或使用有质量问题的药物所致的病人病程延长，出现药物不良反应或造成药源性疾病，甚至危害病人的生命。

5. 卫生学因素 是指医院内感染、环境污染(包括废弃物、剧毒药物、消毒制剂、化学试剂、放射线污染等)等已知和未知因素导致病人和医务人员的身心健康受到损害。

6. 医疗设备、器械因素 医疗设备、器械因素是指因医疗设备、器械因素影响医疗护理技术的有效发挥，而延误病人的诊断、治疗、抢救。如医疗设备种类不全、性能不良、规格不配套，医疗物资供应不及时、数量不足、质量低劣，都会降低技术能力，影响医疗护理效果，有的甚至危害病人机体。

7. 组织管理因素 组织管理因素是指组织领导、人力资源管理、安全保障制度等方面的因素直接或间接给病人、医务人员的健康造成损害。如规章制度不健全或不落实，业务技术培训滞后，人力资源不足，物资管理不善等。

三、护理风险管理的基本要素

风险无处不在，因此，可能发生护理风险的环节都应成为护理风险管理的基本要素。由于护理风险管理是一个开放系统，它动态的与所处环境发生相互作用，在这个开放系统、动态的环境中，医院领导层、科室管理层、护理人员自我管理、病人自我管理四个层面是进行护理风险管理的基本要素，各个层面应明确各自的职责和主要任务。护理风险管理基本要素之间构成一定的相互关系，形成特定的关系构架(见图 6-8)。护理风险管理基本要素构架中，主要的质量和安全基本要素是以下五个方面：

1. 领导程序和责任。

2. 能胜任、有才能的员工。

3. 员工和病人的安全环境。

4. 病人的临床医疗护理。

5. 提高质量和安全。

护理风险管理涉及多个部门或科室，从医院领导至护士多个岗位；每个因素是双重或多重角色，角色不同承担的主要任务亦不同。在护理风险管理的过程中，护理部主任、护士长、护士、病人都会进行沟通，但是沟通的内容、方式和目的因为角色的不同会不一样。临床护理工作中，注意下面几个方面的内容也可以有效减少风险的发生。

1. 同情　护理人员对病人、同事乃至自己都应有同情心。但是，在表达对病人的同情时，一定要注意对病人提出的问题不能轻易表态，尤其是当病人在抱怨其他护理人员或工作人员的过失时。表态应在全部事实弄清楚之后，仓促的表态可能导致不公平，表态还有可能被推到“诽谤罪”的被告席上。

2. 交流　除了与病人及家属交流外，护理人员还应与医生及其他有关人员进行充分交流，如经常开展护理计划、护理措施的讨论；经常复习护理记录及医疗记录；定时核对医嘱，确保医嘱及时、正确执行等，这是减少差错的重要方法。

3. 能力　过硬的护理业务能力和沟通交流能力，是护理人员赢得病人及其他相关人员尊重的主要因素。例如，面临急诊病人时，能迅速有效地协助医生做出正确的处理，这样的护士不仅能赢得医生的认可，更能获得病人的信任。

4. 记录　随着时间的推移，记忆总会淡忘，而记录作为护理人员的朋友，在需要时可以充当活动的见证。需要注意的是，记录应该及时、精确、清楚、连续、完整和有目的性，不应随便改动。表格化的记录具有规范、完全和省时的特点，应尽可能地使记录表格化。

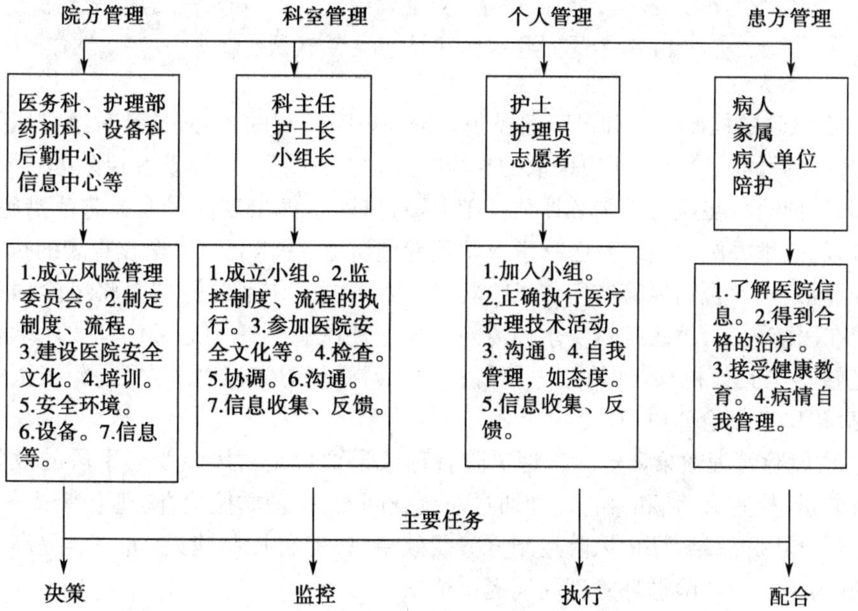

图 6-8　护理风险管理基本要素构架

四、护理风险管理方法

（一）护理风险程序管理

护理风险程序管理是指对病人、医护人员、探视者等可能产生伤害的潜在风险进行识别、评估并采取控制的过程。

1. 护理风险的识别 护理风险的识别是对潜在的和客观存在的各种护理风险进行系统、连续的识别和归类，分析产生护理风险事件原因的过程。常用的护理风险识别方法有以下几种。

(1)通过对常年积累的资料及数据进行回顾性研究，分析和明确各类风险事件的发生部门、环节与人员。

(2)应用工作流程图，包括综合流程图及高风险部分的详细流程图，了解总体的医疗护理风险分布情况，全面综合地分析各个环节的风险。

(3)调查法，通过设计专用调查表调查重点人员及关键的环节，以掌握可能发生风险事件的信息。

2. 护理风险的衡量与评估 是在风险识别的基础上进行的。即在明确可能出现的风险后，对风险发生的可能性、可能造成损失的严重性进行评估，对护理风险进行定性的分析和描述，并对风险危险程度进行排序，确定危险等级，为采取相应风险预防管理的对策提供依据。如使用护理风险评估单、应用住院病人护理风险评估预警系统等。

知识链接

1999年美国医学研究所揭示了美国医疗差错的严重性，2000年国家质量协调特别工作组评估它的报告并制订了具体的整改措施。经过5年改革，在增强公众医疗差错意识、建立病人安全中心、制定医疗安全执行标准、应用信息技术、建立差错报告系统等方面取得了一定的成绩，建立了完善的医疗风险监管机制。

3. 护理风险的控制 护理风险的控制是护理风险管理的核心，是针对经过风险的识别衡量和评估之后的风险问题所应采取的相应措施，主要包括风险预防和风险处置两个方面。

(1)风险预防 在风险识别和评估基础上，对风险事件出现前采取的防范措施，如长期进行风险教育、举办医疗纠纷及医疗事故防范专题讲座，手术病人安全核查表的执行等。

(2)风险处置 包括风险滞留和风险转移两种方式。①风险滞留是将风险损伤的承担责任保留在医院内部，由医院自身承担风险。如建立医患纠纷沟通部门。②风险转移是将风险责任转移给其他机构，如第三方调解机构；最常见的风险控制方式是购买医疗责任保险，将风险转移至保险公司。

4. 护理风险管理效果评价 护理风险管理效果评价是对风险管理手段的效益性和适用性进行分析、检查、评估和修正。如通过对调查问卷、护理质控检查、理论考试等方法获得的数据进行分析和总结，评价风险控制方案及效果，以完善控制建设，进一步提高风险处理的能力，并为下一个风险循环管理周期提供依据。

（二）护理风险的防范

1. 建立健全风险管理组织 进行长效、稳固的风险管理，需建立健全风险管理组织，它能使风险管理活动有系统、有计划、有目的、有程序地进行，达到有效监督及控制风险。成立护理风险管理委员会、科室风险管理小组，专职或兼职风险管理员的三级管理网络，切实做好三级护理风险管理。如护士长按照质量标准，结合本专业进行自查、自纠、自控；护理部除不定时督查重点部门外，每月组织一次全院护理质量督查。将质量控制与护理风险管理紧密结合起来，及时发现护理安全隐患，积极预防不安全事件，从根本上减少护理风险事件的发生。

2. 完善护理制度及护理风险预案 有应急演练，抓好安全管理的关键环节，如假日护理安全管理规定、风险事件的评估和呈报制度等。在制订风险预案时，如突发事件意外停电、停气时的应急流程，应首先突出"预防为主"的原则，达到对病人安全质量的持续管理。

3. 动态调配人力资源 弹性储备人员，岗位编制相对固定；应急管理组织能积极响应，有应急脆弱性分析，避免突发事件时护理不安全因素。

4. 将安全文化运用到护理管理日常工作中 建立安全模式，如将以护士为中心的分工护理模式改变为以病人为中心，全面、全程、无缝隙责任制护理，从根本上控制护理风险发生的几率。

5. 追溯性管理护理服务标识，降低护理风险

6. 建立风险信息网络 如非惩罚性的护理安全不良事件报告系统，对相关缺陷分析并持续改进；有院内护理风险信息共享区等。

7. 护理部有专/兼职护患沟通机构 每个疗区设立独立的护患洽谈室；在显著位置公布投诉电话、信箱，公示方便的投诉处理流程。

五、护理服务标识和可追溯性管理

（一）概述

护理服务标识可追溯性，是指根据标识对护理事件的历史情况和所场所进行追溯的能力。设立护理服务标识和建立服务标识的可追溯性管理是防范护理风险事件发生的重要措施。因为规范、醒目的标识可以起到警示的作用。例如，当班护士看到"病人坠床危险标识"时，就会更重视对病人坠床危险度的评估，加强防范措施，实施对病人和家属的安全教育。又如，在潮湿的地板上放置"地面湿滑，小心跌倒"的标识，可以防止病人跌倒，进一步避免因此而发生的医疗纠纷。

（二）护理服务标识可追溯性的管理

1. 明确标识适用范围 护理服务标识的范围主要包括护理单元及设施标识、设备标识、无菌物品与非无菌物品标识、药品标识、护理服务过程标识、护理人员标识、清洁卫生标识。

2. 明确标识的控制要求 明确各类用物和护理服务标识的方法和控制要求。如护理人员必须佩戴胸牌上岗，护理行政职务以护士帽上的蓝色或红色横带为标识等。

3. 明确各类人员职责 明确各类护理人员在护理服务标识使用和管理中的职责，如护士长负责督促检查本护理单元准确应用、维护各种护理服务标识可追溯性的实施；护理人员应准确使用、维护各种护理服务标识和可追溯性的标识记录。

4. 明确具体工作程序

（1）护理单元及设施标识：门诊、急诊护理单元应有导医、分诊台、各护理室间标识挂牌；各病区大门上方标明科室名称，各护理室间有标识挂牌（如治疗室、处置室、功能康复室等）、各病室门上有房号牌并标明床号起止；每张病床固定床号，床号标识在病床上方；每张病床相对应一本病历夹，病历夹上明确标明床号，病历车按序标明病床号。

(2)设备标识:设备上应有科室名称、设备编号;测量设备应标有校准标识;瓶装氧气须挂上有氧、无氧标记,氧气瓶应挂红色“严禁烟火”示牌;口服药车上注明病区名称,药车架上按顺序标明床号、服药卡及药杯盖上注明床号、病人姓名。

(3)无菌物品和非无菌物品标识:无菌物品的外包装上应有已消毒及消毒有效时间,且必须分类放置在指定地点,各类无菌物品的储存间或柜不得存放非无菌物品,待消毒的非无菌物品存放位置应用明显标识。

(4)药品标识:内服药标签为蓝色;外用药、消毒剂标签为红色;内、外用药必须固定位置,分开、分类放置;特殊药物、贵重药物、剧毒麻药必须专柜放置;剧毒、麻药必须上锁;片剂药品标签注明药名(中英文对照)、剂量;溶剂标签注明药名、浓度;针剂标签注明药名,以盒存放(抢救车以支存放);氯化钾应标红色标签。

(5)护理服务过程标识

1)级别护理标识:在病人一览表和病人床头牌上应有级别标识,通常危重病人挂蓝牌、一级护理挂红牌、二级护理挂黄牌、三级护理不挂牌。更改护理级别时应及时更换标识。

2)病人身份识别标识:病人入院后为应病人戴上腕带,腕带上应注明病人姓名、性别、所在科室名称、床号、诊断等信息。有的医院腕带分几种颜色,分别标识有不同特殊状况的病人信息,如有药物过敏史的病人,用红色腕带;有跌倒高危险因素的病人,用黄色腕带、普通病人用白色腕带等。

3)药物过敏标识:药物过敏标识通常选用醒目的红色,此标识应粘贴于病人一览表、病人床头卡、体温单、医嘱单、病历首页、病程记录及护理记录单上,同时粘贴在病人门诊病历本上。

各医院还根据医院护理服务的需求,制定病人饮食标识、输血标识、病理检查标识等。

(6)清洁卫生用具标识:医院打扫环境卫生所用的拖把、扫帚、水桶、垃圾袋等,需标上专用范围标识。拖把、扫帚于把手 30cm 上端上涂上相应的颜色:治疗室、换药室、办公室用黄色标记;配餐室用绿色标记;病房、走廊用蓝色标识;卫生间用红色标记。治疗室、换药室、办公室、配餐室用黄色水桶;病房、走廊、卫生间用红色水桶,水桶按拖把分类挂上所用室内间牌;护理单元、医院环境的垃圾,须按医疗垃圾和生活垃圾分类放置,生活垃圾用黑色垃圾袋,医疗垃圾用黄色垃圾袋。

5. 做好可追溯记录 在护理活动中,护士应及时做好各项标识的可追溯性记录。包括医嘱处理并签名、各种治疗单、输液(血)单、巡视卡的记录、输液瓶签上的记录(如开启日期、时间、所加药物名称、剂量,病人姓名、床号等)等以及对这些记录的保存方式和保存时间都应有明确规定。

六、病人安全目标

病人安全是以病人为中心,从病人的角度出发,从医院的行为、流程、设备、环境、建筑等各方面考虑是否存在有危害病人安全的因素,并进行管理,体现医院对病人的人文关怀。2009 年卫生部《医院评价标准》对病人安全目标有明确的要求。

(一) 概述

1. 病人安全(patient safety) 是指在医疗过程中采取必要的措施,避免或预防病人出现不良的结果或受到伤害,包括预防错误、偏差与意外。

2. 病人安全目标(patient safety goals) 是指医疗机构在为病人提供医疗护理服务的

过程中，促进病人安全得到确实的改进。这些目标突显了医护服务中可能存在问题的领域，针对这些问题在循证和专家共识的基础上提出解决办法。

（二）病人安全管理目标

1. 中国医院评价标准 严格执行查对制度，准确识别病人身份；严格执行在特殊情况下医务人员之间有效沟通程序，正确执行医嘱；执行手术安全核查，防止手术病人、部位及术式发生错误；执行手卫生规范，落实院感控制基本要求；规范特殊药物的管理，提高用药安全；建立临床“危急值”报告制度；防范与减少病人跌倒、坠床等意外事件发生；防范与减少病人压疮发生；主动报告医疗安全（不良）事件；鼓励病人参与医疗安全。

2. JCI医院评价标准 正确识别病人；改进有效的沟通；改善高警示用药的安全性；确保手术部位正确、操作正确、病人正确；减少医疗相关感染的风险；减少病人跌倒所致伤害的风险。

（三）管理方法

1. 由领导推动质量改进与病人安全项目。
2. 针对经常和易出现问题的风险点，设计新的护理管理流程。
3. 通过检查和收集数据，监测新的程序执行情况。
4. 关注重点问题，分析关键指标后再做调整；及时总结经验和教训。
5. 推行新的程序并持续改进。

（四）管理措施

1. 正确识别病人 对门诊就诊病人施行唯一标识管理，如使用医保卡、就诊卡等，提倡使用条形码管理；对住院病人在各类治疗活动中，应至少同时使用两项识别身份方法，如姓名、“腕带”，让病人或家属陈述病人姓名；健全转科交接登记制度，完善关键交接流程和病人识别措施，如手术（麻醉）与病房、急诊与病房；护理部落实督导职能并有记录。

2. 医务人员之间有效沟通，正确执行医嘱 在非急危重症诊疗活动中，不执行口头或电话通知的医嘱；在急危重症病人紧急抢救时，护士接口头医嘱后，应完整重述以获得确认，实施时双人核查，事后及时补记在护理记录单上。

3. 执行手术安全核查 制定围手术期管理制度与工作流程，如术前讨论、“手术部位识别标示”工作流程；规定统一记号，标记手术部位，并让病人参与；手术医师、麻醉师、巡回护士在麻醉实施前、手术开始前、病人离开手术室前三方按《手术安全核查表》的流程依次核对相关内容，三方确认后分别在流程表上正确记录并签名。

4. 执行手卫生规范 制定有手部卫生管理制度、实施程序及有效的监管制度和措施；正确配置有效便捷的手卫生设施，为执行手部卫生提供必需的保障；护理人员在操作过程中严格遵循无菌操作规范，确保临床操作的安全性。

5. 用药安全管理 严格执行麻醉、精神、放射性、毒性、抗菌等特殊药品的使用管理制度，有高危药品的存放区域、标识和储存方法的相关规章制度，包装相似、药名相似、一品多规药物的存放有明晰的警示，如药品标签用颜色区分或用储存箱大小区别等；加强临床用药管理，病区医嘱在执行前应有执行者签字，医嘱转抄后应有转抄者和主班护士双人核对签字，护士长不定时参与核对医嘱；住院病人口服药、注射剂加强核对，确保服药到口；制订静脉用药调配与使用操作规范及输液反应应急预案，提倡静脉用药（输液）集中调配与供应。

6. 建立临床“危急值”报告制度 报告重点是急诊科、手术室、重症监护室等部门的急危重症病人，护理人员接到口头或电话通知“危急值”或其他重要的实验检验结果，必须规范完整，准确地记录病人识别信息，检验结果和报告者姓名与电话，进行复述确认无误后立即报告医师。

7. 防范与减少病人跌倒、坠床、压疮等意外事件发生 建立预防病人跌倒、坠床、压疮的评估与报告制度、流程，包括病人入院时评估其风险；实施预防跌倒、坠床、压疮的有效护理措施；对病人，特别是儿童、老年人、孕妇、行动不便和残疾病人，要主动告知跌倒、坠床、压疮的危险，如使用警示标识；对已经发生的事件要有分析和持续改进的措施。

8. 主动报告护理安全(不良)事件 建立医务人员主动报告护理安全(不良)事件及隐患缺陷的制度，采取非惩罚性措施；有方便报告护理安全(不良)事件与隐患缺陷的途径，如网上报告系统，内容简单，便于填写；护理安全信息管理持续改进，利用信息资源制定改进护理安全工作计划和具体的改进措施，有评估和督查，对新出现的问题进行整改；把改进措施整合到管理制度运行程序中。

9. 鼓励病人参与护理安全管理 健康教育并协助患方正确理解选择护理治疗方案，采用多种形式，如面对面沟通、健康宣教手册和健康处方等；主动邀请病人参与护理安全管理，鼓励病人在治疗前向护理人员提出洗手要求并告知安全用药的信息；告知患方提供真实病情和有关信息，以保障护理服务的质量与安全。

(五) 未来面临的挑战

1. 随着世界人口进入老龄化，护理需求增加。
2. 护理员工能力不足。
3. 护理人力资源短缺。
4. 仪器设备过时及设备周期变短。
5. 服务效率问题。
6. 新知识、新技能的挑战。
7. 成本高，支付能力不足等情况应该引起护理管理者的高度关注。

(殷 翠 王正银)

思考题

1. 某三甲医院对急诊科护理人员行风险意识和风险管理培训，鼓励自愿上报医疗差错或隐患。结果自愿报告差错和隐患的有53例，比同期病人投诉事件多27例，都是未造成严重后果的差错。你认为护理人员在控制风险工作中起到了作用吗？控制仅是管理者的责任吗？请说明。

2. 2003年非典的暴发使许多医院措手不及。请你运用PDCA循环管理的方法，对可能暴发疾病的护理管理做准备。列出一些你认为重要的目标和措施。

3. 护士小吴在一天的护理工作要洗手40～60次，刚参加工作的前几年能坚持。5年后，小吴经常给A病人操作完不洗手又去给B病人做治疗。你认为谁是医院感染的管理者？身为护士长你如何控制院内感染？

4. 林大爷，80岁，以高血压收入内科住院10天，病情好转稳定后准备明天出院。凌晨5点林大爷上厕所时跌倒了，导致髋骨骨折。结合案例说明，为达到病人安全的目标，可采用哪些控制方法？

第七章　护理研究基础

学习目标

1. 掌握护理研究中的伦理原则，熟悉护理研究的概念及护理研究的范围，了解我国护理研究的发展概况。

2. 掌握护理研究的步骤。

3. 掌握研究问题选择的基本原则和来源，熟悉研究课题的命定与陈述和选择的理论框架。

4. 掌握实验性研究方法，熟悉描述性研究方法和分析性研究方法。

5. 掌握文献检索工具的类型、文献检索的方法、途径和步骤。了解中英文医学文献检索工具及数据库。

6. 掌握护理科研论文与护理个案论文的写作，熟悉护理综述论文的写作。

案例：护理研究的开端

1854 年，土耳其、英、法等国与俄国爆发了克里米亚战争。战争惨烈，英国士兵死亡率高达 42%。在英国陆军大臣的允诺下，南丁格尔女士率领 38 名经过精心挑选的护士开赴前线的巴洛克医院，迅速对伤兵进行了救治。她们积极整理医院环境，改善卫生条件；调理膳食，加强伤兵营养；为伤员清洗伤口，消毒物品；建立护士巡视制度，夜以继日地辛勤工作。士兵们都亲切地称她为"提灯女神"、"克里米亚的天使"。经过短短半年的艰辛工作，使得前线伤病的死亡率下降到 2.2%。这一伟大的奇迹震动了英国朝野，为此，英国国王授予她为最高国民荣誉勋章。战争结束后，南丁格尔总结了克里米亚战争的救护经验，撰写了大量论著，其中在《英军的死亡率》中，她充分应用了科学的统计方法，利用图表列举数字以呈现军中护理工作的成效，被视为护理研究的开端。

问题：

1. 南丁格尔是如何创造奇迹将死亡率从 42%降至 2.2%的？

2. 南丁格尔作为护理研究的开拓者和先驱，她运用怎样的科研方法论述护理工作成效的？

在科学技术飞速发展的今天，护理学的发展面临着机遇和挑战。只有加快护理科研的步伐，才能适应新形势的要求。早在 1996 年国际护士协会就提出"通过护理研究，更好地为健康服务(better health through nursing research)”。在大力提倡“循证护理”的时代,开展护理研究显得越来越重要。作为护理人员应学习护理研究的方法,以获得初步的科研能力。

第一节 护理研究概述

一、科学研究的概念、分类和功能

(一) 科学研究的概念

科学(science)是反映自然、社会和思维等客观规律的知识体系。作为知识体系,科学不是表面现象,也不是孤立的知识汇集,而是对现象的本质和规律的反映。科学的本质是:①可以论证,如所有人的生命都有生、老、病、死,无一例外;②可以验证,如控制吃零食可以减肥;③可以复证,即可被重复的,如研究腹部术后早期下床活动,可以减少并发症的理论,可用于所有术后病人;④探讨事物的因果关系,如探讨吸烟和肺癌之间的因果关系。

科学研究(scientific research)一般是指利用科研手段和装备,为了认识客观事物的内在本质和运动规律而进行的调查研究、实验、试制等一系列的活动。为创造发明新产品和新技术提供理论依据。

进行科学研究,需要科学精神:①严谨求实的精神。②吃苦奉献,甘于寂寞的精神。③开拓创新精神。④团结合作精神。其中严谨求实是基本精神。

(二) 科学研究的分类

科学研究可分为基础研究、应用研究和开发研究三种。

1. 基础研究(basic research) 是对新理论,新原理的探讨,目的在于发现新的科学领域,为新的技术发明和创造提供理论前提。

2. 应用研究(application research) 是把基础研究发现的新的理论应用于特定的目标的研究,它是基础研究的继续,目的在于为基础研究的成果开辟具体的应用途径,使之转化为实用技术。

3. 开发研究(developmental research) 又称发展研究,是利用应用研究的成果和现在的知识与技术,创造新技术、新方法和新产品。是一种以生产新产品或完成工程技术任务为内容而进行的研究活动,是科学转化为生产力的中心环节。

基础研究、应用研究、开发研究是整个科学研究系统三个互相联系的环节,它们在一个国家、一个专业领域的科学研究体系中协调一致地发展。科学研究应具备一定的条件,如需有一支合理的科技队伍,必要的科研经费,完善的科研技术装备,以及科技试验场所等。

(三) 科学研究的功能

1. 描述现状 描述同某一活动有关的现象或现状,加深对该现象的认识是许多研究的主要目的。通过描述可以澄清某种现象或问题是否确实存在,其程度如何,有什么特点及规律等。例如,在ICU住院的病人中,有无ICU综合征的存在,其发病率是多少,有什么发病特点和规律等。

2. 探索未知 是指在描述研究的基础上,进一步了解某现象或问题有关各因素之间的关系。例如,在描述的基础上,进一步探索ICU综合征与哪些因素有关,这些因素之间有什么关系等。

3. 解释现象 通过有计划地收集资料,对某现象或问题做出合乎逻辑的推论或判断。

例如，对于ICU综合征的初步研究发现，睡眠障碍、体液失调等因素与其相关。那么将这个发现集合在一起，可形成这样的假设或推断：睡眠障碍和体液失调是导致ICU综合征的主要原因。

4. 控制和预测　通过以上三个步骤的研究，发现了某现象或问题的程度、相关因素或原因、后果之后，就可以对于类似问题进行预测和控制。例如，对于入住ICU的病人，保证其充足的睡眠，保持体液平衡，就可以降低ICU综合征发生率。这个过程是验证假设的过程，更是理论指导实践的过程。

科学研究的目的是一环扣一环的，逐项进行的。研究一般要从描述现状开始，经过探索、解释、形成与验证假设，达到预测和控制的目的。

但是，科学研究存在一定的局限性：①一般的局限性：即任何研究都有一定的局限性，最完善的研究设计是不可能实现的，最好的方法往往是昂贵的、费时的；另外，一个研究不可能解决所有的问题。②伦理或道德问题的限制：为了保护或尊重人权，有些研究就无法进行；除此之外，伦理和价值观的问题是无法被验证的。③测量问题：人的生物属性可以用仪器测量，但人的社会属性、心理、性格千差万别，不容易测量，因此，很难得出科学的结论。④人的复杂性：人与环境相互作用，人与人之间相互作用，人自身有身体、心理、精神、社会等方面的需要或问题，这些特点在某种程度上就会影响研究的准确性或重复性。

二、护理研究的概念与意义

在护理事业的发展过程中，护理研究一直扮演着重要的角色。护理学在整个生命科学中占有重要的地位，也是医学科学的重要组成部分。特别是经过无数的护理工作者不断探索和研究，使护理理论不断完善，护理学逐渐成为医学领域中的一门独立的综合性应用学科，这是护理研究的一个伟大的里程碑。

护理研究（nursing research）　就是通过科学的方法，系统地研究或评价护理问题，用以直接或间接地指导护理实践的过程。通过研究可以增加护理学科的知识体系，促进本学科的发展，促进人们的健康；通过研究可以为循证护理（evidenced-based nursing）提供更多的科学依据，改进并指导护理实践；通过研究可以评价护理质量，促进护理质量的提高，可以提高护理工作效率；通过研究可以培养护理人才，缩短我国与国外护理或国内其他成熟学科的差距，尽快提升护理人员的社会地位和学术地位。

知识链接

对护理学科而言，循证护理将护理研究和护理实践有机地结合起来，使护理真正成为一门以研究为基础的专业，证明了护理对健康保健的独特贡献，并支持护理人员寻求进一步的专业权威和自治。循证护理以护理研究为依据，以临床实践为创定指南，改变了临床护士以经验和直觉为主的习惯和行为。

三、我国护理研究的发展概况

我国护理研究的发展，受社会、历史因素的影响，起步晚、进展缓慢。在建国初期，随着全国第一届卫生工作会议的召开，中国护士学会学术委员会的成立和《护理杂志》的创办，在全国掀起了广泛交流护理经验的高潮。1956年，佘韫珠同志在中国护士学会第十七届二次全国理事及各地分会理事长会议上提出了护理研究的设想及原则，开创了我国护理研究的先河。这一时期的护理研究虽以单纯的经验总结为主，但却标志着护理人员开始涉足研究领域。

改革开放以来，护理工作进入恢复、整顿、再发展的新时期。1977 年恢复了中华护理学会，并相继成立了 5 个专业委员会。1985 年全国护理中心成立；国际间的学术交流日益扩大；护理研究得到了快速发展。这一时期的护理研究主要是：①健全护理教育体制，②20 世纪 80 年代实行“责任制”护理等护理理论方面的研究，③专科护理研究以及护理器具革新等方面也有了一定的发展。

1986 年以来，我国高等护理教育得到了迅猛的发展，护理教育体系已经形成，在职教育蓬勃发展，陆续在全国 12 所高等院校成立了护理系，护理研究课程已纳入教学计划，成为必修课，并从 1992 年开始在部分学院护理系创立了护理硕士学位教育。2004 年第二军医大学开始招收护理学博士生，开创了我国历史上第一个培养护理学博士的基地。近年来公开发行的护理期刊已达 23 种，这对促进护理研究论文的发表和交流起到了促进作用。我国护理研究工作随着护理学专业的独立已陆续展开，并正在加速发展，目前已成为全国护理人员关注的焦点和热点问题。

四、护理研究的范围

护理研究的范围包括与护理工作有关的，涉及促进或恢复健康、预防疾病和减轻痛苦方面的问题，常有以下几个方面。

1. 护理教育研究 这是最早选择的研究课题，主要研究人才培养模式、课程体系、师资培养、教学方法、评价教学效果及护士在职教育、继续教育等方面的问题。

2. 护理管理研究 主要探讨有关护理行政管理、领导方式、人力资源利用与开发、工作考核及护理质量控制与改进等方面的问题。

3. 护理学历史研究 研究护理学起源、变化及发展方向等方面的问题。

4. 护理理论研究 主要探讨各种护理模式和理论、护理哲理等方面的问题。

5. 临床护理研究 这是护理研究的重点，包括对各专科的护理技术，特护措施，护患关系，护理制度，护理仪器设备、新技术的运用等方面的研究。

6. 家庭、社区护理研究 主要对社区健康教育、老年病人的护理、疾病的康复护理、临终关怀、家庭护理等方面的研究。这是一个新兴的研究课题，经验不足，尚待进一步完善。

随着护士职责的拓宽，护理研究的范围会越来越大。就研究内容来说，国内外都较为重视临床护理研究，国外近几年尤其重视老年人的护理研究，例如美国近 2 年来大力资助老年护理研究的项目，广泛招募老年护理研究专家。2003 年 5 月美国国家护理研究院又提出了未来的五个研究方向：①建立良好的生活方式，预防疾病，促进健康；②有效地管理慢性疾病，以提高生活质量；③寻求有效的方法减少残障的发生；④利用先进的技术满足人们的需要；⑤加强对病人及其家属的临终关怀。

五、护理研究的伦理原则

由于护理研究在很多情况下是以人为研究对象的，为此，护理人员在研究中经常会遇到研究问题与人权直接冲突的情况。如何在研究中尊重人的生命、权利和尊严，尤其当科学和伦理产生冲突时，遵循伦理原则指引护理研究就显得非常重要了。

国际上关于人体实验著名的伦理规范包括 1947 年出台的纽伦堡伦理规范(Nuremberg Code),1964 年出台的赫尔辛基宣言(Declaration of Helsinki)。后来,美国在 1974 年公布了"国家研究法(National Research Act)",1979 年公布了 Belmont 报告(the Belmont Report),尤其后者被许多领域引用。

知识链接

《赫尔辛基宣言》全称《世界医学协会赫尔辛基宣言》,该宣言制定了涉及人体对象医学研究的道德原则,是一份包括以人作为受试对象的生物医学研究的伦理原则和限制条件,也是关于人体试验的第二个国际文件,比《纽伦堡法典》更加全面、具体和完善。

护理研究中的伦理原则包括四个方面:尊重人的尊严的原则、有益的原则、公正的原则和知情同意的原则。

(一) 尊重人的尊严的原则

尊重人的尊严是国际法规定的对人进行的研究活动中必须遵守的共同准则,它主要包括在研究过程中,受试对象有自主决定权、隐私权、匿名权和保密权。

1. 自主决定权 是指在研究过程中,研究者应告知受试者整个研究的所有事宜;受试者有权决定是否参与研究或在任何时候终止参与研究,且不会受到治疗和护理上的任何惩罚和歧视。隐蔽收集资料或欺骗收集资料都是对受试者自主决定权的侵犯。

2. 隐私权 一个人的隐私包括他的态度、信仰、行为、意见以及各种档案、记录等。当未经本人允许或违背本人意愿将个人的此类信息告之他人时,就是对受试者隐私权的侵犯。这常常发生在收集资料的过程中。因此,研究者不得向无关人员泄露或谈论受试者的隐私。

3. 匿名权和保密权 在隐私权的基础上,受试者有权享有匿名权和保密权。即在收集资料或对外公布研究结果时不得使用受试者的真实姓名,没有经过受试者的同意,研究者不得向无关的人员泄露受试者的个人信息。所以,在护理研究中应明确下列要求:没经受试者同意,任何人,包括医护人员、家庭成员、亲密的朋友等都无权得到受试者的原始资料。

(二) 有益的原则

指研究者使受试者在参与研究的过程中免遭不适或伤害,也就是说,施加于受试者的干预措施应遵守无毒、无害、不增加痛苦的原则。身体、心理或精神方面的痛苦,直接或间接的痛苦均不可以。根据这个原则,研究者在对研究对象进行研究实验前,应该谨慎地评估实验研究的利益和风险、权衡利益——风险比例,力求增大利益和降低风险。若研究的风险大于利益的话,应该修改和调整研究方案或手段;如果利益与风险持平或利益大于风险时,研究者应该证明实施该研究的合理性。

(三) 公平的原则

受试者享有得到公平治疗的权利,包括公平地选择受试者和公平地对待受试者。伦理原则认为受试者的选择应基于公平的原则,利益和风险公平分配。受试者的选择应决定于研究问题本身,而不是根据受试者的地位、是否容易得到或易受操纵等而决定。公平地对待受试者,是指研究者不论年龄、性别、种族、经济水平有多大差异,都要以同样的方式和态度对待每一个受试者,不论是实验组还是对照组,不论持续参加研究的或中途退出的都要一视同仁。

(四) 知情同意的原则

是指研究者将有关研究的所有具体事宜告知受试者后,由受试者或监护人自主同意是否参与研究。若受试者为小儿或处于昏迷状态,则由监护人或父母决定是否参与研究。

通常以书面的形式,获得受试者或监护人的同意,称为知情同意书。提前准备知情同意书是研究者的一项任务,基本内容包括介绍研究目的、研究过程、研究的风险和可能带来的不适、研究的益处、匿名和保密的保证、自愿退出且不影响医疗护理、研究负责人及联系方式等。国外非常重视这一点,国内大陆很多研究者以口头形式获得受试者的同意,这是不规范的。香港的护理研究者非常重视获得受试者的书面同意,这里介绍一份香港模式的知情同意书(见表 7-1,表 7-2)。

表 7-1 知情同意书(一)

前列腺增生病人之生活质量调查
您好!
多谢您参与本研究调查。我们是××大学护理系的进修护士,正在进行一项研究。目的是探讨前列腺增生症对病人生活质量的影响。我们希望通过研究结果了解前列腺增生症病人的需要并要协助其提高生活质量以及有助提高护理质量。您只需回答问卷中所有的问题即可。
以下为有关此研究之注意事项:
1. 本问卷有关病人资料是绝对保密的,并且不会列入研究结果中;
2. 您参与该研究完全属于自愿参加,并有权拒绝或随时退出此研究而不影响您在本院所得到的护理。
3. 您的所有资料只供参与此项研究的护士及直属带教老师参考。
4. 只有同意书有您的姓名,其余资料只用代号代替。
5. 所有有关您的资料文件将会放在稳妥安全的地方,并在研究完结后销毁。
6. 您假如对此项研究报告有任何疑问或查询,欢迎随时联络我们。我们很乐意为您解答。
联络人及电话如下:王护士,电话……

表 7-2 知情同意书(二)

同意书
本人已阅毕研究简介及获得研究员解释清楚此项研究、目的及疑问。本人现同意参与此研究,并且在此同意签署以代表本人意愿。
本人同时清楚明白此项研究纯属自愿性质,本人有权随时退出此项研究,并且明白不会因此而影响医护人员对本人护理和治疗,本人也获悉研究员保证研究所得到的资料只供研究用途并绝对保密。
本人署名:
研究员署名:
日期

开展研究之前,要经过医院有关部门或研究委员会/伦理委员会的审查和许可。若不遵守这个原则,就有可能要受到惩罚或法律的制裁。例如,某大医院的研究生,未经家属同意,私自摘取死者的角膜做研究,家属把当事人和医院告上了法庭。

护理人员学习临床研究的伦理原则,一方面可以指导自己的研究工作,另一方面可以监督其他医务人员的研究,以维护病人的合法权益。

第二节　护理研究步骤

一、确立研究问题

1. 提出护理问题　提出问题是护理研究的第一步,人们常将此称为选题。选题就是选择和确立所要研究的题目,它是研究工作的重要步骤。选择研究问题要有理论依据,需要平时积累,多看资料多思考。选题应遵循科学性、创新性、价值性、可行性和实用性的原则。

2. 查阅文献　查阅文献和选题过程是相结合而伴随进行的,是非常重要的一步。因为在一个研究课题开始之前,必须先了解与课题有关的信息。查阅文献的目的是:①了解关于研究课题的研究历史与现状,国内、国外的研究动态和水平。②查看自己选题的内容有无与他人工作完全重复,以减少盲目性。③可以启发自己的研究思路和方法。④寻找相关的理论依据。

3. 假设形成　假设是对研究问题的预期结果的陈述,是在研究之前对要研究的问题提出的预期目的,需要通过试验来证实或否定假设,并对提出的问题进行解释和回答。

4. 形成理论框架　理论框架是研究者提出的本研究的理论依据,形成理论是科学的最终目的。在理论框架下进行的研究,其研究结果的意义和应用价值更大,持续时间更长。因为理论构架影响着假设的形成、研究设计和结果分析,根据理论引导进行研究,所得结果也必须纳入理论构架中。

二、研究设计

研究设计是整个研究工作的一个极其重要的组成部分,一项科研工作的成败,科研设计的质量是一个重要因素,它与科学研究的整个过程密切相关。在研究问题确立后,研究者按研究目的而选择具体研究方法,进行科研设计,从而获得有意义的结果。研究设计的主要内容有:

1. 确定研究对象　这个阶段要确定研究的总体和样本,样本的特征、入选标准和排除标准等。总体就是根据研究目的确定的具有相同性质的研究对象的全体;样本就是按一定方法从总体中随机抽取的部分个体。任何一项研究都必须有足够数量的样本,使研究设计的内容能有更多次的重复。

2. 随机分组　随机就是按机遇原则来进行分组,使每个受试对象都有同等机会被抽取进入试验组或对照组,其目的是为排除干扰因素,使所有干扰因素能均分到试验组和对照组内,这样可避免研究结果受研究者主观因素或其他误差的影响。

3. 设对照组　设对照组的目的是为了排除与研究无关的外变量因素的影响,使结果具有可比性。对照组和试验组能在尽可能均衡的条件下进行观察,以减少误差,提高研究的精确度。

4. 观察指标　指标(观察目的)在研究中是用来反映研究的某些现象的可测得的项目、数据、资料等。它是研究设计中的一个重要内容。通过观察指标所取得的各种资料,可以从中分析出研究结果,如研究一种新降压药,血压就是重要的观察指标之一。

5. 形成研究设计　写出研究设计,可以是开题报告或研究课题的申请书。

管理名言

应用随机对照试验证据之所以重要,是因为它比任何证据更为可靠。

三、预 试 验

在进行正式研究之前,为保证科研工作能按照设计内容顺利进行,先作一些小规模的试验。目的是为了熟悉和摸清研究条件,检查课题设计中有无需要修正的地方,进一步验证研究的可行性。一般在大规模或大样本的研究开始前进行预试验。

四、原始资料的收集和整理

护理研究是以数据或事实资料为基础,按照科研设计进行观察和实验,有序地搜集资料,从中发现有价值的材料。这是研究过程中最关注的部分,因为科研结果要从收集到的实际资料或数据中推论出来,上升为理性认识,它是科学发现和发明创造的起源。

护理研究中收集资料的方法很多,常用的有观察法、问卷法和测量法。通过测量、问卷、调查和观察等方法从研究对象处直接收集到的科研资料,称之为原始资料,也叫第一手资料。为了获得研究问题的真实性,原始资料必须准确、可靠,不可自行更改并应完整保存。

收集资料之后,在正式分析资料之前,要对资料进行整理分类,例如建立数据库、编码等。

五、科研资料的分析和整理

科研资料收集积累到一定程度,达到科研设计目标时,就可对资料进行分析和整理。资料本身不能回答研究问题,要经过研究者的分析,对大量数据进行统计分析,包括资料的系统化、判断比较组间结果差异的意义、揭示研究问题或现象的规律及相互之间的关系。这样从样本上得出的结论才可以推论到总体。分析资料主要有两类方法:质性分析和量性分析。质性分析涉及叙述性、非数字资料,对资料进行归纳和综合。量性分析,也就是统计分析,大部分研究资料要经过统计分析。

六、撰 写 论 文

撰写论文是用文字来描绘对课题的一系列思维过程,是对科研工作的书面总结,也是科学的论证文章。论文内容应包括选题背景、研究目的、资料来源、研究方法和对所得结果的整理、归纳和分析等。论文书写要有一定的格式,除立意要新之外,还要注意科学性和实事求是,取材要可靠和真实,方法和结果要经得起反复验证。因此,撰写论文是科研工作的最后一个步骤,没有写出论文,任何研究工作都不能称之为完成。

第三节 确立研究课题及有关问题

一、选择研究问题

选题是护理科研要解决的首要问题,是最为关键的阶段,是科研成败、成果大小的决定性因素。对于护理科研人员来说,选题是一件比较难的事。正如爱因斯坦所说:"提出一个问题比解决一个问题更重要”。因此，应该认真对待选题。

（一）选择研究问题的原则

1. 需要性原则　应结合社会经济发展，根据护理学科的发展需要和临床实践工作的实际需要，尽量选择在护理领域有重大意义或迫切需要解决的问题，预期结果对学科发展影响较大，有一定的经济效益和社会效益。例如，近几年对社区中老年人的慢性非传染性疾病的护理研究就是迫切需要解决的问题，而且意义很大。

2. 目的性原则　护理研究的目的是为人群提供优质的护理服务，维护和促进人类的健康，因此选题要与国家的政策法规一致，否则会影响研究的进程。同时选题要符合科研基金资助的方向，要与项目指南要求的研究范围、研究的目标相适应，要注意项目资助的重点以及优先资助领域等信息。例如，自然科学基金用于资助基础研究，临床应用研究课题就不能申报该基金。

3. 创新性原则　创新是科研的基本条件，是科研的灵魂，是探索未知，发现新问题，解决新方法，得出新结果。没有创新，就不是科学研究。因此选题要具有先进性和新颖性。创新性的具体含义包括：①前人没有研究或涉足的领域，能够填补护理研究领域的某项空白。②前人已有研究，但本人提出新的观察资料和新的实验结果，或从不同的侧面和深度进行研究，对现有的理论进行补充，修改和发展。③国外已有研究报道，但国内尚无人问津，还需要结合我国国情进行研究、验证、引进新的医学原理和技术，并在此基础上进行创新，填补我国的空白。④别人已完成、已发表但未推广应用的科技成果，通过自己的研究设计，促使成果转化，获得重大的经济效益和社会效益。科研选题如果符合上述四条的任何一条，就具备了创新性。

4. 科学性原则　是指选题必须实事求是，以事实为基础，符合客观规律，以一定的科学理论为依据，不是主观臆测的。选题不能与已确证的科学规律相矛盾；选题不能含糊，而应明确、具体，符合逻辑规则和学术规范。

5. 可行性原则　是指完成拟订研究课题实现的可能性，也就是现有主客观条件能否满足课题研究的需要，包括人力、物力、财力、技术力量及所需时间等。可行性的具体要求是：①申请者技术职称符合要求，并具备一定的研究经验和完成申请课题的能力。②课题组成员是一支知识和技术结构合理的研究队伍。③与申请课题有关的研究工作已有一定的积累。④基本工作条件和工作时间有可靠保证。⑤申请者和每位主要成员参加的研究项目不多于两项。

6. 伦理性原则　在护理临床试验研究中选题还要符合伦理规范，符合医德的有关要求，一定要尊重人的生命、权利和尊严。

7. 效益性原则　护理科研工作的目标是以最小的投入获取最大的经济效益和社会效益。例如，基础研究选题必须选择有重要科学意义的；应用课题必须有明确的应用目的和重要的应用前景，研究的成果能够用于临床，能在市场上推广。

选题时除了要遵守上述原则以外，还要避免贪大贪多，不要选择题目过大的研究问题。遇到大问题，要把大问题分解细化为小问题，先从界限清楚的小问题开始研究。另外，最好结合自己的专业和特长选题。

（二）选择研究问题的来源

许多初做研究的人感到研究无处着手，找不到合适的研究问题。以下几种途径可以帮助寻找研究。

1. 从临床护理实践中选题 这是常用的选题渠道，是研究课题的主要来源。在工作中常常遇到一些问题，想解释又无法解释，想解决又无法解决。这些朦胧的想法，就是课题的萌芽。要善于捕捉这些初始意念即灵感，做个有心人，才有可能不断地找到研究课题的来源。因此，临床实践是护理科研选题取之不尽的源泉。例如，某护生在实习过程中，发现有些老年人不好意思让护士拿便器，结果她就捕捉到了这个现象，形成了"对老年人隐私权的调查"的研究课题。

2. 从国家政策或国家的招标课题中选题 每年各学科都颁布国家级、部级、局级的招标课题，科研人员可以通过这些途径申请到课题。如国家级自然科学基金、科技部项目、省部级科研项目、局级科研项目等，但是涉及护理专业领域的研究课题较少。

3. 从学术信息上选题 可以从医学期刊、书籍或学术会议获得研究的问题。首先应关注一些学术性期刊、报刊上揭示各学科进展及热点问题的各种科研论文或综述性文献。在这些论著或科研论文中会提示下一步研究的方向、本研究的局限性和改进的建议。其次对查阅文献中有争议问题的再思考、对相关问题辨析的再整理，是很多研究者选题的途径。另外，在与同行或与边缘学科专业人员的交流中也可以获得研究的信息。这种交流的最佳机会是参加各种学术会议，聆听各种讲座以及面对面地沟通与交流。

在护理工作中，最为重要的是养成探究、怀疑和善于挑战权威的思维习惯，突破已有的习惯做法或思维定势，以开拓研究思路。例如对于日常工作经常进行反思："这么做有什么科学依据吗？""有什么更好的办法取代现有的方法吗？"久而久之，就会产生许多可以研究的问题。

二、研究课题的命定、研究问题与目的陈述

（一）研究课题的命定

研究课题的题目即"文题"，又称"题名"、"标题"、"命题"或"篇名"，反映全部研究内容的主题思想，同时也反映研究者对某一问题在理论认识上的深度，是指导研究课题各种设计和安排落实的主线。俗话说"买书先看皮，阅刊先看题"，好的文题可以引人注目，以第一印象展现给读者。因此科研者对研究课题的命定要给予高度的重视。不同题材的科研论文，文题的命定有不同的规律。在拟定科研文题时应注意以下几点：

1. 科研题目的命定，字数一般不超过 25 个字。

2. 科研课题的命定包括处理因素（或实验因素）、受试对象（或实验对象）和预期目标（或预期效应）三个部分。预期的目标越具体，实验对象越清楚，使用的方法和指标之间的联系即因果关系越明确，科研题目就越有吸引力。因此研究课题的命定必须做到：处理因素具体；受试对象明确；预期目标限定不笼统。例如：

初始题目：中医疗法对老年痴呆的疗效研究

修改后的题目：益智冲剂对老年痴呆病人脑保护作用的实验研究

本例初始题目太笼统，修改后的题目就比较具体，符合要求，该题目的处理因素是益智冲剂，实验对象是老年痴呆病人，预期目标是对脑的保护作用。一个课题的核心要说明处理因素、实验对象和预期目标及这三要素之间的关系。

（二）研究问题的陈述

研究问题陈述的主要内容包括陈述立题依据和预期目的，即陈述立题背景或理由及研究的预期结果。立题依据包括国内外研究现状分析、陈述本研究的意义等。国内外研究现

状分析应从国内外相关研究状况如研究对象、设计、方法、结果等方面的现状、进展水平和发展趋势进行高度的概括和综合，找出存在的问题或当前该研究领域中的空白之处，并表明自己的看法，提出本研究课题的立足点，陈述本研究的特点及与过去研究的不同之处，从而引出本研究的意义，即分别对该研究所涉及的范围，在本专业中的必要性、预期结果的科学性、可行性和先进性及其效益性等方面进行阐述，以证实选题的准确性、创新性，说明研究的技术水平和学术水平是国际或全国（或省市）先进水平，或填补了某些空白。

在选择研究课题的前后，需要查阅大量的文献资料，系统了解该研究问题国内外的研究背景、现状和存在的问题。对于要研究的现象或问题，通常要思考以下 11 个问题：

1. 什么原因引起某现象或问题？
2. 该现象或问题的范围有多大？
3. 为什么出现该现象或问题？
4. 什么时候出现该现象或问题？
5. 什么因素导致该现象或问题？
6. 什么因素影响该现象或问题？
7. 该现象或问题的程度如何？
8. 该现象或问题什么情况下严重？
9. 该现象或问题有什么特点？
10. 不处理其后果是什么？
11. 怎么控制有效？

实际上选题的基本程序所包括的研究问题、查阅文献和形成假设等步骤常是交叉进行和不可分割的，以上问题可以帮助研究者理清思路，使研究者清楚地陈述要研究的问题。因此研究问题的陈述就是针对以上常思考的问题进行综合叙述，用于指导研究设计。

（三）研究目的描述

任何研究都有其研究目的和研究内容，这要求研究者应清楚地描述出来。陈述研究目的应指明研究总体和研究变量。何谓研究的总体？研究的总体是指根据研究的目的所确定的同质的观察单位的全体，因此研究的总体和研究的目的密切相关，研究的目的不同，研究的总体也有所不同。在每一个研究课题的描述中，都有几个概念。这些概念可以分成两大类，即常量和变量。常量是仅有一个不变值的概念，通俗解释，就是理解起来没有歧义的概念，是相对于变量而言的。变量是指在质或量上可以变化的概念或属性，即会变化的、有差异的因素。变量主要包括三种类型：自变量、因变量、无关变量。例如，研究课题为"75 岁以上老年人抑郁状况的调查研究"，该研究的目的是"描述 75 岁以上老年人中抑郁症状的现状"，研究的总体是"75 岁以上老年人"，研究的变量是"抑郁症状的现状"。

三、选择理论框架

理论（theory）就是总结现有的知识，把看似无关的现象、事实集合在一起，并赋予新的意义。如 orem 的自理理论，maslow 的基本需要理论等。理论框架（theory framework）是利用已有的理论对研究中各个概念或变量间的关系进行说明。理论框架对建立科研思路、陈述研究问题、形成科研假设以及推广研究结果提供了有力的理论支持。国外的护理研究比较重视理论框架的引用，一个研究可以有一个或多个理论框架。国内的护理学者逐渐认识到护理理论和相关理论在研究中的应用。理论框架的应用是护理研究的特点之一，因此，在这里做一简单的介绍。

(一) 理论框架的作用

1. 在研究设计中的指导作用 任何研究都应有理论的指导，理论框架就是提出本研究的理论依据，它可以帮助研究者明确研究范围、研究假设、研究内容和研究方法，从而形成比较合理的研究设计。

2. 在形成研究工具中的指导作用 理论框架可以帮助研究者制定研究问卷或访谈、观察的提纲。

3. 在分析和整理资料中的指导作用 理论框架可以帮助分析资料和整理资料，并且在解释资料时，可为确定研究变量之间的逻辑关系提供理论指导；在撰写研究报告中起到分类、明确写作思路的作用。

4. 在推广应用阶段中的指导作用 理论或假设得到验证，就可以推广使用，理论框架是基础和指南。

(二) 构建理论框架

确定研究问题之后，通过查阅文献，寻找适合本研究的相关理论，认真分析理论的主要内容，选择合适的理论作为研究的理论框架。若没有合适的理论作为本研究的理论框架，可以根据研究的内容和目的，选择几个相关理论，构建概念或理论框架。具体步骤包括：①选择与本研究相关的概念，给出操作性定义；②陈述概念之间的关系；③形成概念之间的逻辑关系；④构建理论或概念框架。

在护理研究中，可以选择护理理论作为研究的理论框架或概念框架，常用的护理理论框架有：orem 的自理理论、neuman 的健康照顾系统模式、King 的开放系统模式、maslow 的基本需要理论、hochbaum&becker 的健康信念模式、应激与适应理论等。

四、研究假设的形成

假设(hypothesis)或假说是根据一定的科学事实或科学理论，对拟研究的问题提出假定性的说明或试探性的解释。建立研究假设是科研选题的核心环节，因此，假设的正确与否关系着科研的成败。而正确地提出假设是护理研究者的一项基本功。

假设是对研究问题的变量之间关系的预先推测和假定。因此具有科学性、推测性和可检验性的特点。①科学性，即它是以一定的理论和事实为基础，不是毫无依据地推测和主观臆断的一个命题。②推测性，一个课题的假设应该有可以推测或预测的结果。③可检验性，是指研究的结果是可以在同等的条件下进行重复的实验，并能证明同一结论的存在性和它的可靠性，即研究假设的结论是可以检验的。可检验的假设是研究假设科学性的必要条件。

研究假设的作用：①假设能为课题研究合理设计方案，选择研究方法提供方向。②能为科研创新提供雏形。③为学科发展提供焦点。

研究假设是推测两个以上变量之间的关系。通常描述为：同……有关，比……多或比……少。如“护士的心身疲惫程度同工作的人际环境有关”；“大学本科护士同中专护士的角色认同不同”。

假设形成是研究中一项重要的步骤。研究假设一旦建立就不要轻易放弃，除非研究结果与假设完全相反。

五、研究课题的评价

研究课题的确立要经过专家委员会的评价，达到一定的标准要求，才能获得研究资助或立项。一个研究课题是否能够立项关键是要符合选题的原则。

（一）研究课题是否重要或有意义

具体考察的问题包括：该研究问题是否为迫切解决的问题？有无实用价值？有无理论的参考价值？对护士或群体健康有无益处？对制定政策有无帮助？若对以上任何一个问题回答"是"，那么这个研究问题就是值得研究的。

（二）研究课题是否具有创新性

这是评价研究课题的核心问题，没有创新的研究课题，就缺乏研究的意义。有无创新性的评价见选题原则部分。

（三）研究课题是否具有科学性

课题有无科学性的评价见选题原则部分。

（四）研究课题是否具有可行性

可行性的考察包括以下几个方面：

1. 研究资源　包括课题组成员的研究水平、研究成果、研究基础、设备条件、经费来源等。

2. 政策和制度　该研究是否与国家的政策或制度一致？特别是施加人为影响或措施时。

3. 研究时间　研究时间跨度多大？该研究问题是否能够在限期内完成？是不是需亟待解决的问题？若是，就不能用太多的时间去研究。

4. 研究对象　是否为小概率事件？如压疮，就有可能是小概率事件；是否为可发生或不发生的问题？如并发症，就是可发生或不发生的问题。对这类问题研究的可行性小。

5. 合作者　若研究儿童，要考虑父母是否合作？若研究病人，要考虑家属是否合作？若要做化验，化验室工作人员是否合作？

6. 伦理考虑　该研究是否增加病人的身体痛苦、心理痛苦或增加经济负担？若违反伦理原则，再好的研究也是不可行的。

第四节　护理研究方法

护理研究的方法按照性质可分为量性研究和质性研究。量性研究（quantitative research）多规定收集资料的方法，是通过数量资料来研究现象的因果关系。大多数护理研究属于量性研究，常采用实验法、调查法等。质性研究（qualitative research）是指研究者凭借研究对象的主观资料和研究者深入到当事人的处境中参与分析资料，找出人类生活中不同层次的共同特性和内涵，用文字描写报告结果，侧重于探讨现象的本质，发现新理论框架和模式。质性研究的方法常用的有现象学研究、扎根理论研究、人种学研究（民族志研究）、田野研究、行动研究、历史研究等。

按照是否有人为的处理因素又可将研究分为实验研究和观察研究。观察研究又包括描述性研究和分析性研究。这是常用的研究分类方法。本节重点讨论描述性研究、分析性研究和实验性研究。

一、描述性研究

描述性研究(descriptive study)是指利用已有的资料或特殊调查包括实验室检查的结果，按不同地区、不同时间及不同人群特征分组，把疾病或健康状态的分布情况真实地展现出来，以便从中发现规律，确定可能的影响因素，或提出进一步研究的方向的一种研究方法。

临床护理工作者通过对某些临床症状、体征的观察，对某些疾病或临床情况的调查分析，可以描述某种疾病的患病情况，分析可能的影响因素，或总结临床诊治、护理经验，为临床护理工作提供更多有益的信息。

(一) 描述性研究的种类

描述性研究包括现况研究、历史常规资料研究和生态学研究。

1. 现况研究(prevalence study) 又称横断面研究(cross-sectional study)，是指在特定时间内，对某一定范围的人群，以个人为单位收集和描述人群的特征及疾病或健康的状况。例如，心理状态的调查、医院感染调查、患病或健康状况的调查、某护理事件及相关发生因素的调查等都属现况调查。常用的调查方法有全面调查、抽样调查和典型调查几种。

(1)全面调查：全面调查也称普查，是根据研究目的在一定时间内对一定范围的人群中的每一个观察单位或成员作调查或检查。“一定时间”应该较短，甚至是指某时点，可以是1～2天或1～2周，一般不宜超过1个月，大规模的普查也应在2～3个月内完成。时间拖得太长，人群中的某些疾病或健康状况可能会发生改变，如出现旧病人已痊愈，新病人又患病的情况，或者是存在的护理问题已解决，新的问题又出现等。普查的优点是能反映调查范围内相关医学事件的全貌，没有抽样误差，因而调查对象众多，工作量大，容易出现漏诊或误诊，但调查质量难以保证，系统误差大。尤其是要做实验或特殊检查的现况研究，往往因为工作量大，花费多而受限。

(2)抽样调查：它是一种非全面调查，在护理科研中最为常用。是指根据研究的目的从总体中随机抽取一定数量的观察单位组成样本，然后用样本的信息去推断总体的特征。抽样调查有省时、省力、省物的优点，但抽样调查的设计、实施及资料的分析较复杂。为使样本有代表性，在抽样时，应遵守随机化的原则，使总体中所有个体都有同等被抽取的机会，并要求样本含量大小适当。常用的抽样方法有以下几种：

1)单纯随机抽样：先将总体的全部研究个体统一编号，再用抽签、随机数字表、统计软件产生随机数等方法抽样，其原则是总体中每一个观察单位都有同等的机会被选入样本。单纯随机抽样一般不适用于个体差异太大的抽样，如果个体差异比较大，则需要足够的样本含量，这样才能符合抽样的要求。优点是均数及标准误的计算简便，但是编号较为麻烦。目前，单纯随机抽样方法使用较少，是理解其他抽样的基础。

2)系统抽样：又称等距抽样或机械抽样。先将总体的观察单位按某一顺序号分成几个部分，再从第一部分随机抽某个序号为观察单位，依次用相等间隔机械地从每一部分各抽一个观察单位组成样本。系统抽样的优点易于理解，简单易行，样本在总体人群中分布较为均匀，代表性较好。一般来说，这种抽样方法对总体的估计比较准确，其抽样误差要小于单纯随机抽样。其缺点是如果总体带有周期性趋势或单调增减趋势，则抽取的样本可能会产生较大的偏倚。

3)分层抽样:先按某种特征,如性别、年龄、民族、职业、疾病的严重程度等将调查对象的总体分为若干组别、类型或区域等,再从每一层内进行随机抽样组成样本。当总体中各个层次的分布不均时,可采取分层随机抽样的方法,来提高样本的代表性。优点是容易得到一个按比例分配的样本。一般情况下,其抽样误差小于单纯随机抽样。

4)整群抽样:直接由多个群体组成的总体中随机抽取几个群体,再对被抽取的每个群体的全部观察单位加以调查。整群抽样中,群间差异越小,抽取的群体越多,代表性越好。优点是易于组织实施,节省经费,容易进行质量控制。其缺点是,当样本例数一定时,其抽样误差一般要大于单纯随机抽样误差。

(3)典型调查:也称个案调查,是指有目的地选择典型的人或单位进行调查。例如调查某先进社区卫生服务中心(站)工作开展情况,为探讨社区护理工作模式提出建议,进一步总结经验并在其他地区试行推广。

2. 历史常规资料的描述与分析　是指利用当地已有的疾病资料及常规记录开展的描述性研究。在护理研究中也可以借助于某些积累的常规资料或执行的原始资料经过有计划的统计分析,获得有意义的信息以指导护理工作。例如,某医院的护理管理人员曾对该院连续四年的护理差错资料进行了分析,统计出各类差错的发生率,并分析了四年来这些护理差错有无下降的趋势,像这类的资料可以总结经验教训,提出预防措施,这对临床护理工作是十分有益的。

3. 生态学研究　是描述性研究的一种,是指在收集疾病或健康状态以及某因素的资料时,不是以个体为分析单位,而是以群体为分析单位,描述某疾病或健康状态在各人群中所占的百分数,以及有各项特征者在各人群中所占的百分数或比数,通过上述两类群体数据可以分析某种疾病或健康状态的分布与人群中的哪些特征分布相近。这是从许多因素中探索病因线索的一种方法。

(二) 描述性研究的特点

1. 描述性研究可提供进一步研究的资料,但有局限性　描述性研究需要搜集大量的原始资料,往往资料不很完整,不够准确,因此影响结论的科学性。所以描述性研究只能提供初步分析的信息,为进一步研究提供线索和理论依据,是深入研究的基础。

2. 描述性研究不能检验假设　描述性研究可获得关于危险因子(素)的线索,有助于形成假设。由于它不设对照组,没有人为的处理因素,因此没有直接检验假设的功能。

3. 描述性研究省时、省力、省经费

(三) 在护理研究中的应用

护理研究中的许多现状调查、影响因素及相关因素的调查、需求的调查等都可用描述性研究的方法,这是目前中国护理领域应用最多的一种研究方法。

二、分析性研究

(一) 病例对照研究

病例对照研究(case-control study)　属于回顾性研究,本法是选定一组患有某病或发生某事件的人群(病例组)与未患某病或未发生某事件的人群或其他人群(对照组)作为研究对象,分别调查其既往暴露于某个(或某些)危险因子(素)的情况及程度,以判断暴露某危险因子(素)与某病(或某事件)有无关联及其关联程度大小的一种观察性研究方法。

1. 病例的选择

(1)选择病例的要求:①选择的病例要有代表性,要选能代表总体的病例。②对发生的事件或疾病的判断或诊断要准确可靠,要严格按照一定的诊断或判定标准来选择病例,采用的诊断标准尽量是国际通用标准或国内统一的诊断标准。如果把诊断不明的病例作为选择对象,就会产生误差。③病例必须具有暴露于某危险因子(素)的可能性,如研究口服避孕药与某些疾病的关系时,做过绝育手术的或因其他原因禁用或不能服用避孕药的病人就不能作为研究对象,否则会产生误差。④要尽量选择新确认的病例,因为新病例产生回忆偏倚的可能性小,且代表性较好。

(2)病例的来源:可以从医院、门诊的病案、出院记录中得到,也可以从社区的疾病监测资料或普查、抽查的人群资料中获得。一般以社区人群来源为优,它的代表性强,但不易得到。使用医疗机构为来源的病例,它的优点是诊断较正确,容易得到,被调查者配合好,得到的信息较可靠,但它易产生选择性偏倚。

2. 对照的选择

(1)选择原则:①所选择的对照首要条件是未患所研究的疾病或非感染者,且肯定不处于潜伏期或隐性感染,以防止错误分类。②所选择的对照必须来自产生病例的总体;③对照组与病例组要有可比性,对照组与病例组在年龄、性别、居住地等方面都应保持均衡。

(2)对照来源:对照的来源原则上应与病例的来源一致,如病例来自医院,则从同一医院其他疾病病例中选择对照,这是最常用的选择对照的方法。实践中的对照来源有同一或多个医疗机构(多为医院和门诊部)中诊断的其他病例;病例的亲属、同事、同学等;社区人口的非病例或健康人群的样本;社会团体人群中非该病病例或健康人的样本。

3. 病例对照研究的设计类型

(1)成组法:即随机不匹配。在设计所规定的病例和对照人群中,根据样本的大小,分别抽取一定数量的对象进行比较,对照组与病例组的数量不一定相等,一般对照组人数应等于或多于病例组人数。这种方法较配比法容易,但混杂因素不易控制。

(2)配比法:即给每一个病例选择一个或几个对照配成对或组,并且要求对照组在某些因素或特性上与病例保持相同,目的是进行两组比较时排除匹配因素的干扰,是一种限制手段,如以年龄做匹配因素,在分析比较两组资料时,可免除由于年龄大小因素影响而引起发病高低的变化,因而可以更加清晰地说明其他因素与疾病的关系。但匹配因素不能过多,一般不超过 4 个,否则容易发生匹配过度或对照不容易找,得不偿失。

4. 病例对照研究的特点

(1)属于观察研究的方法:研究者不给研究对象任何干预,而只是客观地收集对象的暴露情况。

(2)设立对照:有单独设立的由未患所研究疾病的人组成、供病例组作比较的对照组。

(3)观察方向是由“果”及“因”:是先有结果,再追溯其可能与疾病或事件有关的原因,其调查方向是纵向的、回顾性的。

(4)不能确实证明暴露与疾病的因果关系:本方法受到回顾性观察方法的限制,不能观察到由“因”到“果”的发展过程并证实其因果关系,故只能推测与判断暴露与疾病或某事件的发生是否有关。

(5)病例对照研究省时、省力,容易组织实施,不需要实验设备,是一种很适合护理人员做研究的方法。

● 知识链接 ●

病例对照研究实例

最早的病例对照研究见于1843年Guy向伦敦统计学会所做的报告，该报告分析了职业暴露与肺结核发生的关系。符合现代病例对照研究概念的研究首推lane claypon(1926)报告的生殖因素与乳腺癌关系的研究。第二次世界大战后病例对照研究方法的应用大大增加，比较著名的有Doll和Hill(1950)对于吸烟与肺癌的研究。1960年以后，病例对照研究方法日臻完善，应用日益普遍。其中孕妇服用反应停与婴儿短肢畸形；母亲吸烟与先天性畸形；口服避孕药与心肌梗死；小剂量电离辐射与白血病；母亲早孕期服用雌激素与少女阴道腺癌等，均是应用病例对照研究的精彩范例。

5. 在护理研究中的应用　可以用于护理诊断或护理事件发生原因的研究，例如腹泻原因的研究、ICU综合征原因的研究、医院感染原因的研究，不良心理反应、治疗护理不合作等危险因素的调查。

(二) 队列研究

队列研究(cohort study)　又称定群研究，是用来检验病因假说，确定疾病危险因素的一种重要的分析性研究方法。队列研究中，先选定暴露及未暴露于某因素的两组人群，再追踪两组人群某疾病发病率或死亡率(或某事件发生率)，并比较两者的差异，从而判定暴露因素与某病的发病或死亡(或某事件的发生)有无因果关系及关联的强度。

队列研究与病例对照研究不同。队列研究是先确定所研究的可疑致病或引起某事件发生的因素，然后再追踪观察其结果，是“由因推果”的调查方法，可以直接地检验病因假说，其结果比病例对照研究更有说服力。

1. 队列研究的种类

(1)前瞻性队列研究：观察时间是从现在开始的，此时暴露因素已经存在，但疾病尚未发生，追踪观察到将来某个时间，观察某种疾病(或某事件)的发生情况，以确定某暴露因素与某疾病(或某事件)的关系。它所需观察时间往往较长，要对研究对象进行定期随访，实施起来困难也较多。但一般来说接触暴露因素与护理事件或护理诊断出现之间的过程在时间上比较短，往往只有几个月或几周，甚至更短，因此，护理学方面的队列研究相对容易进行。如1993年在护理杂志上，美国报告的吸烟延缓骨折愈合时间的研究，随访时间才数月。在评价护理措施效果时，通常对研究对象不随机分组，而是把实施该护理措施者作为暴露组，把未实施该护理措施者定为非暴露组，追踪观察其预后，这是护理研究中常用的队列研究方法。

(2)历史性队列研究：又称回顾性队列研究，是以过去某个时间为起点，以当时人群对研究因素的暴露情况将其分为暴露组和非暴露组，追踪观察到现在的结果。优点是虽然暴露与结果跨越时期较长，但资料搜集与分析却可以在短时期内完成，大大节省了时间、人力和物力。缺点是因资料积累时未受到研究者的控制，所以内容上未必符合要求。故历史性队列研究的前提是必须在有详细、准确、可靠的文字资料条件下才能适用。

(3)双向性队列研究：也称混合型队列研究，即在历史性队列研究之后，继续进行一段时间前瞻性队列研究。这种研究方法是前两种队列研究方法的组合，可以弥补前两种队列研究方法的不足，在实际工作中常常用到，适用范围较广。

2. 队列研究的方法

(1)确定研究因素:研究因素在队列研究中常称暴露因子,或暴露变量,是导致疾病或结果产生的因素,在研究中要经过慎重选定、规定以及测量等。一次队列研究一般只研究一种或一组危险因素的结果,非研究因素在两组间应均衡可比,在比较时才能抵消其影响。

(2)研究对象的选择:研究对象也叫观察对象,根据其受暴露与否分成两组,即暴露组与对照组。

1)暴露组的选择:暴露人群必须暴露于研究因素中,要有较高的暴露水平,暴露时间要足够长,所观察的疾病或卫生事件的发生率较高,即容易观察到"果"。暴露人群的选择通常可来源于以下四个方面:①职业人群:在某些职业中常存在特殊暴露因子,它在职业人群中引起的疾病的发病率或死亡率比一般人群高得多。②特殊暴露人群:指对某因素有高的暴露水平的人群,如接受过放射线治疗的人、居住在某危险因素环境中的人群等。③社区人群:选择其中暴露于欲研究因素的社区人群做暴露组,例如吸烟、饮酒、肥胖、有负性事件的人群。④提供资料方便的人群:例如有医疗保险或有固定医疗关系的人群,机关、团体和学校的成员等。选择这样的人群便于收集随访资料,如英国的 Doll 和 Hill 于 1951 年以英国登记的全体医生为对象进行吸烟与肺癌死亡的关系研究。

2)非暴露组的选择:非暴露人群即对照人群,选择对照组的基本要求是尽可能高的可比性,即对照人群除未暴露于所研究的因素外,其他各因素的影响或人群特征(年龄、性别、民族、职业、文化程度等)都应尽可能地与暴露组相同。对照人群的选择与暴露人群的选择同等重要,正确选择对照人群直接影响着队列研究的真实性。设立对照组的方式可分为以下三类:①内对照:选择一组研究对象人群,将其暴露于所研究因素的对象分出,成为暴露组,其余即为非暴露组。内对照的可比性好,方便可行,因此内对照是最理想的对照,队列研究应尽量选择内对照。②外对照:选择职业人群或特殊高危人群作为暴露组,常在该人群之外特设对照组,如以放射科医生为射线致病作用的暴露对象时,可以选择不接触射线或接触射线较少的五官科医生为外对照。③一般人群做对照:当一般人群对该暴露的暴露率较低时,可选一般人群做对照,即把暴露人群与全人群比较,这种方式省时省力,但要注意其可比性。

3. 队列研究资料的收集——追踪或随访

确定暴露组和非暴露组后,开始追踪观察两组的结果,一般包括以下几个方面。

(1)获取基础资料:主要有以下几种方式

1)查阅有关资料:如医院的病案、工厂的工作档案,工作日志等、各种人口与疾病统计资料、出生与死亡、户口登记。

2)调查询问:访问研究对象或其他能够提供信息的人,了解对象的暴露史和疾病史及其他的有关资料。

3)对研究对象进行测定或检查:除常规项目外,还要根据诊断疾病的需要做特殊检查。

4)必要时对环境作调查与监测:目的是确认一项暴露,如对水质进行化验、对环境污染的测定及食物成分的测定等。

(2)观察终点和终止时间

1)观察终点:是指一个对象出现了预期的结果,到了这个观察终点就不再对这个对象继续随访。

2)观察终止时间:是指整个研究工作观察的截止时间。观察的终止时间可长可短,应以暴露因素作用于人体至产生结局的平均潜伏期为依据,要在不失这个原则的基础上尽量缩短观察期，因观察时间愈长，失访的人数越多。

(3)随访的间隔：如观察时间较短，在观察终止时一次搜集资料即可，反之需多次随访，其间隔与次数视具体研究的需求而定，如英国以医生为对象进行的吸烟与肺癌的队列研究，历时20余年，分别于1957、1966和1972年进行了三次随访。

4. 队列研究的特点

(1)属于观察性研究方法：暴露不是人为给予的，而是在研究开始前就已客观存在，这一点与实验性研究有根本的区别。

(2)设立对照组：队列研究作为一种分析性研究方法区别于描述性研究的根本特点，就是设立对照组以利于比较。

(3)观察方向是由"因"及"果"：在研究过程中先确定其因(暴露因素)，再纵向前瞻观察而究其果(发病或死亡)。

(4)能证实暴露与疾病的因果联系：由于队列研究能够得到确切数目人群中的发病人数(发病率)，并通过比较暴露与非暴露人群发病率的差异而确定暴露对发病率的影响。因此，根据队列研究做出的与某疾病存在联系的结论要比病例对照研究可靠性强得多。

5. 在护理研究中的应用　主要用于护理诊断、护理事件的原因、防治效果、疾病预后的研究等。适用于病例对照研究的护理研究范围一般可用队列研究的方法加以研究。

现况调查、病例对照调查与队列研究是相互联系的。一般来说，现况调查属描述性研究，它可提供原因线索，是分析性研究的基础；病例对照研究是建立原因假设和初步验证假设的重要方法，特别适用于罕见病的病因研究；队列研究则是在病例对照研究的基础上，对原因假设做进一步的验证。如果病例对照研究做得好，得到的结论与队列研究常常是基本一致的。

三、实验性研究

实验性研究(experimental study)　又称流行病学实验或干预性研究，是随机地将研究人群分成实验组和对照组。实验组人为地接受或排除某种因素如新疗法，或其他任何干预措施，对照组则不接受或不排除某种因素或给安慰剂，然后以随访方法确定结局，验证假设。

实验性研究通常认为是验证因果关系的最好方法，对实验组采取一定的措施，如果对照组中未发生实验组发生的预期结果，则实验组观察到的结果可被推断是这种措施的效果。

(一)实验研究的三要素

1. 处理因素(processing factor)**或干预因素**(intervention factor)　是外界施加于受试对象的因素，可以是生物的，物理的或化学的。选择什么样的处理因素，取决于实验目的。施加处理因素要求在统一条件下，给予统一的处理因素。

2. 受试对象(subject)　是处理因素作用的客体，是根据研究目的确定的研究总体。受试对象可以是人或动物，也可以是某个器官、细胞、血清等生物材料。受试对象必须同时满足两个条件：①对处理因素敏感；②反应比较稳定。对受试对象的影响因素要进行控制，年龄和性别是常常要控制的因素，因此，实验组和对照组年龄和性别要均衡。除此以外，受试对象的选择要有统一的诊断标准、入选标准或和排除标准。

3. 实验效应(effect)　是指处理因素作用于受试对象所产生的效果或反应。实验效应是通过试验指标来反映的，因此，效应指标的选择非常重要。选择效应指标，要考虑其关联性、客观性、灵敏性、精确性和稳定性。此外，指标的观察应避免有偏性或偏倚。

(二) 实验研究的基本原则

1. 对照(control) 是实验设计中的首要原则。对照是指除了观察要素外,实验组和对照组一切条件应尽量相同,要有完全的可比性,才能排除其他影响因素,对实验观察的项目做出科学的结论。对照的形式有多种,可根据研究的目的和内容加以选择。常用的对照有:安慰剂对照、空白对照、实验对照、自身对照、标准对照等。

2. 随机(randomization) 是采用随机的方式,使每个受试对象都有同等的机会被抽取或分到不同的实验组和对照组。随机的目的是避免人为的主观性,使样本更有代表性。由此得出的研究结果更能反映总体的客观情况。

3. 重复(replication) 是指在相同实验条件下进行多次研究或观察,是保证科研结果可靠的基本方法。它有两个含义:①实验样本必须足够大;②如果一批实验结果可靠,应经得起重复实验的考验。广义来讲,重复包括三种情形:①整个实验的重复;②用多个受试对象进行重复;③同一受试对象的重复观察。

(三) 实验研究的设计内容

1. 确定研究目的 首先实验的目的要十分明确,解决的问题要非常清楚。一般来说实验性研究每次最好解决一个问题,不要涉及太多问题,以免影响研究结果。

2. 确定研究对象 实验性研究中,首先要根据研究的目的选择研究对象,考虑在哪些人群中进行实验研究。所谓研究对象是指符合研究要求条件的人群,既包括实验组,也包括对照组。选择研究对象应注意以下几点:①选择对干预措施有效的人群;②选择预期发病率较高的人群;③选择干预对其无害的人群;④选择能将实验坚持到底的人群;⑤选择依从性好的人群。

3. 估计样本含量 研究人群的标准确定之后,则需考虑用多少实验对象做实验最适当,样本含量过小,会降低实验研究的把握度,影响到对总体推断的精确度;样本含量过大,不仅导致人力、物力、时间的浪费,而且给实验质量控制带来困难。通常用统计方法确定实验组和对照组样本的大小,以便获得准确的预期效果。

4. 对照组的设立 设立对照可以排除处理措施以外其他因素的影响。这些因素包括疾病自然发展进程不同的差别、安慰剂的效应,以及年龄、性别、身体素质等。对照类型包括分为:历史对照、非随机同期对照、同期随机对照、前后对照和交叉对照 5 种类型。

5. 随机化分组

(1)简单随机分组:被随机分配的单位是个人,可把他们按照出生年月的单双、身份证的编号等或用随机数字表将他们随机地分配到实验组与对照组。

(2)分层随机分组:在临床实验中,当某因素(病情、年龄等)对疗效影响较大时,为了使实验组和对照组在某特点上具有可比性,可根据影响因素不同类别将病人分为若干层,然后在每层内再用简单随机法分配病人到实验组和对照组。

(3)整群随机分组:按社区或团体分配,即以一个家庭、一个学校、一个医院、一个居民区等为单位随机分组。这种方法比较方便,在社区护理研究中经常用到,但必须保证两组资料的可比性。

6. 盲法试验 是指研究者或受试对象都不知道试验对象分配在试验组或对照组,也不知道接受的措施是试验措施或对照措施。盲法的目的是有效地避免由研究者或受试对象引起的主观性、暗示性和诱导性的偏倚。根据盲法的程度可分为单盲、双盲、三盲三种。

7. 措施的标准化 实验性研究应用统一的措施、方法和标准。特别是几个医院的实验研究或不同研究人员参加时，统一措施标准就更重要了。

8. 效应的测量 干预措施实施后是否有效，要通过测量其效应才能判断。效应指标选择是否恰当，指标测量是否可靠，直接关系到研究的成败。

(四) 实验性研究的特点

1. 有干预措施 实验性研究属实验法，与观察法的根本区别在于研究者有目的地对研究对象施加了某些处理方法或护理措施。即实验性研究中必须有干预措施。

2. 设立对照组 实验性研究必须设立对照组，对照组和实验组在各方面必须相当接近，并作均衡性检验，这样实验结果的组间差别才能归之于干预处理的效应。

3. 随机分组 与分析性研究不同，实验性研究设计时需控制某些外部因素，研究对象被分在实验组或对照组时必须采用随机的方法确定。

(五) 在护理研究中的应用

实验性研究可用于治疗措施、护理措施、管理措施、预防措施和保健措施的研究和效果评价，用于验证病因、疾病的危险因素、理论假设等。在护理研究中，主要用于新的护理措施、常规护理措施的研究与评价，以及最佳护理方法的选择。

第五节 护理文献检索

一、文献的基础知识

(一) 基本概念

1. 信息 信息是客观事物存在的方式和运动状态及其规律、特征的外在表现形式，是自然界、人类社会和人类思维活动中存在的一切事物的一种属性。

2. 知识 知识是人们在认识世界和改造客观世界的实践中所获得的认识和经验的总和，是人的大脑通过思维重新组合了的系统化的信息集合。

3. 文献 文献是记录有知识和信息的一切载体。

总之，这三者之间，既交叉重复又彼此不同。信息中包含知识，知识来源于信息，是信息的一部分。文献则是信息和知识的主要载体形式，是人们认识客观事物、启发思维、开阔眼界的重要来源。

(二) 文献的类型

文献的类型有很多，并有着各种不同的划分方法。

1. 按文献的载体形式划分 分印刷型、缩微型、声像型、机读型和电子型。

2. 按文献的出版形式划分 分图书、期刊、报纸和特种文献等。

3. 按文献的级别划分 分一次文献、二次文献、三次文献和零次文献四种类型。

(1)一次文献：又称原始文献，它是首次公开发表的记载科研人员研究成果的信息资源，是获取文献信息的主要来源。如期刊论文、专利说明书等。

(2)二次文献：是对一次文献进行收集、加工、整理、提炼和压缩之后所得到的产物，是为了便于管理和利用一次文献而编辑、出版和累积起来的工具性文献。它不会改变一次文献的原有内容。网上搜索引擎是典型的二次文献。

(3)三次文献：是指对有关的一次文献和二次文献进行广泛深入的分析研究综合概括而成的具有较高实用价值的综述性文献资源。如大百科全书、辞典、综述等。

(4)零次文献:指未经正式公开发表的或未形成正规载体的一种文献形式。如书信,手稿,会议记录等。

(三)文献检索的概念

文献检索包括存贮和检索两个过程。它是将文献按一定的方式组织和存贮起来的,通过一定的方法,从大量的文献集合中查寻出符合特定需要的相关文献的过程。

知识链接

文献检索是科学研究的向导

美国在实施"阿波罗登月计划"中,对阿波罗飞船的燃料箱进行压力实验时,发现甲醇会引起钛应力腐蚀,为此付出了数百万美元来研究解决这一问题。事后查明,早在十多年前,就有人研究出来了,方法非常简单,只需在甲醇中加入2%的水即可,检索这篇文献的时间是10多分钟。

(四)文献检索工具的类型

文献检索工具,是按一定学科,一定主题对文献进行收集、整理,并给文献以检索标识的二次文献,具有存储、检索和报道信息的功能。

检索工具按照不同的角度可以划分为不同的类型:

1. 按文献的载体形式划分 分印刷型、缩微型和机读型。

2. 按文献的出版形式划分 分期刊式、单卷式、附录式和卡片式等。

3. 按文献的编制方法划分 分目录、题录、索引和文摘四种类型。

(1)目录:是对一部完整出版物的外表特征的著录。如分类目录、书名目录、主题目录和著者目录等。

(2)题录:只著录文献的外部特征,以一个内容上独立的文章作为基本著录,如文献篇名、著者、刊名、年、刊等等。

(3)索引:是将书刊内容中所论及的篇名、语词、主题等项目,按照一定的排检方法加以编制,注明出处,供读者查检使用的检索工具。索引是对文献内容较深层次的揭示。

(4)文摘:是通过描述文献的外部特征和简明扼要地摘录文献内容要点来报道文献的一种检索工具,是二次文献的核心。如指示性文摘、报道性文摘等。

(五)文献检索的方法、途径和步骤

1. 检索方法

(1)常用法:又称工具法,即利用各种检索工具和检索系统查找文献资料的方法。又可分为以下三种方法:

1)顺查法:是一种以检索课题的起始年代为起点,按时间顺序由远及近,从旧到新地查找文献的方法。这种方法的优点是检全率、检准率高,但费时间,劳动量大。

2)倒查法:是一种逆时间顺序由近及远,由新到旧地回溯查找文献的方法。本法的检索目的是要更多地获得某学科或研究课题最新或近期一段时间内所发表的文献信息或研究进展情况。这种方法比较节省时间,效率高,但漏检率比顺查法高。

3)抽查法:针对学科或研究课题发展的特点,对其发展迅速、研究热门、文献发表较集中的高峰期,有重点地逐一进行查找文献的方法。这种方法能用较少的时间获得较多的文献,但必须熟悉该学科发展的特点和发展迅速的时期才能达到预期的效果。

（2）追溯法：是以已有文献后面所附的参考文献为线索，逐一进行追踪查找原始文献。然后再根据原始文献信息的有关指引，不断扩大文献的线索，便可获得可观的文献量。这种方法的优点是在没有检索工具或检索工具不全的情况下，借助于参考文献也能查到一些相关原文献，但该种方法的查全率不高，容易造成漏检，且知识多数较陈旧。

（3）分段法：又称循环法，是常用法与追溯法的结合。即用常用法查到一定时间内的文献后，再以其所附的参考文献为线索，追溯查找。两种方法交替，分期分段使用，可获得一定年限内相当的文献资料线索，并能节省检索时间。

2. 检索途径 各种检索工具有不同的检索方法和途径，其中根据文献的特征检索文献是最简捷的方法。文献有两种特征，一是外表特征（书名、著者、号码等），二是内容特征（分类、主题等）。

（1）根据文献的外部特征进行检索的途径

1）书名途径：是利用书名、刊名或文章的篇名为线索来查找文献的方法，它是检索文献最方便的途径。

2）著者途径：是根据文献信息上署名的著者、译者、编者的姓名或机构团体名称编制的索引来查找文献的方法。著者索引是以著者姓名为检索标识，按著者姓名字序排列，检索直接，查准率高，是一种重要而简捷的检索途径。

3）序号途径：是以文献的各种代码、数字编制的索引查找文献的途径。很多科技文献都有序号，如专利说明书有专利号，化学物质有化学物质登记号，图书有国际标准书号，期刊有国际标准刊号等。文献序号具有明确、简短和唯一的特点。

（2）根据文献的内部特征进行检索的途径

1）分类途径：是指根据文献内容在学科分类体系中的位置，以学科分类号为检索入口，按照分类号和类目名称来检索文献的途径。使用该种检索途径的前提是确定要查找文献所属的学科类目，依据分类法，从中找出该类目的分类号。当对某一学科进行专题查找时，分类检索不失为一种较好的检索方法。

2）主题途径：是以文献涉及的主题概念词为检索入口，通过文献内容特征的主题索引来查找文献的途径。所谓主题词是指能够表征文献内容主题特征的，经过规范化处理的名词术语。把这些主题词按顺序排列起来，就构成了主题索引。检索时与查字典相似，直接按主题词顺序就可以找到某一特定课题的文献。

3）关键词途径：是从文献篇名、摘要和正文中挑选出具有实质意义的，能够表达文献主要内容，起关键作用的词或词组，把它们按顺序编排而成的一种检索系统。它与主题途径相近，但由于其选词没有进行规范化，使得同一内容的文献可能分散在不同的关键词下，故使用关键词检索时应注意收齐它们。

4）分类主题途径：是分类途径与主题途径相结合的检索途径。其优点是比单纯的分类途径要细致具体，同时又可以克服单纯的主题途径难以熟悉和掌握的不足。

3. 检索步骤

（1）分析检索课题：首先对检索课题进行认真细致的分析，明确检索目的及要求、检索的学科范围、检索的文献类型、检索的年限及研究课题对查新、查准和查全的指标要求。

（2）选择检索工具：检索工具的类型繁多，而且每种检索工具都具有其独自的特点，因此，应根据检索的目的、检索工具的特点及检索者的外语水平和实际条件来选择合适的检索工具。

（3）确定检索途径：选好检索工具后，需进一步研究检索途径，确定检索标识。一般的检索工具提供多种检索途径，如有分类目次、著者、主题词等检索标识。必要时还可以借助于其他辅助工具作为检索的途径，如专利索引、化学物质索引、登记号索引等。检索时，可根据自己掌握的检索标识，选择和确定一条简捷的途径进行检索。

(4)选择检索方法：检索方法是由课题的要求和检索工具的占有情况而定的。一般来说，在检索工具比较齐全的情况下，采用常用法比较合适；在检索工具比较短缺时，可采用分段法；如果没有或严重缺乏检索工具时，只能采用追溯法。如果检索的课题要求全面普查，可使用顺查法或交替法；若检索的课题时间紧迫，要求查准甚至查全，则可采用倒查法，也可采用抽查法。

(5)查找文献线索：通过采用适当的检索工具和方法，可以查到有关文献的线索，这时必须浏览检索到的文献信息，判断取舍。对符合要求的文献信息，逐项记录文献信息的相关内容，如文献的名称、著者姓名、著者单位及期刊名称、年、卷、期、页等，以便索取原文。

(6)获取原始文献：索取原文是整个检索过程的最后一步，利用检索工具查到有关文献线索。检索工具中的文献出处项中的出版物经常采用缩写，因此，首先要将出版物名称缩写(或代号)，对照检索工具所附的“来源索引”、“收录出版物一览表”等查出刊名的全称。对本馆没有收藏的文献，可通过工作人员办理馆际互借，或向原文著者索取原著。

二、常用医学文献检索工具及数据库

(一) 中文医学文献检索工具及数据库

1.《中文科技资料目录》(医药卫生)简称《中目》(医药卫生)，是国内出版的一套大型分类性题录式检索工具，是当前国内医学文献的主要检索工具。该刊于1963年创刊，主要收录国内医学及与医学相关的期刊、汇编资料和会议论文。《中目》(医药卫生)采用以学科分类为主，主题索引为辅的检索方法，每年末期编有年度主题累积索引。

2.《国外科技资料目录》(医药卫生)简称《外目》(医药卫生)，是《国外科技资料目录》系列刊物(39个分册)中的一个分册，是我国目前唯一的检索国外医学文献的中文题录式检索工具。该分册于1964年创刊，其编排结构与《中目》(医药卫生)相似，检索途径和检索方法与《中目》(医药卫生)相同。每年第一期附有译题单位名称和收编国外期刊一览表及编委会委员及组织编辑名单。

3.《中国医学文摘》 是国内出版的具有报道性质的系列医学科技文摘检索刊物，分为基础医学、护理学、内科学、外科学等18个分册。它选用国内公开发行的医学期刊上的文献，以文摘、简介和题录的形式报道。其专指性较强，可弥补《中目》1994年之前的文献无文摘的不足。是学科门类比较齐全，具有一定规模和影响的系列杂志，在国内的医学领域作出了不可磨灭的贡献。

随着社会的进步和网络的发展，各种数据库的广泛应用等，该系列大部分刊物已经转变为现刊，同时变更了刊名。如：

《中国医学文摘：基础医学》更名为《中国循证儿科杂志》；

《中国医学文摘：护理学》更名为《中国临床护理》；

《中国医学文摘：内科学》更名为《内科》；

《中国医学文摘：外科学》更名为《中国肿瘤外科杂志》等。

4.《中国生物医学文献数据库》(Chinese Biomedical Literature Database，简称CBM) 是由中国医学科学院医学信息研究所开发研制的题录摘要型医学文献数据库。该数据库收录了我国1978年至今出版的1600多种中国生物医学及其相关期刊、汇编、会议论文的文献题录530余万篇，年增文献40余万篇。该库涵盖了《中文科技资料目录》(医药卫生)、《中文生物医学期刊文献数据库》(CMCC)中收录的所有文献题录。是目前检索国内生物医学文献使用频率较高的数据库，也是医药卫生科技领域查找新规定的必检数据库。2004年，中国医学科学院医学信息研究所与重庆维普公司合作，实现了CBM的题录摘要数据库与重庆维普公司开发的中文科技期刊全文数据库的成功链接。

CBM检索系统的功能具有以下特点：①兼容性好；②词表辅助检索功能强；③检索入口多：可从主题词、分类、关键词、著者、刊名等多种途径进行检索；④检索功能完备。

5.《中文科技期刊数据库》 是目前国内最大的综合性中文期刊全文数据库之一，是我国最大的数字期刊数据库。该库包含了1989年至今的8000余种期刊刊载的2000万篇文献，并以每年150万篇的速度递增。涵盖社会科学、自然科学、工程技术、农业科学、医药卫生、经济管理、教育科学和图书情报等学科，所有文献分8个专辑定期出版。检索方式包括快速检索、传统检索、高级检索、期刊导航，同时可进行逻辑组配检索。

6.《中国期刊全文数据库》(Chinese Journal Full-text Database，简称CJFD) 是目前世界上最大的连续动态更新的中国期刊全文数据库。CJFD收录了1994年至今国内8200多种综合期刊与专业特色期刊的全文，累计全文文献2100多万篇，分九大专辑，126个专题文献数据库。内容覆盖自然科学、工程技术、农业、哲学、医学、人文社会科学等各个领域。提供分类导航、初级检索、高级检索和专业检索等主要检索途径。

(二) 英文医学文献检索工具及数据库

1. 美国《医学索引》(Index Medicus，简称IM) 于1879年创刊，由美国国立医学图书馆编辑出版，是目前世界上最常用的生命科学题录式检索工具书。IM具有以下特点：①收录范围广，收录全世界44种语言的生物医学相关期刊约3800多种，包括中国的核心期刊30多种；②报道文献速度快，时差短，平均时差2～3个月；③内容全面，但对临床稍有侧重；④检索方法简便，IM提供两种检索途径，即主题途径和著者途径，其中以主题途径利用率最高。

2. 荷兰《医学文摘》(Excerpta Medica，简称EM) 创刊于1947年，由荷兰阿姆斯特丹的爱尔泽维科学出版社编辑出版。EM是当前世界上唯一用英文出版的大型文摘式医学检索工具。EM涉及面广，文摘量大，收录了全世界110多个国家和地区的3813种医学刊物，内容涉及临床、药物、基础生物医学研究、公共卫生等。EM按学科分册出版，目前为止已有42个分册。近年来又出版了18个学科的光盘版本。EM亦进入了Internet网，有15个分册可在国际互联网上检索。EM提供三种检索途径：分类途径、主题途径和著者途径。

3. MEDLINE光盘数据库检索 是由美国国立医学图书馆(NLM)研制开发的一个生物医学文摘型光盘数据库，其内容包括Index Medicus(医学索引)，Index to Dental Literature(牙科文献索引)，International Nursing Index(国际护理索引)等三种索引，是当今世界上最有权威的生物医学文献书目数据库。它收录了1966年以来近1500万条文献，收录的期刊近5000种，年收编量为40多万条，以题录和文摘的形式进行报道。MEDLINE有多种检索途径和检索方法，主要有自由词检索、主题词检索、索引检索、限定检索和横向检索等。

4. PubMed 是由美国国立医学图书馆(NLM)下属美国生物技术信息中心研制的基于Web的文献检索系统，其收录文献的学科范围广、年限长、文献质量高、更新快、检索功能完备，并且提供部分文献的免费和付费全文链接服务，是目前使用频率最高的生物医学文献数据库。

三、计算机在护理文献检索中的应用

计算机检索是指通过检索系统，采用一定的技术手段，根据一定的准则，在数据库或其他形式的网络信息资源中自动找出用户所需文献信息的过程。计算机检索方式可分为脱机检索、联机检索、光盘检索和网络信息检索。

（一）光盘数据库检索

下面仅以 CBM 为例介绍光盘数据库检索在护理文献检索中的应用。

1. CBM 的检索界面

CBM 检索主页面上方第一行是页面转换工具条，共提供了六种检索途径，从左至右依次为基本检索、主题检索、分类检索、期刊检索、作者检索和检索历史（见图 7-1）。鼠标点击任意一个按钮即可进入相应的检索页面；第二行是检索工具条，可在检索入口的下拉菜单中选择检索字段，在检索框中输入检索词，在检索框右边勾选匹配方式，点击“检索”按钮执行检索；第三行是辅助检索工具条，可以进行限定检索、定题检索以及浏览检索史等项操作。

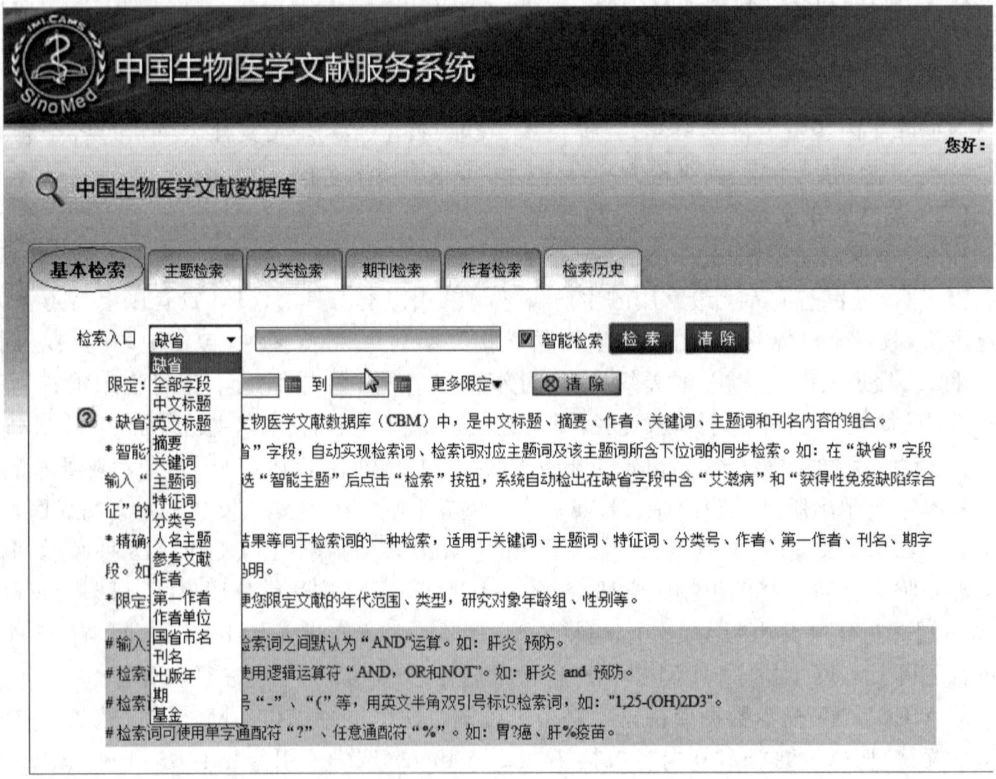

图 7-1 CBMdisc 检索主页面

2. 基本检索

CBM 的基本检索是常用的检索途径，可以进行自由词检索、逻辑组合检索、字段限定检索以及浏览检索结果。

检索题目：检索 2010 年有关医院感染与护理质量方面的综述论文。

分析课题：本例题涉及两个概念，即医院感染和护理质量。

医院感染指住院病人在医院内获得的感染，包括在住院期间发生的感染和在医院内获得出院后发生的感染，但不包括入院前已开始或者入院时已处于潜伏期的感染。因此，这是一个范围比较大的概念。

检索步骤：

（1）先对单个检索词进行检索。在检索入口的下拉菜单中选择合适的字段（缺省），系统默认的是缺省检索；

（2）在检索输入框内键入检索词“医院感染”（见图 7-2）；

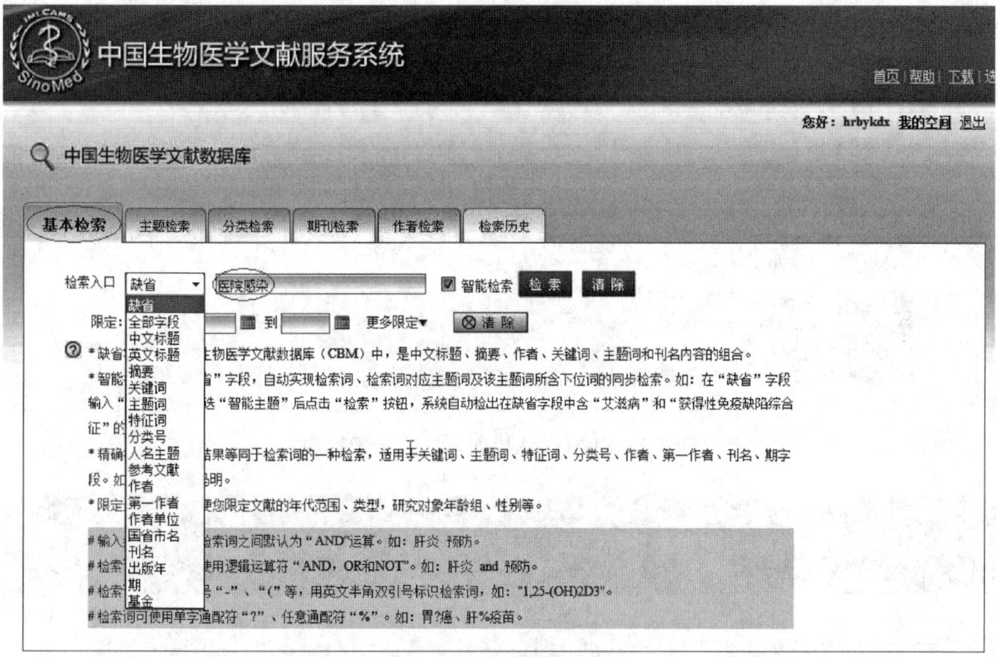

图 7-2 CBM 基本检索与限定检索举例

（3）选择匹配方式；

（4）单击“检索”或“回车键”，系统运行并反馈检索结果；

（5）同（2）键入检索词“护理质量”；

（6）方法同（4）；

（7）在限定年代范围输入框，输入“2008～2010”（见图 7-3）；

（8）点击“更多限定”按钮，在弹出的子窗口中勾选文献类型“综述”；

（9）在检索历史区中，用鼠标勾选欲组配的检索式，点击 AND 、OR 或 NOT 逻辑运算符进行检索（见图 7-4）；

（10）点击右边的“检索”按钮，显示检索结果的文献，即完成了此题目的检索。

3. 主题检索

通过主题词表选择规范化医学主题词查找文献是一种高效的检索途径，也是 CBM 与众不同之处。主题词表主要包括中英文主题词轮排索引、主题词注释以及副主题词表等三个部分。

检索题目：骨科病人的术后护理

检索步骤：

（1）点击“主题检索”按钮，进入主题词检索状态；

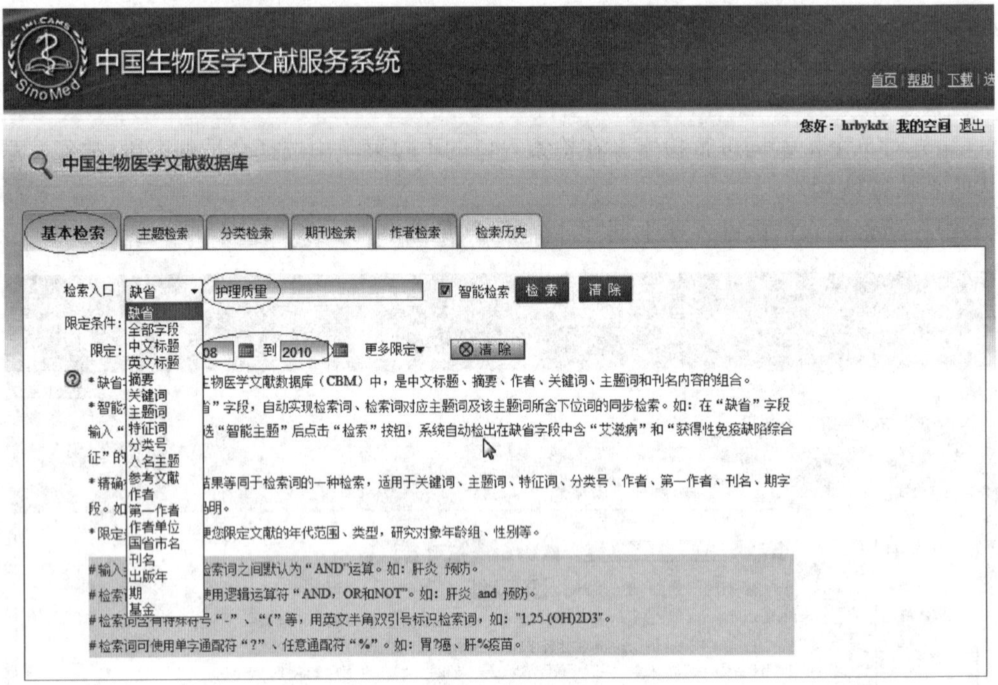

图 7-3 CBM 基本检索与限定检索举例

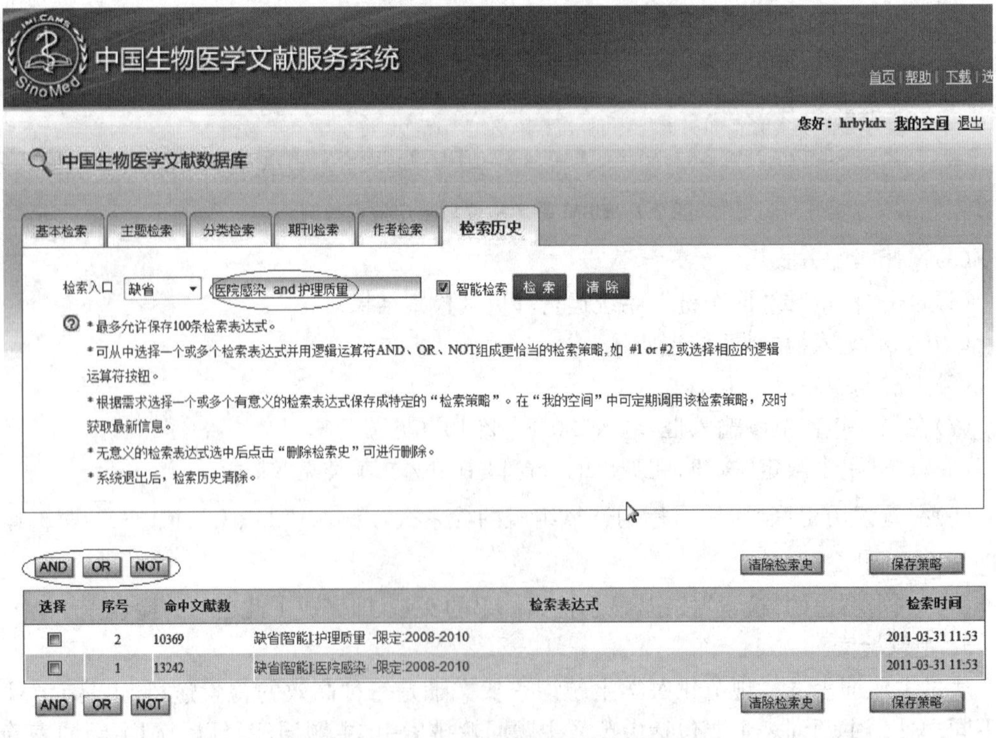

图 7-4 CBM 中逻辑组配检索页面

(2)在"中文主题词"右侧下拉菜单中选择"中文主题词"或"英文主题词"；

(3)在检索输入框内输入主题词"骨科"，然后单击"查找"按钮；

(4)在弹出的轮排主题词表中点击主题词"手法，骨科"(见图 7-5)；

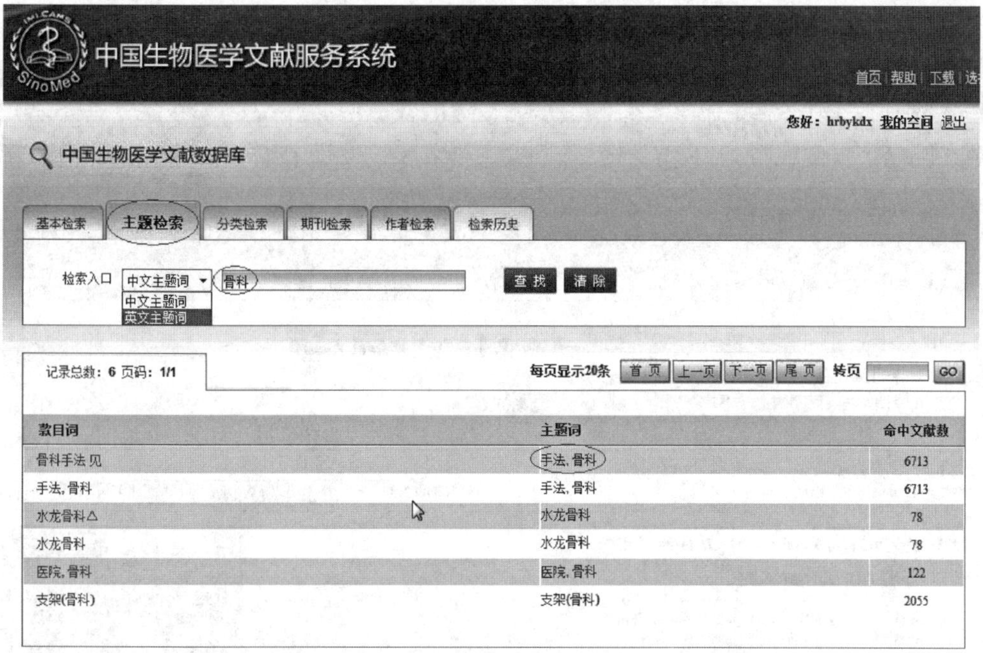

图 7-5　CBM 主题检索页面——轮排主题词表

（5）在弹出的副主题词子窗口上方勾选"加权检索"；

（6）在副主题词表中勾选副主题词"护理"（见图 7-6）；

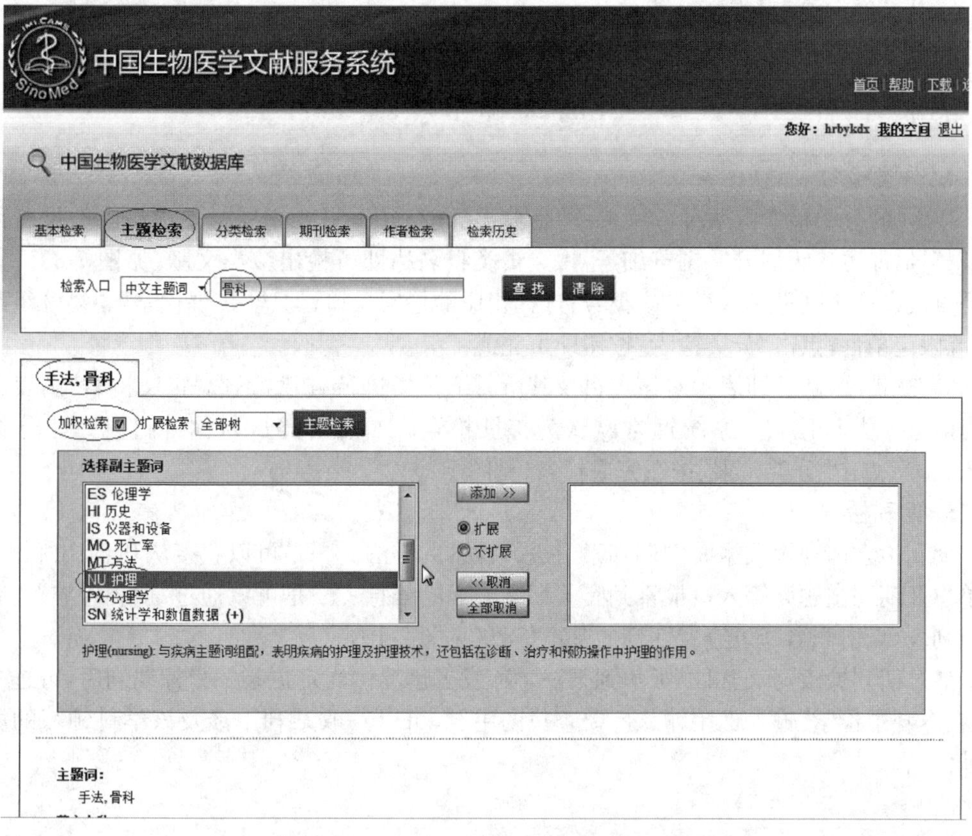

图 7-6　CBM 主题检索页面——医学副主题词表

(7)点击"主题检索"按钮，系统运行并返回基本检索页面，显示检索结果(见图 7-7)。

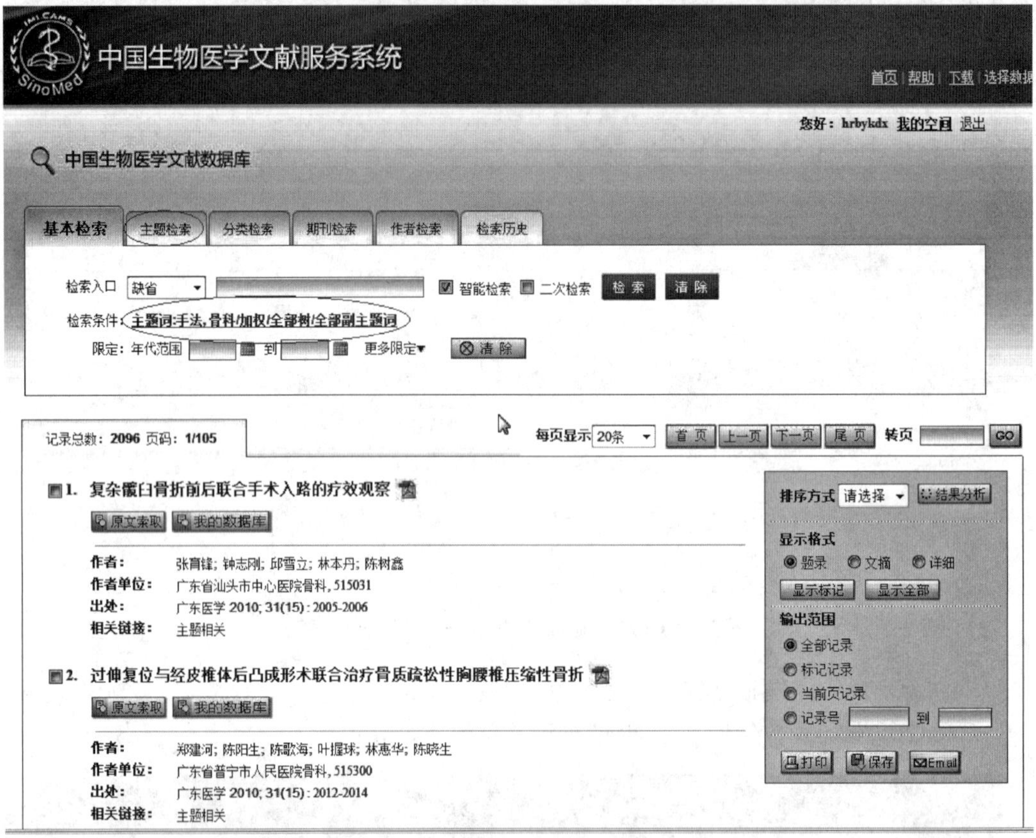

图 7-7 CBM 主题检索页面及检索举例

4. 分类检索

CBM 的分类检索有两种方式，一种是分类导航检索，只要用鼠标点击相应类目名称前的"+"号，即可逐级展开并浏览细子目；点击类目名称即可检出该类文献(见图 7-8)。另一种是直接在检索框里输入类名或类号；选择相应的检索入口；勾选"扩展检索"、"复分组配检索"等限定条件；点击"分类检索"按钮即可完成。

勾选"扩展检索"即表示对该类目及其所有下位类进行查找，不选"扩展检索"则表示仅对当前一个类目检索。系统通常默认为扩展检索。如点击类目名称"内科护理(分类号 R473.5)"；点击"分类检索"按钮完成检索(见图 7-9)。

5. 期刊检索

期刊检索即利用数据库中期刊索引进行检索的方法。一是可以直接从刊名、出版地、出版单位及期刊主题词等入口检索到有关期刊方面的信息。二是可以通过"期刊导航"逐级浏览期刊表，点击刊名即可查看期刊的基本信息(见图 7-10)。

通过期刊检索，我们可以了解到某一学科发展情况。当定位某一目标期刊后，可进一步在"在本刊中检索"输入框中输入所要查找的主题，可以获取某刊中涉及该学科领域的所有文献信息。

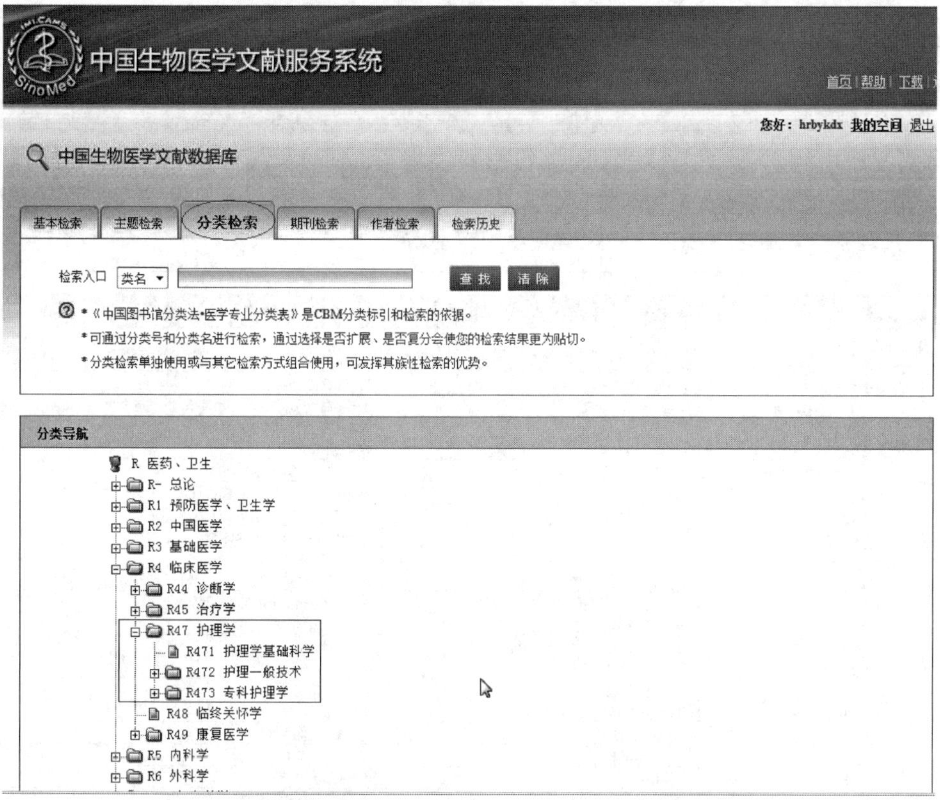

图 7-8　CBM 分类导航检索页面及检索举例

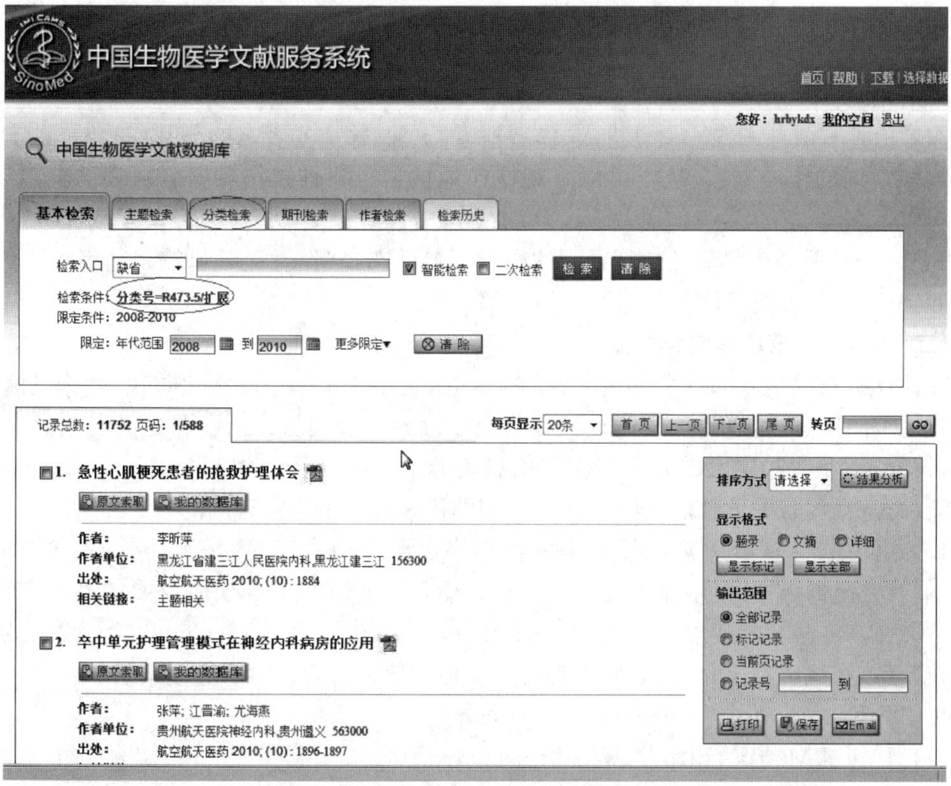

图 7-9　CBM 分类检索页面及检索举例

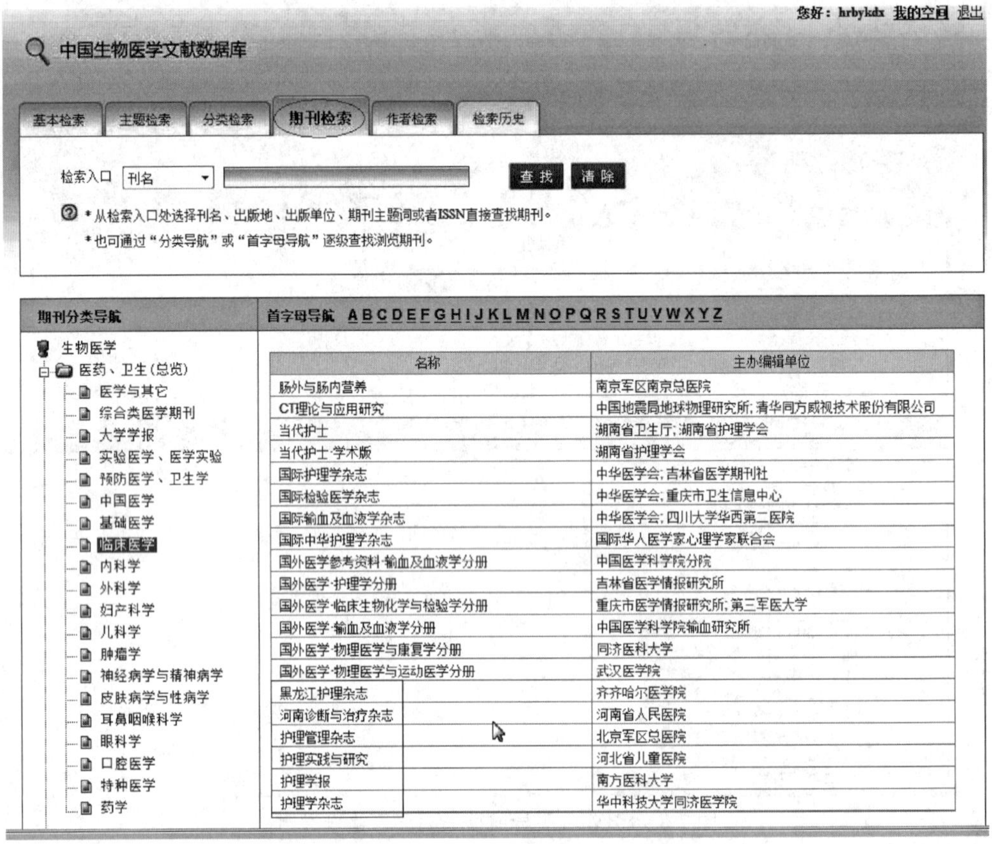

您好：hrbykdx 我的空间 退出
中国生物医学文献数据库
基本检索
主题检索
分类检索
期刊检索
作者检索
检索历史
检索入口 刊名
查找
清除
*从检索入口处选择刊名、出版地、出版单位、期刊主题词或者ISSN直接查找期刊。
*也可通过“分类导航”或“首字母导航”逐级查找浏览期刊。
期刊分类导航
首字母导航 A B C D E F G H I J K L M N O P Q R S T U V W X Y Z
生物医学
医药、卫生(总览)
医学与其它
综合类医学期刊
大学学报
实验医学、医学实验
预防医学、卫生学
中国医学
基础医学
临床医学
内科学
外科学
妇产科学
儿科学
肿瘤学
神经病学与精神病学
皮肤病学与性病学
耳鼻咽喉科学
眼科学
口腔医学
特种医学
药学
名称
主办编辑单位
肠外与肠内营养
南京军区南京总医院
CT理论与应用研究
中国地震局地球物理研究所;清华同方威视技术股份有限公司
当代护士
湖南省卫生厅;湖南省护理学会
当代护士·学术版
湖南省护理学会
国际护理学杂志
中华医学会;吉林省医学期刊社
国际检验医学杂志
中华医学会;重庆市卫生信息中心
国际输血及血液学杂志
中华医学会;四川大学华西第二医院
国际中华护理学杂志
国际华人医学家心理学家联合会
国外医学参考资料·输血及血液学分册
中国医学科学院分院
国外医学·护理学分册
吉林省医学情报研究所
国外医学·临床生物化学与检验学分册
重庆市医学情报研究所;第三军医大学
国外医学·输血及血液学分册
中国医学科学院输血研究所
国外医学·物理医学与康复学分册
同济医科大学
国外医学·物理医学与运动医学分册
武汉医学院
黑龙江护理杂志
齐齐哈尔医学院
河南诊断与治疗杂志
河南省人民医院
护理管理杂志
北京军区总医院
护理实践与研究
河北省儿童医院
护理学报
南方医科大学
护理学杂志
华中科技大学同济医学院

图 7-10 CBM 期刊检索页面

6. 作者检索

作者检索有两种方式。一是进入“作者检索”页面，输入作者名的全称或片断，系统显示含有该检索词的作者列表，从中可以直观快速地检索所要查找作者署名发表的全部文章。点击与作者名对应的第一作者图标，可以检索出该作者作为第一著者发表的文献（见图 7-11）。另一种是在“基本检索”页面的检索入口处选择“作者”字段，输入作者姓名，勾选“精确匹配”，也可查找某作者署名发表的全部文章。

（二）Internet 信息检索

在计算机及网络通讯技术飞速发展的今天，人类进入了信息网络化时代，计算机信息检索方式逐步向网络信息转移。Internet 作为当今世界上最大的信息资源提供了大量丰富的信息，Internet 信息检索已成为人们获取信息资源的主要途径。为能及时了解国内外护理的最新动态，掌握有关护理信息的网址和常用的检索方法是非常有用的。

1. 搜索引擎 搜索引擎实际上是一种网络资源的检索工具，是 Internet 上的一类站点，他们有自己的数据库，用户可通过“分类”或输入“关键词”来查找所需要的网址，使用起来非常方便。一些综合搜索引擎，如雅虎中文、搜狐、新浪网、Yahoo、Google 等，大家经常使用比较熟悉，在这里不再介绍，下面主要介绍几种比较著名的医学专业搜索引擎：

（1）Medscape（http://www.medscape.com）

（2）Medical Matrix（http://www.medmatrix.org）

（3）医学世界检索 Medical World Search（http://www.mwsearch.com）

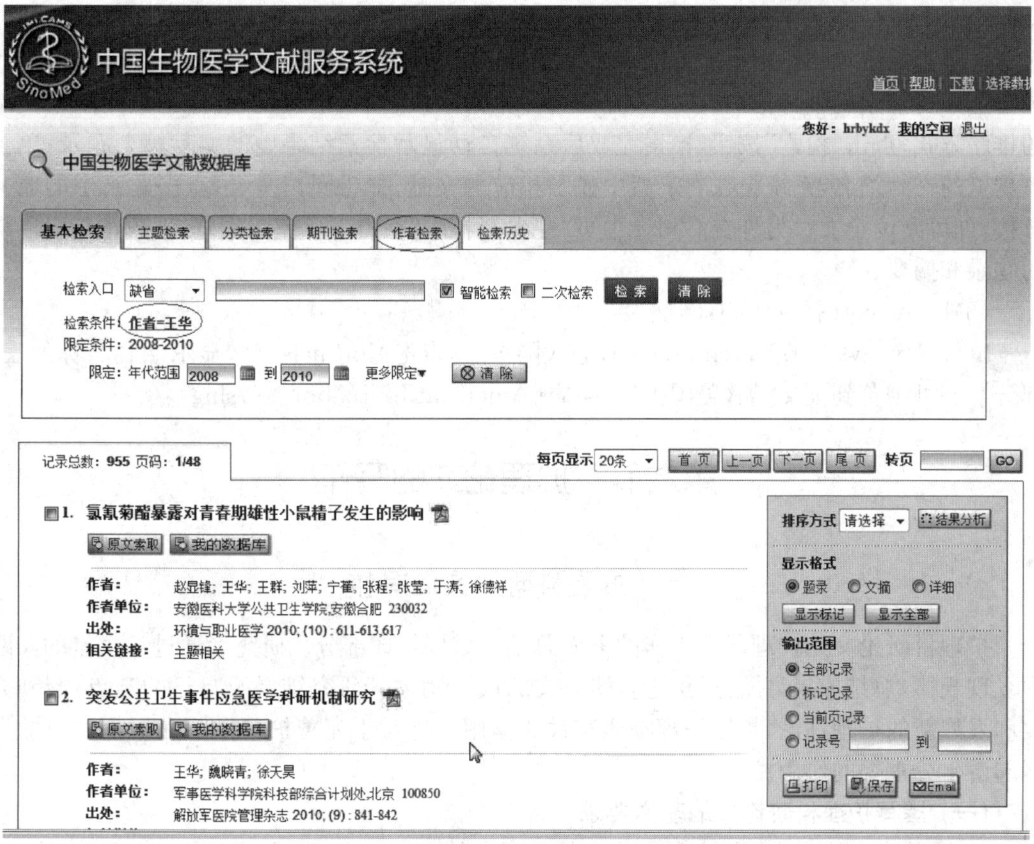

图 7-11　CBM 作者检索页面及检索举例

(4)Healthlinks (http://www.healthlinks.net)

(5)HealthAtoZ (http://www.healthatoz.com)

(6)世界卫生网(http://www.healthnet.org)

2. 中国卫生事业网(http://www.imicams.ac.cn)　由中国医学信息网络中心于 1996 年创建，提供与中国协和医科大学、中国医学科学院、世界卫生组织、亚洲桥等的链接，其主要功能是提供免费的国内外生物医学信息资源检索，包括中国生物医学文献数据库 CBM (1981 年至今)、美国 Medline 数据库(1996 年至今)等多种数据库检索服务。在“站点导航”栏目下，可提供包括世界卫生组织 WHO(http://www.who.org)在内的多个国内外主要医学综合网站的链接；点击其中的“护理学”可提供多个护理方面的国内外相关网站的链接，其中包括美国国立护理研究所(http://www.nih.gov/ninr)、Lippincott 护理中心(http://www.nursingcenter.com)等。点击“搜索引擎”可提供国内外的综合及医学专业搜索引擎的链接。

3. 网上电子期刊及查询

(1)万方数据资源系统　该系统网址为：http://www.wanfang.com.cn. 进入万方数据资源系统后，选择点击其中的“数字化期刊”栏目，则可进行网上电子期刊查询。该栏目可为用户免费查询并下载千余种核心科技期刊的全文，其中可浏览到多种国内有关护理方面的杂志。

(2)CNKI《中国期刊网专题全文数据库》　CNKI 中心网站的网址为：http://

www. cnki. net. 进入主页后，选择要登录的数据库，如“中国期刊全文数据库”，登录后便进入全文检索系统界面。根据需要选择相关专辑，如医药卫生专辑，单击“医药卫生辑专栏目录”，选择要检索的学科范围；在检索界面选择检索字段、输入检索词，确定检索年限及文献的排序方式；点击“检索”按钮，检索完成后系统自动显示检索结果中的文献篇名题录；单击欲浏览的文献篇名，系统会在右下栏中显示相应的文献，如想阅读全文，点击题录中的原文链接，即可阅读全文。另外在CNKI主页“免费资料库”栏目下可免费浏览、下载本年度以前的题录和摘要。

(3)Lippincott 护理中心：网址为：

http://www. nursingcenter. com，进入网页后，点击“Journals”项，显示期刊名称列表，部分期刊可浏览到全文，如《美国护理》杂志(American Journal of Nursing)。

第六节 护理论文的写作

一、护理科研论文的写作

护理科研论文是护理研究工作的书面总结和重要组成部分。研究者通过从大量的实践中发现规律，总结成果，并通过护理科研论文的撰写阐述其研究结果及自己的观点，起到充实和发展新的护理理论，指导护理临床实践的作用。这对于完善护理体系和护理学科的发展起着十分重要的作用。

(一) 撰写护理科研论文的基本要求

1. 科学性 科学性是护理科研论文的首要条件和立足点，因此必须做到：资料真实；数据可靠；论据充分；研究方法正确；统计学方法适当。

2. 先进性 即创新性，一篇科研论文的先进性如何，关键在于是否创新。创新是科研论文的灵魂，是决定论文质量高低的主要标准之一。为此，在研究之前应广泛阅读文献，了解该问题的研究状况，在文献比较的基础上总结创新点，探索前人没有提出或没有解决的护理问题；或在别人研究的基础上，在研究方法或研究内容上有所创新，有所发现，从而得出新的结论。

3. 实用性 论文的选题应符合我国的国情，并根据护理实际工作的需要，解决护理实践过程中发生的问题，论文中的各种信息均来源于实践，并具有可重复性。实验研究得到的预期结果，应能解决护理工作中的实际问题。

4. 严肃性 论文的结论一定要建立在真实可靠的材料和准确无误的数据的基础上，对研究成果的评价要恰如其分，切忌抄袭和作假；署名时要依据对本研究贡献大小依次署名；按照科学的语言、规范的格式和标准化的计量单位写作；不可一稿多投。

(二) 护理科研论文的撰写格式

护理研究论文的格式包括文题、作者署名、摘要、关键词、正文和参考文献。

1. 文题 文题是论文的“招牌”，可揭示论文内容的主题，提供论文的主要信息。文题如人的眼睛一样，具有“传情达意”的特殊功能，一般从论文的主题、论述范围入手拟定文题，使论文的主题思想(中心论点)直接在文题中反映出来。因此，文题应观点鲜明、题意清楚、简洁新颖，能引起读者的注意和兴趣。因此命题时应注意以下几点：

(1)切题准确，表达得当：文题要准确反映论文的主要内容，使文题与内容贴切、具体，不抽象，不笼统。题目不确切是初学者撰写科研论文常见的缺点。题目过大或过小都不能准确反映论文的主题，不能引起读者的兴趣。

(2)新颖醒目，富有特色：文题在命题时要求突出论文中特别有独创性，有特色的内容，要给人以新鲜感，从而吸引读者阅读。

(3)简明精炼，高度概括：文题应简明精炼，突出主题，用尽量少的文字高度概括论文的内容，使之言简意赅。

(4)用词规范，有可检索性：文题应适应学术交流和信息传递的需要，用词要严谨化、规范化，以便为选定关键词和编制题录、索引等二次文献，以及检索时提供特定的实用信息。

2. 作者署名和单位　文题的下面要写上作者的姓名和工作单位。

(1)署名的目的

1)拥有著作权的声明：论文公开发表或公证，其著作权就应受到法律的保护。

2)负责任：论文作者署名，是对文章内容负责，包括法律责任、学术责任和道义责任。

3)便于联系与学术交流：论文作者署名，以便于编辑、读者与作者联系或咨询。

(2)署名作者的条件：参与以下工作者才有署名资格。

1)课题的构思与设计，资料的分析与解释。

2)文稿的写作，或对论文中重要内容作重大修改。

3)最后定稿而达到出版标准。

(3)署名的要求：题目的下面一般要写上作者姓名和单位。目前有些杂志社要求将作者工作单位放在题页下方位置或摘要的下面(需看杂志投稿要求)。若作者在两位以上时，将主要作者列在前面，一般按参加研究工作的多少及实际贡献大小排列先后名次。每位作者姓名之间要有空格，但不加任何标点符号，作者署名要用真名、全名，而不能用化名或笔名。在几个单位协作完成研究工作的情况下，论文署名按参加工作的主次，可上下或前后排列名次，各自注明单位名称后空两格再写作者姓名，对集体研究的成果也可集体署名，如×××协作组等。在论文发表前若某单位参加者已调往其他单位时，可在该作者署名的右上角加注符号，并在同页的脚注中说明。

3. 摘要　摘要即文章的内容提要，是对论文内容的高度概括，是论文基本思想的缩影。它使编辑和读者能够迅速和准确地了解论文的主要内容，从而起到导读的作用。摘要一般提倡按研究工作的目的或意义、材料与方法、结果、讨论或结论四段结构书写。摘要部分不引用参考文献，不列图、表或公式，尽量不用缩略语，一般不分段落，文字在200～300字为宜。

4. 关键词　关键词为论文的正确编目，是反映文章主要内容的单词、词组或短语，其目的是为了便于读者了解文献的主题及编制索引和检索系统，为读者通过计算机查阅文献带来方便。因此要求关键词必须是专业术语，尽可能准、全。

一篇文章可选3～5个关键词，可从文题、摘要、正文中特别是文中小标题中选择。关键词应尽量选用规范化的词，即主题词，尽量使用美国国立医学图书馆编辑的最新版《医学索引》(index medicus，IM)中医学主题词表(medical subject headings，MeSH)所列的词，如果主题词表中查不到适合的词，可选用几个相关的主题词组配，如无法组配，也可使用自由词，但自由词必须是较定型的名词，其概念明确，具有专指性。

选出的关键词各词间不用标点符号而采用空一格书写，也可用分号隔开，但最后一个词后不加标点。

5. 正文 正文是科研论文的主体部分，包括前言、材料与方法、结果和讨论四个部分。

(1)前言：也称导言，是文章的开场白，应简洁精炼、开门见山，有吸引力，起到提纲挈领的作用，字数一般300字左右。前言部分主要是讲清楚所研究问题的来源及本文的目的或意义。课题来源可以从文献中来，也可以从临床护理实际工作中提出，需要在前言部分简明扼要地写清楚所要研究的问题，问题提出的缘由和背景，本文拟解决的问题。因此，前言的内容包括简要地介绍本课题的研究背景，本文的研究目的、研究范围和方法、起止日期、研究的价值和意义。

(2)材料与方法：应体现科研构思和实验设计的各项要求。这部分是论文的重要组成部分，需要详细撰写，目的是使读者看后能重复，以及便于审稿复核。"材料"主要交代作者用什么具体实验对象或什么具体的资料来进行研究，"方法"是指用什么具体实验方法或搜集资料的方法来收集资料。因此在有些研究论文中也称"对象与方法"或"资料来源与方法"。撰写的内容包括：

1)研究对象：主要包括：①研究对象的入选方法(如何从目标人群选入样本人群，并将研究对象的来源介绍清楚)；②诊断标准和纳入/排出标准(尽量使用"金标准"，并表明诊断标准的出处)；③入选研究对象的样本数(如有拒绝入选者应注明人数，并说明原因)；④研究对象的一般特征(年龄、性别、民族及其他重要特征)；⑤研究对象的分组方法(是否随机分配，采用何种随机分配方法，不可简单写"随机分组"一句话)。

2)研究方法：①基本设计方案：应写明基本设计方案，如使用"随机对照试验"、"前瞻性队列研究"、"病例对照研究"等名词；②研究场所：要写清楚在"人群或社区"、"基层医院"等；③干预措施：试验的措施及执行方法应详细交代，如给予病人的药物应写明化学名、商品名、生产厂名，中药还应注明产地，并详细说明每日剂量、次数、用药途径和疗程；试剂应写明生产厂家；作者新建立的实验方法要详细介绍，已有的方法应注明出处；所采用的仪器须注明型号及生产厂家；④盲法：盲法的具体实施情况应交代，包括安慰剂的制作，保证盲法成功的措施等；⑤测量指标及结果判断标准：如暴露及疗效都有公认的标准，撰写时应注明；⑥质量控制：控制偏倚发生所采取的措施。

3)统计分析方法：包括资料的收集方法介绍，采用何种统计方法，如采用计算机分析，用何种统计分析软件都应交代。

(3)结果：结果是论文的核心，它反映了论文水平的高低及其价值，是结论的依据，是形成观点与主题的基础支柱，由结果引发讨论，导出推理。结果反映的是经过统计学处理得来的数据，不是原始数据，更不是原始记录数据。结果的阐述应当客观、完整、可靠、实事求是，所有的结果项目均要围绕研究主题有逻辑，有层次地展开，约用全文的1/3～1/4篇幅书写这部分内容。

结果部分应根据不同情况分段叙述，可以设小标题，小标题下亦可再设分标题。结果表达时应注意：①数据表达要完整：报告结果的例数，与入选研究对象的例数要吻合，剔除例数与剔除理由应交代，失访数及其他原因死亡数也应写清，数据不全应作解释。如进行两组比较时应列出两组除研究因素以外的其他临床基线情况，并进行均衡性检验；②科研设计时确定的科研假设主要测量指标，如在结果部分做了更改应进行解释；③统计处理注意事项：选择的统计方法要正确，同时列出统计学方法和结果，复杂的统计分析要进行解释。

(4)讨论：讨论主要是对实验观察结果或调查结果做出理论性分析，是全篇文章的精华所在。讨论是为了寻找事物间的内在联系，可把本文取得的结果与文献或过去的工作进行比较,寻找其间的关系。讨论所引用的文献材料应尽可能抽象概括,而不是照抄他人的资料。讨论部分是以结果部分为基础和线索进行分析和推理的,表达作者在结果部分所不能表达的推理性内容。讨论的内容应当从实验和观察结果出发,实事求是,切不可主观推测。讨论很大程度上取决于作者文献掌握的多少及作者的分析能力如何等。讨论部分主要应包括以下几点:①对实验结果或调查结果进行分析、判断、评价,从感性认识上升到理性认识。应揭示各种观察结果之间的内在联系,强调本研究的新发现、新事实,论述其规律性,而不要重复结果中的内容。②与前人的工作联系起来,回答前言中提出的拟解决的问题,明确说明是否已达到了预期的目的,是否证明了原来提出的假说。这里常需围绕论文主题,以研究结果为基础,援引必要的文献资料来证明自己的观点,或与别人的工作进行比较,分析其异同,或据理反驳某些相反的见解,但要留有余地。不要旁征博引,罗列过多的文献而无自己的观点,切忌写成他人文献的综述。③对一些出乎意料的特殊现象或新线索可在讨论中做必要的说明,对于本研究尚存的缺陷或尚待解决的问题以及今后的设想也可做一个交代。④对于本工作的理论意义或实际应用的可能性,可实事求是地加以讨论,切忌夸张。讨论中不要用尚未成熟或未经证明的理论作论据,避免仅以本文资料为据,做出不当的结论。应避免把文献的结果与自己的结果混为一谈,为此引用文献应注明出处。无论与前人报道是否一致,应解释其因果关系,探讨可能的原因。

知识链接

结　论

结论是论文的最后总体结语,主要反映论文的目的、解决的问题及最后得出的结论,是研究者在理论分析结果的基础上抽象概括出的新论点。它可提供读者在阅读时的方便,使之再次回忆和领会文中的主要方法、结果、观点、论据。结论一般与前言相呼应。结论一般可逐条列出,文字简短,一般在200字左右。目前护理科研论著类文稿一般已不单独写结论部分,而是以内容摘要的形式列于正文前面或见讨论部分。

6. 参考文献 是论文的一个重要组成部分,在文章最后应列出本次研究工作参考过的主要文献目录。它反映论文的科学依据,可提高论文的学术价值,并体现了作者对他人劳动成果的尊重,严谨的科学态度和对所研究课题现状掌握的深度和广度,因此列出的参考文献应设计科学、方法可靠、论证水平高、结论正确。

文献的种类很多,一般常引用的是期刊和书籍。所列参考文献的要求:

(1)必须是作者亲自阅读过的文章:不转用他人引用的文献,尽量不引用综述,不引用文摘。

(2)必须是公开发表的文献:以原著为主,内部刊物、内部资料和网上的文章等均不得列入参考文献。

(3)引用论点必须准确无误,不能断章取义。

(4)参考文献一般论文5~10篇左右。正文中若有引用文献(引文)处,则在引文最后句号的右上角,标出一个带阿拉伯数字的方括号角码,角码所采用的顺序编码与参考文献列出的文献序号相对应。

参考文献的书写格式:

1. 期刊

格式:序号 作者名. 文章题目. 杂志名称,年,卷(期):页,如:

[1]林菊英.我国护理在医疗卫生事业中的作用与地位.护理学杂志,2003,18(1):3～4

期刊文章作者不超过3人者全部写出作者名,超过者只写前三位,后加"等"字。

2. 书籍

格式:序号 作者名.书名.版次(第一版可省略).出版地:出版社,年.起止页,如:

[1]叶冬青.医学科研方法与临床流行病学.合肥:安徽大学出版社,2003.141～143

二、综述论文的写作

护理文献综述是对已发表的有关护理文献资料的评述。它是作者在大量收集、阅读护理有关方面的原始文献后,经过将各种资料归纳、总结、对比、分析和评价,加上自己的观点而写成的一种专题性的学术论文。其目的是介绍本学科内某一新问题的历史背景、前人的工作现状和展望,是一种专题学术文稿,也简称为综述(review)。它可以帮助读者在短时间内了解某一研究专题或护理问题的历史和现状,避免不必要的重复。可以协助护理科研选题,一般在开始提出某一研究专题前都要写出该专题的综述。因此,刚开始开展护理研究工作的人员最好先学会写综述。

综述的特点有:①文章较长:国内护理期刊刊登的综述要求一般3000～5000字,国内其他期刊一般在5000～15000字之间。国外期刊上的综述更长,可达50页。②参考文献多:一般在30篇左右,国外期刊通常在100～400篇之间。③情报学特点:护理文献综述是医学情报研究的范畴,是医学情报研究的成果。

综述的类型主要有:①专题综述:请护理专家对文献资料进行权威性评论;②动态性综述:对一定时期内某一护理专题进行汇集和解释,不一定进行评论;③现状综述:主要反映某一学科领域或某一方面目前的研究水平,对该领域的新知识迅速、及时予以评述;④回顾性综述:主要反映某一学科领域或某一课题的发展概况。

(一) 文献综述的写作步骤

1. 确定题目 撰写文献综述,首先要确定题目。综述选题来源有以下几个方面:题目是来自本人的科研工作,为了科研选题,设计的需要而查阅文献、撰写文献综述,题目与自己科研内容和方向有关;某护理问题的研究近年来发展较快,需要综合评价;从掌握的大量文献中选择反映本学科的新理论、新技术或新动向的题目;上级领导下达的调研任务等。

2. 收集资料 题目、范围确定之后,要收集阅读有关文献。一篇综述文献的价值,其参考文献的多少常作为其衡量指标之一。选择文献要先看近期的,后看远期的,并根据其题目判断其对撰写综述的有用程度,排列出阅读的顺序。对一篇文献应先浏览其摘要和结论,如符合需要,应先粗读,然后将有用的部分精读并做好读书卡片或笔记,为撰写综述论文准备资料。

3. 整理资料并撰写 综述不是众多文献资料的堆积,而是在作者掌握一定数量的文献后,经过深入的阅读和思考,把文献归类,从中选出有理论和实践意义的资料作为参考,舍弃一些意义不大的内容,列出综述的书写提纲。提纲包括前言要写什么;中心部分分几个大标题,大标题下面分几个小标题,在相应的小标题下应叙述或讨论的具体方面和问题;小结的内容写什么等,然后根据提纲撰写综述初稿。

4. 复核审定 初稿写出后,要进行仔细的阅读,并进行认真修改,包括内容的增减、结构的统一、数字的核对和文字加工,力求做到主题明确,层次清楚,文字简洁,数据可靠。

（二）综述的写作格式

综述论文的文题、作者署名、摘要、关键词等部分的要求同前所述，正文写作格式如下：

1. 前言（引言） 要说明本文立题依据和综述目的，介绍有关概念或定义和讨论的范围，并介绍综述的有关护理问题的现状、存在的问题、争论的焦点和发展的趋势等，使读者对综述的内容有一个初步的了解。前言部分不宜过长，一般在100～200字之间。概括起来包括以下几点：①解释主题；②介绍背景；③回顾历史，提出问题；④明确综述的范围和内容，引出下文。

2. 主体部分 是综述全文的重点，是提出问题、分析问题、解决问题的过程。作者通过比较各专家学者的论据，结合作者自己的研究成果、经验和观点，从不同的角度来阐明有关护理问题的历史背景、现状、争论的焦点或存在的问题、发展方向和解决办法。主体部分无固定的写作格式，一般由作者在列出的写作提纲中确定几个要论述的问题，分段叙述，使每一段落主旨明确、层次清楚，小标题的顺序要合乎逻辑。在写作过程中引文资料的内容要具有理论和实践意义，要有创新内容，并且比较成熟可靠。引用或陈述内容，要抓住中心切忌大段照抄，亦不应断章取义，歪曲原作精神。论述问题要明确，对不同的观点一般将肯定的意见写在前面，否定的见解写在后面。作者结合自己的工作或经验发表自己的观点，应避免只介绍符合自己观点的资料。概括起来有以下几点：①列出小标题，加以论述；②应该反映不同的学术观点；③应该引用主要研究结果和结论性观点。

3. 小结 是对本文的主要内容作一概括总结。应与前言内容相呼应，对有关论述的问题、存在的问题和今后研究的方向作者应提出自己的观点和见解，明确赞成什么，提倡什么或不同意什么。对有争议的学术观点，小结时用词要恰当和留有余地。概括起来主要包括以下几点：①对主体部分叙述的内容进行归纳；②对主体部分各问题提出评论的意见；③对今后的研究提出建议或展望。

4. 参考文献 是综述的重要组成部分，应将所引用的参考文献全部列出，以便读者查阅。一般杂志要求一篇综述文献列出的参考文献数目应在15～30左右，一般不超过50条。所引用的文献应该是作者亲自阅读过的原著全文，不可根据摘要即加以引用，更不可间接引用，因为这样可能会造成对文献原意的误解或曲解。

三、护理个案论文的写作

（一）个案研究的概念

个案研究是针对个案护理的经验进行研究，通过对个案资料的研究，了解资料的内涵，探讨未知领域，或对新措施、新理论进行深入分析并写出论文的过程。个案研究侧重于对少量样本进行深入分析研究，难以大规模推广，但可获得一些新观点、新知识，并可为进一步研究提供依据。按护理程序进行个案研究，符合当前护理的发展趋势。

（二）护理个案研究的步骤

1. 选定研究对象 个案研究选择的研究对象，要求研究者至少每天都可以观察到病人，故通常选住院病人，以便连续观察和获得详细资料。

2. 找出病人的健康问题或提出有关的护理诊断，以文献资料和有关护理理论或概念框架为依据，从健康问题中确定研究问题和目的。

3. 针对研究计划制定相应的护理计划和护理措施，在护理计划实施的过程中，应密切观察和详细记录病人的变化。

4. 整理结果或护理效果。

5. 做出评价 结合护理理论或概念框架，评价护理效果，引出新的观点和认识。

（三）护理个案研究事例

护理个案研究事例多从以下几个方面考虑：

1. 少见、罕见病例的护理 由于是罕见病例，报告通常是一例。例如，“以腰痛为首发症状的心肌梗死1例报告”就为临床上的特殊病例，该病例的护理可以作为个案护理研究的写作题材。

2. 危重病例的监护 对于危重病例，因病情紧急，其监护工作更显重要。例如“两例大面积Ⅲ度化学灼伤病人的抢救护理体会”，总结了护理成功的经验，通过案例护理报告的交流，可提高急救护理水平，有实际意义。

3. 少见的药物不良反应病例的护理 护理人员有时发现用普通药物治疗的病人发生意外的症状或体征，通过这一线索，发现药物治疗引起的罕见的不良反应。例如“丁胺卡那霉素（阿米卡星）致精神异常1例报告”，丁胺卡那霉素为耳毒性抗生素，主要损害耳蜗和前庭，但引起烦躁、谵语等精神异常未见报告，因此此例属罕见的药物不良反应。通过临床护理人员的细心观察和注意用药监护，可及时发现异常，减少或避免医疗差错和失误的发生。

4. 应用新技术、新疗法病例的护理 医学技术的发展，新的诊治手段和方法不断涌现，给临床护理工作带来了新的挑战，提出了更高的要求，同时促进了护理学科自身的发展。例如“临床肝脏移植病人的监护及护理”，目前，国内并未广泛开展临床肝脏移植，介绍这方面的护理经验和体会是有价值的。

5. 可能否定现有理论和思路的护理案例 例如，一般认为压疮产生的原因是由于全身状况不良的病人，因局部长期受到机械压迫而导致血液循环障碍，以及潮湿和不洁所致，因而在日常护理中多采用在压疮好发部位使用橡胶气垫这一方法。而以《因使用橡胶气垫而使压疮恶化的事例》为题发表的个案论文，以事实表明，对营养状态非常差的病人，使用橡胶气垫后，由于橡胶部分压迫局部，反而成为压疮恶化进而产生新压疮的原因，而停止使用橡胶气垫，改用湿敷法保护压疮部位，很快即痊愈。认为此例可以否定有关的现有理论和思路，而以《因使用橡胶气垫而使压疮恶化的事例》予以发表是有实际意义的。

6. 新的护理技法或新开发的护理用具 例如，在对1例42岁男性足趾续接手术病人的护理过程中，发现病人术后趾端部温度降低，知觉麻木，呈现明显血液循环障碍。为此，护士研究制作出了一种可很好地确保足趾续接术后外周循环正常的保温袋，并取得了良好的效果。以《如何制作确保足趾续接术后血液循环正常的保温袋》为题发表的论文，可将这一方法加以推广。

（四）个案研究论文的书写格式

个案研究论文的文题、作者署名、摘要、关键词等部分的要求同本节所述。正文写作格式如下：

1. 序言 该部分是引导读者阅读论文的导读部分，在这部分应当简要介绍与案例相关科研领域的情况，提出本文研究问题的依据及撰写该论文的目的。

2. 病例简介 在病例简介中，应尽可能简要地整理和介绍病人的个人情况和有关事项。性别和年龄是个人情况中的基本要素；另外关于遗传关系和家庭关系、社会环境、生活态度、职业等，则可在说明论文主题所需的范围内加以介绍；关于疾病，应重点介绍与论文内容有关的诊断、症状、检查结果、治疗方法、既往史等。总之，介绍病例的要点应与文章后面护理计划措施所要解决的问题相呼应。

3. 护理的实施过程及事例的经过　这一部分是个案研究进行推理的事实依据，相当于分析研究论文的结果部分，因而一定要客观、清楚地进行描述。

4. 效果评价　对研究中护理计划的实施结果，需结合相关护理理论进行评价，对护理计划和实际结果进行比较，通过病人健康状况的变化来判断效果，从中获得新知识、新观点，以指导临床实践。

5. 参考文献　参考文献在个案研究中同样是很重要的，因为个案研究论文的写作要密切结合相关理论，因此，参考文献内容直接关系到个案研究论文的水平，所以在论文的最后应把主要参考文献列出，供读者查阅。

（李希滨　田贞尚）

思考题

1. 什么是护理研究？护理研究的范围有哪几方面？
2. 在护理伦理原则中如何做到尊重人的尊严？
3. 选择研究问题的原则和来源分别是什么？
4. 护理研究常用的方法有哪些？试分别说出其基本原理。
5. 在“中国生物医学文献数据库”中利用主题途径检索有关“医院感染与护理质量”方面的文献。
6. 护理论文一般分为哪几类？撰写的基本要求与格式分别是什么？

附　录

实践指导一　制定临床科室的日常护理管理工作计划

一、目的要求

1. 熟悉计划工作的一般步骤。

2. 通过实践调查，使学生掌握编制计划的方法，能针对临床科室日常护理管理工作制定一份完整的计划书。

3. 培养学生的创新能力、分析能力、沟通能力与策划能力。

二、知识要点

1. 计划的概念、类型。

2. 计划工作的原则。

3. 计划工作的一般步骤。

4. 计划在护理管理中的应用。

三、实践环境

1. 实践地点　二级或三级综合医院。

2. 实践老师　护士长或工作5年以上的护理人员。

3. 条件　学校教学老师做好医院实习安排和协调工作，每组学生安排一个讨论室。

四、实践步骤

1. 分组　全班学生按每组5～6人自由组合，不指定安排，选出1名组长。

2. 实践前准备　每组根据实践科室的情况，拟定1～2个临床科室日常护理管理中的项目，查阅医院护理管理规范及质量考核标准，完成实践前的资料准备。

3. 实践调研　每组去一个临床科室，由护士长或护士长指派的临床带教老师带教，进行观摩和相关资料收集，并与护士长、带教老师就相关问题进行交流讨论。内容可涉及本科室护士的仪表仪态和工作行为、基础护理和专科护理实施情况、健康教育实施情况、护理服务流程、消毒隔离、护理文书、病房环境及安全管理、各类物品（急救物品、常规器械、仪器设备）和药品管理、科室人力资源配备情况、护理人员培训、新技术开展的管理等。

4. 编制计划书　每组根据实践了解的实际情况，进行集体讨论，再次查阅资料，按照编制计划的步骤，结合实际并运用创造性思维写出一份较完整的临床护理管理工作计划书。

要科学地规划有关要素，计划书的结构要合理、完整。

计划书的基本项目：①封面(标题)；②序言；③正文：主要包括环境或问题分析、所定目标、选定方案、资源配置等内容；④附件：主要有计划指标体系、计划进度表及其他相关资料。

五、注意事项

1. 保证病人信息安全，不泄露病人隐私。
2. 遵守医院信息管理规定。
3. 保护自身的安全，防止院内感染。

六、考核标准

以小组为单位提交书面或PPT形式的计划书，由教师根据上交的计划书评定成绩。

1. 完成了临床科室实践，根据调查结果，每组有一份完整的计划书。成绩评定合格。
2. 针对计划方案依据的可靠性，方案的科学性，实施的可行性，经费预算的合理性，效益的显著性等有论证依据。成绩评定良好。
3. 计划方案针对该医院的临床科室日常护理管理问题、临床护理管理水平有一个正确的评定，对如何完善科室护理管理能提出具有创新性的、合理性的改进建议。成绩评定优秀。

实践指导二 调查医院的护理组织方式

一、目的要求

1. 熟悉医院护理组织设计特点。
2. 掌握医院护理组织方式的理论知识。
3. 科学运用循证护理理论进行文献检索和实地调查。

二、知识要点

1. 医院护理组织方式的种类及特点。
2. 医院普通病房和ICU病房护理工作特点与护理组织方式选择的关系。

三、实践环境

1. 实践地点：三级综合医院。
2. 实践老师：工作5年以上的护理人员。
3. 条件：每组学生配备一台电脑和一个优盘。

四、实践步骤

1. 收集资料：文献检索三级综合医院护理组织方式的实施状况，完成调查前的资料准备。
2. 分组：将学生分组，每组4～5人，选出1名组长。
3. 以组为单位到临床医院的内科、外科的普通病房和ICU病房，了解其护理工作特点和护理组织方式的选择；每位小组成员分别承担一个病房的调查任务。
4. 整理调查资料，并运用理论知识分析调查结果。

5. 以小组为单位进行讨论，比较普通病房和 ICU 病房护理工作的特点及护理组织方式的选择与理论知识的差异，并提出存在的问题和改进建议。

6. 每组提交一份医院护理组织方式实证调查报告。

五、注意事项

1. 保证病人信息安全，不泄露病人隐私。
2. 遵守医院信息管理规定。
3. 保护自身的安全，防止院内感染。

六、考核标准

1. 每个同学完成资料准备、调查方案的设计和调查结果分析记录。成绩评定合格。

2. 每个小组提供全组讨论记录，综合组员调查结果，完成实证调查报告一份。成绩评定良好。

3. 班级通过对该医院不同病房护理组织方式调查结果分析，提出临床医院护理组织方式实施中存在的问题和有效可行的改进建议。成绩评定优秀。

实践指导三　撰写一份职业生涯规划书

一、目的要求

1. 掌握护理职业生涯规划的内容。
2. 熟悉职业生涯规划的基本原则。
3. 了解职业生涯规划的基本概念。
4. 撰写一份护理职业生涯规划。

二、知识要点

1. 职业生涯规划的基本原则。
2. 护理职业生涯规划的内容。
3. 书写护理职业生涯规划的格式。

三、实践环境

1. 实践地点：护理实训室或二甲以上综合医院实践基地。
2. 指导老师：任课教师或工作 5 年以上的护理人员。
3. 条件：每组学生配备一台电脑及打印机。

四、实践步骤

1. 预习准备：提前 1～2 周布置学生上网查阅护理职业生涯规划的相关资料，并备好自己的职业生涯规划草案，完成资料准备。

2. 将班级学生分成若干小组（5～6 人为一组），每个小组指定 1 个组长。

3. 指导老师组织学生分组讨论，每位学生宣讲自己的职业生涯规划书，其余同学讨论后给出修改建议。

4. 小组长负责推选出一位职业生涯规划书较好的学生，在全班宣讲。

5. 指导老师总结，提出存在的问题和改进建议。

6. 布置作业：每个学生完善护理职业生涯规划书，以备参加全校组织的模拟招聘。

五、注意事项

1. 资料准备必须是真实的，不得网上抄袭。

2. 讨论时指导老师要注重引导、启发，使学生真正掌握职业生涯规划的原则、内容及书写格式。

3. 指导老师总结时，要以表扬为主，切忌取笑某些学生的自夸信息。

六、考核标准

1. 学生完成资料准备和护理职业生涯规划书设计，成绩评定合格。

2. 推荐到全班宣讲护理职业生涯规划者，成绩评定良好。

3. 参加全校组织的模拟招聘获奖者，成绩评定优秀。

实践指导四　应用激励技术在护理技能比赛中

一、目的要求

1. 熟悉护理技能比赛的一般方法。

2. 应用激励理论解释护理技能比赛中的激励问题。

3. 熟悉激励的原则和方法应用。

4. 掌握密闭式静脉输液技术。

二、知识要点

1. 激励理论的内容。

2. 激励的方法、艺术。

三、实践环境

1. 实践地点：基础护理实验室。

2. 实践教师：任课教师。

3. 条件：每组学生配备一张床及密闭式静脉输液的设备。

四、实践步骤

1. 宣布比赛规程。

2. 分组(5～6 人为一组)，每个小组指定 1 位组长。

3. 比赛。

4. 宣布比赛结果。

5. 表彰奖励。

6. 每位同学对比赛前、比赛时、比赛后的激励问题，运用学过的激励理论、原则、方法进行分析解释，提出存在的问题与改进措施，写一篇激励在护理技能比赛中的应用文章。

7. 组长组织学生组内讨论，每位同学宣读自己的文章，其余同学讨论后提出修改建议。

8. 每个小组推选出一位激励在护理比赛中的应用的文章写的较好的同学，在全班宣读。

9. 指导教师总结，提出存在的问题和改进建议。

五、注意事项

1. 比赛要公平、公正、客观，遵守比赛规程。

2. 学生撰写文章时，要结合比赛实例与所学激励的理论、原则与方法，对比赛前、比赛时、比赛后的激励问题进行分析。

3. 小组讨论与教师总结时，也要运用激励的理论，遵循激励的原则，应用激励的艺术，提高激励的效果。

六、考核标准

1. 每位同学密闭式静脉输液技术的考核在60分以上，基本正确应用激励的理论、原则与方法，撰写激励在护理比赛中的应用文章，成绩评定为合格。

2. 密闭式静脉输液技术的考核在80分以上，正确应用激励的理论、原则与方法，撰写激励在护理比赛中的应用文章有一定的特色，成绩评定为良好。

3. 密闭式静脉输液技术的考核在90分以上，正确应用激励的理论、原则与方法，撰写激励在护理比赛中的应用文章有特色，代表小组在全班宣读，成绩评定为优秀。

实践指导五　进行一次临床护理质量考核

一、目的要求

1. 熟悉护理质量标准。
2. 通过实践调查，使学生掌握临床护理质量管理日常考核的一般方法。
3. 能够运用护理质量控制的知识。
4. 根据护理质量评价标准完成临床护理质量管理的日常考核。

二、知识要点

1. 护理质量标准和护理质量管理模式。
2. 护理质量评价的内容。

三、实践环境

1. 实践地点：实践基地二级或三级综合医院。
2. 实践老师：工作5年以上的护理人员。
3. 条件：每组学生配备一台电脑。

四、实践步骤

1. 收集资料，查阅国家各级医院护理质量管理的考核标准，完成实践前的资料准备。

2. 以班级为单位，完成一个医院的临床护理质量管理考核。班级分成若干小组（5～6人为一组），分别完成临床护理质量管理日常考核中的1～2个考核任务；每位小组成员分别到不同科室开展专项任务中的10例调查。

3. 应用统计学方法，处理调查资料并分析考核结果。

4. 各小组完成临床护理质量调查报告，根据调查结果提出改进意见和建议。

五、注意事项

1. 保证病人信息安全，不泄露病人隐私。

2. 遵守医院信息管理规定。

3. 保护自身的安全，防止院内感染。

六、考核标准

1. 完成了专项任务中的10例调查，根据调查结果提出有效可行的改进意见并写出单项报告。成绩评定合格。

2. 每个小组综合组员调查结果，完成专项任务报告一份；针对问题开展讨论。成绩评定良好。

3. 班级通过调查，完成该医院的临床护理质量考核；对调查医院的临床护理管理水平有一个正确的评定。针对医院护理质量提出自己的改进建议。成绩评定优秀。

实践指导六　检索"医院感染与护理质量"方面的文献

一、目的要求

1. 熟悉文献、文献检索及文献检索工具的类型。

2. 通过文献检索的基本原理，掌握CBM光盘数据库的使用方法。

二、知识要点

1. 文献检索工具的类型。

2. 文献检索的方法、途径与步骤。

3. 医学文献检索工具及数据库。

三、实践步骤

示例：以《CBM——中国生物医学文献数据库》为例，利用主题途径检索方式，检索有关"医院感染与护理质量"方面的文献。

1. 分析课题，该题目属于护理管理方面的文献。检索时应考虑是用自由词检索还是单个词检索，或是运用带有逻辑运算符（AND、OR、NOT）的检索表达式。如果检索词带有特殊符号，则用半角引号标识检索词。

2. 选择检索工具，以CBM光盘数据库为检索工具。

3. 要求用主题检索途径，说明所用主题词和副主题词，再通过勾选对主题词是否加权，是否扩展以及进一步选择合适的副主题词后进行检索，使检索结果更加精确。

4. 检索回溯年限不限，但必须有检索结果。

5. 列出检索式，并写出实习报告。

6. 打印出检索过程和检索结果（10篇以内）。

四、注意事项

1. 独立完成检索过程。

2. 对检索结果进行认真分析，合理引用。

实践指导七　试写一篇护理个案论文

一、目的要求

1. 熟悉护理个案论文写作的基本步骤与格式。

2. 根据临床实习或见习时护理各科病人的经历，初步学会护理个案论文写作的方法，并掌握护理个案论文写作的技巧。

二、知识要点

1. 护理论文的主要分类。

2. 各类护理论文撰写的基本要求。

3. 护理个案论文的书写格式。

三、实践内容

根据临床护理病人的经历，试写一篇护理个案论文。

四、实践步骤

1. 复习护理个案论文写作的基本格式。

2. 查阅各类病人个案护理的经验或体会方面的相关文献。

3. 每一位同学结合临床护理病人的经验或体会，写出一篇护理个案论文。

五、注意事项

1. 认真搜集临床病例，保证病例的真实性。

2. 按照引言、病例介绍、护理实施过程、效果评价、参考文献写作格式撰写。

3. 切忌抄袭，独立完成。

六、考核标准

1. 每位同学能完成病例的搜集和护理个案论文的撰写，成绩评定合格。

2. 能根据引言、病例介绍、护理实施过程、效果评价、参考文献写作格式认真撰写，结构格式符合论文（设计）要求，成绩评定良好。

3. 论文文理、技术用语正确规范、简洁，格式符合写作规定，理论联系实际，观点正确，成绩评定优秀。

护理管理与科研基础教学大纲

（供五年一贯制护理学专业用）

一、课 程 任 务

护理管理是管理科学在护理学领域应用的一门科学，属于专业领域管理学，是护理学专业一门重要的课程，其主要内容包括：管理概述、计划工作、组织工作、护理人力资源管理、领导工作、控制工作等，并根据管理发展现状介绍了组织文化、护理人员职业生涯规划、医院感染管理、护理风险管理等内容。本课程的主要任务是通过课堂教学和临床见习，结合管理案例教学及管理实践训练，使学生了解管理的理论基础和方法，以及护理管理的组织结构、特点和任务；基本掌握管理的五个职能，获得一定的护理管理能力，为今后的护理工作打下坚实的基础。本课程还包括护理研究的内容，目的是使学生熟悉护理科研的基本程序和相关的理论知识，具备资料收集、文献查询和论文撰写的基本能力，为今后的科研工作奠定基础。

二、课 程 目 标

1. 了解护理管理学的历史发展、特点、工作内容。
2. 掌握护理管理学的基本概念、基本理论和基本方法。
3. 掌握护理质量管理的相关理论和方法。
4. 熟悉护理管理者的工作方法和内容。
5. 熟悉护理科研的基本程序和相关知识。
6. 了解病区管理、基础护理管理、院内感染管理、预防护理缺陷的管理。
7. 具有正确制定计划和有效解决问题和决策的能力，并能独立指导护理工作。
8. 具有正确运用语言和非语言沟通的技巧，进行有效处理冲突的能力。
9. 具有正确运用主要检索工具的技巧，进行有效查阅文献、收集与处理资料、撰写论文或综述的科研能力。

三、教学时间分配

教学内容	学时		
	理论	实践	总学时
1. 绪论	4	0	4
2. 计划工作	4	2	6
3. 组织工作	2	2	4

续表

教学内容	学时		
	理论	实践	总学时
4. 人力资源管理	4	2	6
5. 领导工作	6	2	8
6. 控制工作	6	2	8
7. 护理研究基础	8	4	12
合计	34	14	48

四、教学内容和要求

单元	教学内容	教学要求	教学活动参考	参考学时	
				理论	实践
一、绪论	(一)管理概述		理论讲授	1	
	1. 管理与管理学的概念	熟悉			
	2. 管理的基本特征	熟悉			
	3. 管理对象	熟悉			
	4. 管理方法	熟悉			
	5. 管理的基本职能	掌握			
	(二)护理管理概述		多媒体演示	1	
	1. 护理管理的发展史	了解			
	2. 护理管理的概念和任务	掌握			
	3. 护理管理的意义	熟悉			
	4. 护理管理的特点	掌握			
	5. 护理管理的发展趋势	了解			
	(三)管理理论在护理管理中的应用		多媒体演示	2	
	1. 中国古代的管理思想	了解			
	2. 西方管理理论及其应用	了解			
	3. 现代管理原理与原则	熟悉			
二、计划工作	(一)计划工作概述		理论讲授	1	
	1. 计划的概念、类型	了解			
	2. 计划工作的原则	熟悉			
	3. 计划工作的一般步骤	熟悉			
	4. 计划在护理管理中的应用	掌握			
	实践1:制定临床科室日常护理管理工作计划	学会	技能实践		2
	(二)目标管理		多媒体演示	1	
	1. 目标概述	了解			
	2. 目标管理的基本程序	熟悉			
	3. 目标管理在护理管理工作中的运用	掌握			

续表

单元	教学内容	教学要求	教学活动参考	参考学时	
				理论	实践
	(三)时间管理		多媒体演示	1	
	1. 时间、时间管理的概念	了解			
	2. 时间管理的基本步骤、方法、策略	熟悉			
	3. 时间管理在护理管理中的应用	掌握			
	(四)管理决策(选学)		多媒体演示		
	1. 决策的概念				
	2. 决策的类型				
	3. 决策的步骤				
三、组织工作	(一)组织工作概述		理论讲授	1	
	1. 组织的基本概念	了解			
	2. 组织结构的基本类型	了解			
	3. 组织工作	熟悉			
	(二)我国卫生组织系统		理论讲授	1	
	1. 我国卫生组织系统分类	了解			
	2. 医院组织系统	熟悉			
	3. 护理管理组织系统	掌握			
	实践 2:调查医院的护理组织方式	学会	技能实践		2
	(三)组织设计、组织文化(选学)		理论讲授		
	1. 组织设计的概念				
	2. 组织设计的原则、步骤				
	3. 组织文化概述				
	4. 组织文化的结构、功能、特点				
	5. 护理组织文化建设				
四、人力资源管理	(一)护理人力资源管理概述		多媒体演示	1	
	1. 护理人力资源管理的目标和特点	熟悉			
	2. 护理人力资源管理职能	掌握			
	(二)护理人员的招聘		多媒体演示	1	
	1. 职务分析	了解			
	2. 寻求符合护理岗位的候选人	了解			
	3. 招聘考核和面试	熟悉			
	4. 录用体检和试用考察	掌握			
	5. 录用决策及招聘工作评估	熟悉			
	(三)医院护理人员的配制与使用		多媒体演示	1	
	1. 护理人员编设的原则	熟悉			
	2. 影响护理人员编设的因素	了解			
	3. 护理人员编设的计算方法	熟悉			
	4. 护理人员的排班	掌握			
	(四)护理人员的培训与绩效考核		多媒体演示	1	
	1. 护理人员培训的目的与功能	熟悉			

续表

单元	教学内容	教学要求	教学活动参考	参考学时	
				理论	实践
	2. 护理人员培训的程序	了解			
	3. 护理人员培训的形式和方法	熟悉			
	4. 绩效考核的目的、基本原则	掌握			
	5. 绩效考核的形式、方法、程序	掌握			
	(五)护理人员职业生涯规划		多媒体演示	1	
	1. 职业生涯规划概述	了解			
	2. 职业生涯规划的基本原则	熟悉			
	3. 护理人员职业生涯规划	掌握			
	实践 3:撰写一份职业生涯规划书	学会	技能实践		2
五、领导工作	(一)领导工作概述		多媒体演示	1	
	1. 领导、领导者的概念	了解			
	2. 领导者与管理者的区别	熟悉			
	3. 领导权力及领导影响力	了解			
	4. 领导工作的原理和要求	熟悉			
	(二)领导理论及应用		多媒体演示	1	
	1. 特征领导理论	了解			
	2. 行为领导理论	熟悉			
	3. 权变领导理论	了解			
	(三)激励理论及其应用		多媒体演示	1	
	1. 激励概述	了解			
	2. 激励理论及作用	熟悉			
	3. 激励在护理管理中的应用	掌握			
	实践 4:应用激励技术在护理技能比赛中	学会	技能实践		2
	(四)管理沟通与护理信息管理		理论讲授	1	
	1. 管理沟通概述	了解			
	2. 沟通的形式和常用的方法	熟悉			
	3. 沟通在护理管理中的应用	熟悉	角色扮演		
	4. 护理信息概述	了解			
	5. 护理信息管理	熟悉			
	(五)人际关系		多媒体演示	1	
	1. 人际关系的一般问题	了解			
	2. 影响人际关系的因素	了解			
	3. 管理系统中的人际关系	熟悉			
	4. 建设和改善人际关系的方法和途径	掌握			
	(六)冲突与协调		理论讲授	1	
	1. 冲突概述	了解			
	2. 处理冲突的方法	熟悉	角色扮演		
	3. 协调的含义与作用	了解			
	4. 协调的原则与要求	熟悉			
	5. 协调的具体方法	熟悉			

续表

单元	教学内容	教学要求	教学活动参考	参考学时 理论	实践
六、控制工作	(一)控制工作概述		多媒体演示	1	
	1. 控制的概念	了解			
	2. 控制的类型、功能、基本原则	熟悉			
	3. 控制的基本过程、方法	掌握			
	(二)护理质量管理与控制		多媒体演示	2	
	1. 质量管理概述	了解			
	2. 护理质量标准	熟悉			
	3. 护理质量管理模式	熟悉			
	4. 护理质量控制的内容	掌握			
	5. 护理质量评价	掌握			
	实践 5:进行一次临床护理质量考核	学会	技能实践	2	
	(三)医院感染管理		多媒体演示	1	
	1. 医院感染概述	了解			
	2. 医院感染的影响因素	熟悉			
	3. 医院感染的控制与预防	掌握			
	(四)护理风险管理		多媒体演示	2	
	1. 护理风险管理概述	了解			
	2. 护理风险的相关因素	熟悉			
	3. 护理风险管理的基本要素	掌握			
	4. 护理风险管理方法	掌握			
	5. 护理服务标识和可追溯性管理	了解			
	6. 病人安全目标	掌握			
七、护理研究基础	(一)护理研究概述		多媒体演示	1	
	1. 科学研究的概念、分类和功能	了解			
	2. 护理研究的概念及意义	了解			
	3. 我国护理研究的发展概况	熟悉			
	4. 护理研究的范围	熟悉			
	5. 护理研究的伦理原则	掌握			
	(二)护理研究的步骤	掌握	多媒体演示	1	
	1. 确立研究问题				
	2. 研究设计				
	3. 预实验				
	4. 原始资料的收集和整理				
	5. 科研资料的分析和整理				
	6. 撰写论文				
	(三)确立研究课题及有关问题		多媒体演示	2	
	1. 选择研究问题	掌握			
	2. 研究课题的命令、研究问题与目的的陈述	熟悉			
	3. 选择理论框架	熟悉			

续表

单元	教学内容	教学要求	教学活动参考	参考学时 理论	参考学时 实践
	4. 研究假设的形成	了解			
	5. 研究课题的评价	了解			
	(四)护理研究的方法		多媒体演示	1	
	1. 描述性研究	熟悉			
	2. 分析性研究	熟悉			
	3. 实验性研究	掌握			
	(五)护理文献检索		多媒体演示	1	
	1. 文献的基础知识	了解			
	2. 常用医学文献检索工具及数据库	掌握			
	3. 计算机在护理文献检索中的应用	掌握			
	实践 6:检索“医院感染与护理质量”方面的文献	学会	技能实践		2
	(六)护理论文的写作		多媒体演示	2	
	1. 护理科研论文的写作	熟悉			
	2. 综述论文的写作	熟悉			
	3. 护理个案论文的写作	掌握			
	实践 7:试写一篇护理个案论文	学会	技能实践		2

五、大纲说明

1. 本教学大纲可供五年制高职护理专业教学使用,对认知部分教学要求为:了解、熟悉和掌握三个层次。了解:能对基本知识、基本理论有一定的认识或印象。熟悉:懂得“为什么”,能用自己的思维和语言把学到的知识加以解释、叙述,并能联系实际予以阐述。掌握:能够将某些概念、原则、方法、技巧在正确理解的基础上结合实例予以运用,包括分析和解决问题。

2. 第二章、第三章设置的选学内容,学校可酌情处理。

3. 教学建议:通过到实训基地医院参观见习,了解护理组织系统和护理人员的管理;在老师的指导下,能根据所学的护理理论,对临床实践中的护理管理实例进行解释;与同学合作,模拟护理管理实例,予以独立分析并阐述;学习本课程后能运用管理学知识独立、合理地解决实际问题。成绩评定:理论知识占总成绩的 60%,技能实践占总成绩的 40%。

中英文名词对照索引

参考文献

1. 姜小鹰. 护理管理学. 上海:上海科学技术出版社,2006
2. 王艳敏,张小敏,陈淑苹. 护理管理的现代发展趋势探讨. 护理研究,2008. 22(11A):2821～2823
3. 李继平. 护理管理学. 北京:人民卫生出版社,2009
4. 雷芬芳,胡友权. 北京:中国医药科技出版社,2009
5. 周健临. 管理学教程. 上海:上海财经大学出版社,2001
6. 张培珺. 现代护理管理学. 第三版 北京:北京大学医学出版社,2005
7. 谢宗豹. 医院医学技术人力资源开发与管理. 上海:上海科学技术出版社,2006
8. 潘绍山,孙方敏,黄始振. 现代护理管理学. 北京:科学技术文献出版社,2004
9. 谢晖. 护理管理学. 合肥:安徽科学技术出版社,2010
10. 周颖清. 护理管理学. 北京:北京大学医学出版社,2009
11. 杨英华. 护理管理学. 北京:人民卫生出版社,2006
12. 叶文琴,朱建英. 现代医院护理管理学. 上海:复旦大学出版社,2005
13. 王惠珍. 护理管理学. 北京:中国协和医科大学出版社,2004
14. 盖勇,王怀明. 管理沟通. 济南:山东人民出版社,2003
15. 斯蒂芬. P. 罗宾斯,玛丽. 库尔特. 管理学. 北京:中国人民大学出版社,2008
16. 美国医疗机构评审国际联合委员会. 美国医疗机构评审国际联合委员会医院评审标准. 北京:中国协和医科大学出版社,2009
17. 钱培芬,倪语星. 医院感染监控与管理. 北京:军事医学科学出版社,2008
18. 孟宝珍. 医院护理管理规范及质量考核标准. 北京:化学工业出版社,2008
19. 吴袁剑云,英立平. 临床路径实施手册. 北京:北京医科大学出版社,2002
20. 宫玉花. 护理管理学. 北京:北京大学医学出版社,2008
21. 肖顺贞. 护理研究. 北京:人民卫生出版社,2007
22. 韩世范,程金莲. 护理科学研究. 北京:人民卫生出版,2010
23. 胡家荣. 文献检索. 北京:人民卫生出版社,2009
24. 叶冬青. 医学科研方法与临床流行病学. 合肥:安徽大学出版社,2003
25. 詹启敏,赵仲堂. 医学科学研究导论. 北京:人民卫生出版社,2010
26. 宋向东. 护理科研与文献检索. 南京:东南大学出版社,2006

12检